Milz · Sprechen, Lesen, Schreiben

Ingeborg Milz

Sprechen, Lesen, Schreiben

Teilleistungsschwächen im Bereich der gesprochenen und geschriebenen Sprache

Ein Handbuch für Lehrer, Therapeuten und Eltern

Mit Beiträgen von Martin Fink,
Waltraud Kroner, Elisabeth Zapke, Ingrid Zoller

5., aktualisierte und erweiterte Auflage

»Edition S«

Die Deutsche Bibliothek – CIP-Einheitsaufnahme

Sprechen, Lesen, Schreiben: Teilleistungsschwächen im Bereich der gesprochenen und geschriebenen Sprache; ein Handbuch für Lehrer, Therapeuten und Eltern / Ingeborg Milz. Mit Beitr. von Martin Fink... – 5., aktualisierte und erw. Aufl. – Heidelberg: Winter, 2001 (Edition S)

ISBN 3-8253-8281-8

(ISBN 3-8253-8130-7 4., aktualisierte und erweiterte Aufl. 1997
(ISBN 3-89149-200-6 3., erweiterte Aufl. 1994)
(ISBN 3-89149-178-6 2. Aufl. 1991)
(ISBN 3-89149-146-8 1. Aufl. 1988)

5., aktualisierte und erweiterte Auflage 2001

Umschlagdesign: Drißner-Design und DTP, Meßstetten
Gesamtherstellung: HVA Grafische Betriebe, Heidelberg

Inhaltsverzeichnis

Vorwort

Im Jahre 1980 trat die Autorin mit einer empirischen Untersuchung über mögliche Zusammenhänge zwischen emotionalen Störungen und Teilleistungsschwächen bei Kindern an die Öffentlichkeit. Es gelang ihr damals, mit einer sorgfältigen Methodik solche Zusammenhänge zu demonstrieren, deren Wert in ihrer Funktion als klärende Korrelate zu sehen ist; denn das Ziel einer kausalen Erklärung ist auf diesem Gebiet noch weit, worauf uns der Altmeister der Forschung über die Lernstörungen, Samuel Kirk, hingewiesen hat. Frau Dr. Milz schreckte die komplizierte Materie jedoch keineswegs, sie tat mutig einen Schritt auf dieses Ziel zu, nur der sorgfältigen Beobachtung und Erfahrung verpflichtet. Und nur so ist auf diesem Gebiet ein Fortschritt zu erwarten. Die Eindringlichkeit und auch Gründlichkeit, mit der die Autorin diesen Proteus Lernstörungen zu fassen versucht, um ihn einer wissenschaftlichen Analyse zugänglich zu machen, ist beeindruckend, ja diese Arbeit ist vorbildlich. Man studiere dazu einmal sorgfältig die von ihr entworfenen Symptomlisten, die in meinen Seminaren zu diesem Thema zur Pflichtlektüre gehören. Wohltuend berührt den Leser auch das persönliche Engagement, das alle kalte Objektivität meidet, die in diesem Felde fehl am Platze ist.

Die folgende Dekade hat Frau Dr. Milz nach diesem viel beachteten Auftakt dazu verwendet, die Materie noch intensiver als zuvor zu vertiefen und gleichzeitig das Forschungsfeld nach verschiedenen Richtungen auszudehnen. Die Einsichten sind nun außerordentlich zahlreich geworden, wie wenn nun nach langer, vor allem auch praktischer Arbeit die Essenz der gewonnenen Erkenntnisse allmählich ans Licht kommt. Im Zentrum steht die geschriebene und gesprochene Sprache und ihre verschiedenen Störungen, der sich übrigens auch drei Mitarbeiterinnen mit eigenen Beiträgen widmen. So ist ein Werk entstanden, das dank seiner außerordentlich reichhaltigen Beobachtungen und den daraus abgeleiteten therapeutischen Handlungsempfehlungen von großem Wert für denjenigen anspruchsvollen Praktiker ist, der nicht nur einer Rezeptologie folgen will, sondern der Versuch-und-Irrtum wie auch Dogmatismus meidend hypothesengeleitet seine Arbeit klären möchte. Die Autorin steht der Integrativen Therapie Marianne Frostigs nahe, und in diesem Buch erkennt man besonders da, wo die Autorin den »Frostig-approach« weiterzuentwickeln versucht, die Zeichen geistiger wie freundschaftlicher

Verbundenheit. Wie das erste Buch verdient auch dieses die aufmerksame Beachtung und das sorgfältige Studium seitens aller an den Lernstörungen Interessierter.

Prof. Dr. Oskar Lockowandt
Universität Bielefeld

Zur 4. Auflage

Die Entwicklung, die das Wissen um das Phänomen Teilleitstungsstörungen genommen hat, macht eine Ergänzung der 4. Auflage dieses Buch erforderlich. Eltern werden sensibel hinsichtlich der Lern- und Leistungsprobleme ihrer Kinder und mehr und mehr gelangen neuropsychologische Kenntnisse über die Verursachung solcher Störungen auch an die pädagogische Basis, die Kindergärten und die Schule. Es tut sich etwas an einigen Stellen, und es wird sich noch mehr tun müssen, wenn Schule Erfolg haben und nicht nur für sie selbst "sondern auch für das Leben" gelernt werden soll. In einer Reihe von Klassen der Sekundarstufe wäre mancher Lehrer allerdings froh, wenn überhaupt gelernt würde!

Was wurde ergänzt?

Es wird der Begriff Teilleistungsstörungen verdeutlicht, indem unterschieden wird zwischen neuropsychologischen Beeinträchtigungen und ihren Ausdrucksformen, zu denen u. a. auch die Teilleistungsstörungen gerechnet werden.

Der Bericht der Mutter von ihren teilleistungsgestörten Kindern wird um den nunmehr geglückten Realschulabschluß ihres Sohnes eränzt.

Es wird gezeigt, wie im Rahmen der Schule Veränderungen möglich sind:

1. an einem Beispiel zur Prävention und Behandlung von Schreibstörungen.

2. an einem Beispiel zur inhaltlichen und organisatorischen Umgestaltung einer Sprachheilschule.

Was leider noch fehlt, ist die schulische Förderung von Kindern, die wegen der Art ihrer Wahrnehmungsbeeinträchtigungen in keine sonderpädagogische Einrichtung passen und wegen ihrer zentralen Verarbeitungsstörungen auch von integrativen Maßnahmen, wenn sie den stattfinden!!! nicht profitieren können. Vielleicht ist es bei der nächsten Überarbeitung dieses Buches so weit, daß auch hierüber berichtet werden kann.

Zur 5. Auflage[1]

Teilleistungsstörungen, Teilleistungsschwächen sind nach wie vor ein Problem vieler Kinder an unseren Schulen. Die Benennungen mögen wechseln. So wird sowohl von Teilleistungsstörungen, wie von Teilleistungsschwächen gesprochen, oft ist ein Unterschied nicht definiert. Und das, was im Einzelnen darunter verstanden wird, vermischt Verursachungen und Auswirkungen. Deshalb ist es das Anliegen dieses Buches, soweit möglich, zwischen neuropsychologischen Beeinträchtigungen und deren Auswirkungen oder Erscheinungsformen zu unterscheiden.

Die Nöte unserer Kinder werden immer vielfältiger. Teilleistungsstörungen/schwächen, Legasthenie, Lese- und Rechtschreibstörungen/schwächen, Dyskalkulie, Arithmasthenie, Hyperkinetisches Syndrom HKS, Aufmerksamkeitsdefizit Syndrom ADS, sind Kinder heute so anders? Schulen für Erziehungshilfe sprießen wie Pilze aus dem Boden. Ist es nicht an der Zeit, gesellschaftspolitisch die volle Aufmerksamkeit denen zuzuwenden, die die Basis der Gesellschaft bilden?

Der Überblick zur 4. Auflage schloß mit dem Gedanken, konkret etwas für Kinder mit »besonderen Bedürfnissen« zu tun. Marianne Frostig hat diesen Ausdruck geprägt und eine Hand voll Eltern und engagierter Pädagogen hat das Risiko gewagt, eine Schule zu gründen, die den Namen Marianne Frostigs trägt. Sie ist gedacht für Kinder mit Teilleistungsstörungen/schwächen. Vielleicht kann sie ein Modell werden.

1 Bei den Ergänzungen wird aus verlagsvereinfachenden Gründen die »alte« Rechtschreibung beibehalten.

Einleitung

Lern- und Verhaltensstörungen bei Schulkindern sind ein vielbehandeltes Thema in der pädagogischen Literatur, und die wechselseitigen Beziehungen, die zwischen beiden bestehen, stellen die Schulpädagogik heute vor neue und schwierige Aufgaben. Nicht nur die zunehmende Brutalität von Kindern und Jugendlichen, die zunehmende Kriminalität und der Drogenmißbrauch, auch der Gebrauch von Psychopharmaka, von Beruhigungsmitteln und Mitteln zur Konzentrations- und Leistungssteigerung sollte Erzieher und Eltern betroffen machen und fragen lassen: Wie kommt es in einem solchen Ausmaß zu derartigen Erscheinungen? Was muß getan werden, um Abhilfe zu schaffen?

Diese Fragen sind sicher leichter gestellt als beantwortet. Dennoch stehen sie im Raum und dürfen nicht verdrängt werden. Wir können nicht einfach wegsehen und die Probleme verharmlosen, denn sie werden sich nicht von allein lösen. Die Kinder von heute sind die Erwachsenen von morgen, und welche Gesellschaft kann es sich leisten, sich der Verantwortung für die nächste Generation zu entziehen?

Die Gründe dafür, daß ein Teil unserer Kinder und Jugendlichen emotional gestört und verhaltensauffällig ist, sind komplex. Sicher finden wir ein ganzes Bündel von Erklärungen, aber das entbindet uns nicht davon, etwas zu tun. Zwar können wir nicht immer von einem bestimmten Symptom auf eine genau zu bestimmende Ursache schließen, umgekehrt wissen wir aber heute über die kindliche Entwicklung so viel, daß wir sagen können, was ein Kind zu seiner seelischen und körperlichen Entwicklung braucht. Wir treiben medizinische Vorsorge; was tun wir für die geistige und seelische Entwicklung des Kindes? Natürlich geht diese Frage in erster Linie an die Eltern. Sie geht aber gleichermaßen auch an die Erzieher und die Lehrer, denn Verhaltensauffälligkeiten bei Kindern und Jugendlichen sind ein Phänomen, mit dem sie sich von Jahr zu Jahr mehr auseinandersetzen müssen.

Untersuchungen haben ergeben[2,3], daß emotionalen Störungen in vielen Fällen Teilleistungsschwächen zugrunde liegen. Noch aber wissen Lehrer der

2 Milz, 1980

3 Klosinski, Lempp, Müller-Küppers, Praxis der Kinderpsychologie 1972, Heft 3, S. 82–86

»Normalschule« zu wenig über Ursachen und Erscheinungsformen partieller Lernstörungen. Diagnostische und therapeutische Verfahren werden allenfalls im Bereich der Sonder- und Heilpädagogik diskutiert. Das geschieht aber in der Praxis selbst dort zu wenig und nicht gründlich genug.

Im folgenden wird aus den vielfältigen Erscheinungsformen von Teilleistungsstörungen schwerpunktmäßig der Bereich der Sprache und ihrer Verarbeitung herausgegriffen, und es wird versucht, anhand neuropsychologischer Denkmodelle funktionelle Zusammenhänge zu verfolgen, deren Beeinträchtigungen möglicherweise als Ursache für partielle Lernschwächen und Verhaltensstörungen anzusehen sind. Nur, wenn das Verständnis für diese Zusammenhänge wächst, kann methodisch und didaktisch anders auf Kinder mit Teilleistungsschwächen eingegangen werden. Das wäre ein erster Schritt in Richtung Vorbeugung und Behandlung von emotionalen Störungen, die im Zusammenhang mit Teilleistungsschwächen zu verstehen sind. Sicher ist damit nur ein Aspekt der zunehmenden Verhaltensproblematik unserer Schulkinder berücksichtigt. Wenn man aber bedenkt, daß die Schulzeit 10 oder 13 Jahre im Leben eines jungen Menschen ausfüllt, und welchen Stellenwert die Schulbildung in Familie und Gesellschaft einnimmt, dann wird deutlich, wie notwendig dieser Schritt ist. Es ist dringend an der Zeit, Informationen über die verschiedenen Erscheinungsformen und über das Erkennen und Behandeln von Teilleistungsstörungen in die Lehreraus- u. Fortbildungbildung einzubeziehen.

1. Neuropsychologische Voraussetzungen für Lernen, Verhalten und Sprache

Beobachtet man Kinder mit Schulproblemen, wird man meist feststellen können, daß sie in unterschiedlicher Weise Schwierigkeiten haben, sich zu konzentrieren, aufmerksam zu sein und über einen gewissen Zeitraum bei einer Tätigkeit zu bleiben. Dazu stößt man bei einigen Schülern auf ganz spezifische Erscheinungen, wie Schwächen in einzelnen Bereichen des Lernens oder Auffälligkeiten im Verhalten. Für diese partiellen Ausfälle, die Leistungen allgemein und Schulleistungen im besonderen beeinträchtigen, hat man im deutschen Sprachraum den Begriff Teilleistungsschwächen oder Teilleistungsstörungen gewählt.

Dieses Phänomen, das in der Kinderpsychiatrie seit längerer Zeit bekannt ist, findet im Bereich der Schulpädagogik noch wenig Berücksichtigung, es sei denn unter dem Begriff der Legasthenie, als der vordergründigsten und deshalb am frühesten erkannten Form einer partiellen Lernstörung. Es ist versucht worden, das Problem der Lese- und Rechtschreibschwäche von verschiedenen Seiten aus anzugehen. Um aber ein Phänomen, wie das der Teilleistungsschwäche in seiner Ganzheit zu erfassen, genügt es nicht, es jeweils nur von einem Blickpunkt her zu betrachten. Einzelaspekte, so richtig sie sein mögen, reichen nicht aus. Alle Sichtweisen in ihrer Gesamtheit sind notwendig und müssen integriert werden.

Die Wissenschaft, die diese Aufgabe in besonderer Weise leisten kann, ist die Neuropsychologie. Sie befaßt sich mit dem weiten Bereich psychischer Funktionen, zu dem beispielsweise auch Antrieb, Motivation und Emotion, aber auch Bewußtsein, Sprache und Gedächtnis gehören. Sie beschreibt die physiologischen und biologischen Zusammenhänge dieser Funktionen und ihre Auswirkungen auf Lernen und Verhalten und bewegt sich so in einem Grenzgebiet zwischen Medizin, Psychologie und Pädagogik. Damit geben uns die Erkenntnisse der Neuropsychologie die Möglichkeit, Lern- und Leistungsstörungen besser zu verstehen, Teilleistungsschwächen zu diagnostizieren und, wo es nötig ist, zu therapieren, in jedem Falle aber pädagogisch zu reagieren. Allerdings müssen wir dafür die Zusammenhänge kennen, welche die psychischen Funktionen ermöglichen, die für das Verhalten und für das Lernen von Bedeutung sind. Und es ist erforderlich, über die normale Entwicklung eines Kindes, wie sie in den ersten Lebensjahren vor sich geht, informiert zu sein. Denn wenn wir feststellen wollen, ob und welcher Teilbereich von Leistungen beeinträchtigt ist, müssen wir wissen, innerhalb welchen Spielraumes und welcher Altersgrenzen bestimmte Leistungen erbracht und erwartet werden können. Wir müssen wissen, wozu ein Kind auf einer bestimmten Altersstufe fähig sein sollte, womit es überfordert wäre und wann von Reifungsverzögerungen zu sprechen ist.

Der Ort, von dem aus jegliche Entwicklung gesteuert wird und an dem alle äußeren Eindrücke verarbeitet werden, der Ort der neurologischen Organisation, die Schaltstelle allen Fühlens, Wahrnehmens, Denkens und Wollens, ist das Gehirn. Hier entscheiden anlagemäßige Ausstattung, Konstitution, Reifungsgrad und Funktionsfähigkeit, ob und wie Leistungen sich entwickeln. Und hier werden auch die äußeren Einflüsse wirksam, wie die des sozialen Umfeldes, des emotionalen Klimas und der Erziehung.

Die Entwicklung des Gehirns, dessen Gewicht bei der Geburt ungefähr 400 Gramm beträgt und das innerhalb der ersten 16 Jahre auf 1200 bis 1400 Gramm zunimmt, ist auch verantwortlich für die Entwicklung der einzelnen Funktionen. Schon aus der Tatsache einer derartigen Gewichtszunahme läßt sich schließen, daß gewaltige Veränderungen innerhalb dieser Zeit stattfinden müssen.

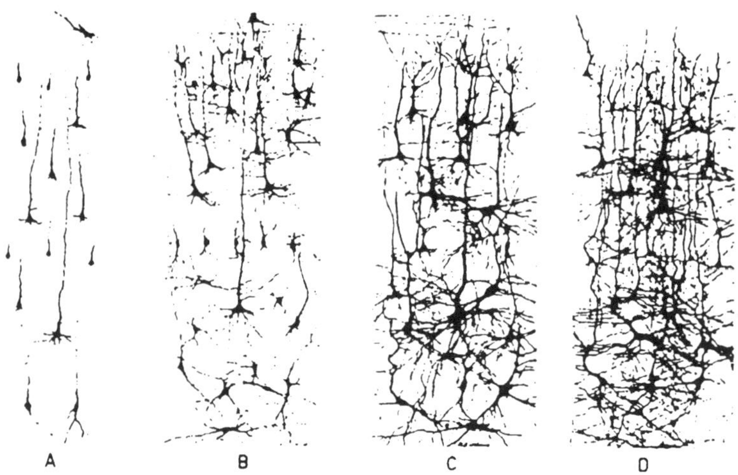

Stadien der postnatalen menschlichen Hirnreifung[4]

---

4 nach AKERT in LEMPP, 1979

Ein Schnitt durch die Hirnrinde läßt erahnen, in welchem Ausmaß die Reifungsprozesse vor sich gehen. Zum Zeitpunkt der Geburt finden sich nur einzelne Nervenzellen vor, die noch kaum Fortsätze und Verästelungen aufweisen. Aber bereits im Verlauf weniger Monate entwickelt sich ein Grundgerüst aus miteinander verbundenen Fasern, das die Voraussetzung für die Verarbeitung von Informationen bildet und an dem sich Informationen sozusagen »befestigen«[5].

Die Art und Weise, wie diese Verknüpfungen der Neuronen untereinander stattfinden, ist zu einem gewissen Grad schon vor der Geburt festgelegt, also ererbt, zu einem Teil abhängig von den Reizen und Eindrücken, die von außen auf das Gehirn einwirken, vom Zufall und zu einem gewissen Teil auch von der Konstitution des Gehirns überhaupt (nach AKERT)[6]. Hierdurch wird deutlich, wie bereits auf frühester Stufe eine Wechselwirkung äußerer Einflüsse und innerer Bedingungen stattfindet.

Gleichzeitig mit der Entwicklung und Vermehrung von Nervenzellen und ihren Verknüpfungen findet ein anderer Vorgang statt, die Markscheidenreifung. Diese bildet die Voraussetzung für die Übertragung von Erregungen innerhalb der Nervenbahnen und ermöglicht damit deren Leitfähigkeit. (Die Ausreifung einiger Markscheiden (Myelinisierung) findet bis ca. zum 15. Lebensjahr statt.)

Zum Zeitpunkt der Geburt ist das Zentralnervensystem noch nicht voll funktionsfähig. Entwickelt, bzw. organisiert ist es zunächst im Bereich des Rückenmarks und bis zum verlängerten Mark, der Medulla oblongata. Alle Reaktionen des Neugeborenen sind deshalb reflexhaft, die Bewegungen ungelenk und ungezielt. Saugen, Schreien, visuelle Vorgänge, also das Sehen, geschehen noch völlig unwillkürlich.

Die nächste Reifungsstufe ist durch die Brücke, den Pons, charakterisiert. Die Brücke bildet, wie der Name ausdrückt, einen Übergang, und zwar von der Medulla oblongata zum Mittelhirn und zum Kleinhirn. Hier ist der Sitz von Nervenkernen und Leitungsbahnen, die sowohl sehmotorische Funktionen wie Gehörfunktionen repräsentieren. Noch geschieht aber das Sehen wie das Hören unilateral, das heißt, mit jedem Auge und mit jedem Ohr jeweils getrennt. Auch die Körperbewegungen sind einseitig. Arm und Bein einer Körperseite gehen gleichzeitig vor oder zurück.

Im nächsten Stadium tritt das Mittelhirn vermehrt in Funktion. Es ist der Ort der Vermittlung und Integration und bekommt eine besondere Bedeutung für das Erkennen und die Behandlung von Teilleistungsstörungen. Das Kind be-

---

5 VESTER, 1975

6 nach AKERT in LEMPP, 1979

ginnt auf dieser Entwicklungsstufe zu krabbeln, damit ist die Fortbewegung auf allen Vieren im Überkreuzmuster gemeint. Weiterhin wird das Kind nun fähig, mit den Fingerspitzen zu greifen. Es lernt, mit beiden Augen gleichzeitig seinen Händen zu folgen, sowohl beim Krabbeln als auch beim Spielen mit Gegenständen, und es erwirbt dadurch räumliche Erfahrungen und Vorstellungen[7].

Das Fehlen dieser Erfahrungen und Vorstellungen kann sich beeinträchtigend auf das spätere schulische Lernen auswirken, für das räumliche Lage und räumliche Beziehungen wahrzunehmen und zu verarbeiten eine wichtige Voraussetzung darstellt. Erfragt man bei Kindern mit Teilleistungsschwächen in diesem Bereich[8] die Lebensgeschichte, so kann man häufig erfahren, daß das Kind nicht gekrabbelt ist.

Ungefähr mit 18 Monaten ist das Zentralnervensystem nun so weit entwickelt, daß komplexere Funktionen möglich werden. So beginnt das Kind jetzt zu gehen und erstes räumliches Sehen zu entwickeln. (Die Entwicklung des räumlichen Sehens ist aber erst mit 7–8 Jahren abgeschlossen). Es kann Daumen und Zeigefinger gegenüberstellen und Hände und Unterarme aus- und einwärts drehen. Gleichzeitig beginnt es zu sprechen und einfache Sätze zu bilden (z.B. Mimi ham). In diesem Stadium sind beide Hirnhemisphären, beide Hirnhälften, gleichermaßen an den Funktionen beteiligt.

Im Vergleich zur bisherigen Entwicklung geht die neurologische Reifung nun langsamer vor sich. Ganz allmählich spezialisieren sich beide Hirnhälften in ihren Funktionen[9]. Eine wird die dominante, das ist die, welche die »Hauptarbeit« für bestimmte kognitive Leistungen übernimmt. Die andere wird die subdominante, das ist die, welche eher eine unterstützende, eine helfende Aufgabe bekommt[10].

Bei den meisten Menschen ist die linke Hirnhälfte die ausgeprägtere. Das heißt, bei diesen Menschen liegen die Gebiete, welche Funktionen wie Lesen, Sprechen und Schreiben repräsentieren, auf der linken Hemisphäre. Diese Menschen bevorzugen im allgemeinen die rechte Hand, das rechte Auge und das rechte Bein. Natürlich stellt sich sofort die Frage, wie ist das bei Linkshändern? Diese Frage ist im Zusammenhang mit Teilleistungsschwächen von Wichtigkeit. Aber fragen wir zunächst, wie ist das mit Menschen, die ganz linksseitig sind, also linke Hand, linkes Auge, linkes Ohr und linkes Bein bevorzugt benutzen? Es wurde lange Zeit angenommen, daß bei ganz linksseitigen

---

7 Kephart, 1977
8 Siehe auch Anamese
9 Sperry, 1974
10 Diese »Aufgabenteilung« ist hier sehr verallgemeinert dargestellt. Genaueres z.B. in Deegener, 1978; Gaddes, 1980, Luria, 1991

tigen Menschen das Sprachzentrum und alle anderen Zentren für »höhere psychische Funktionen«[11] auf der rechten Hemisphäre lokalisiert seien. Untersuchungen[12] haben aber ergeben, daß das bei einem großen Teil der betroffenen Personen nicht zutrifft. Daraus erwachsen für die Betrachtung von Teilleistungsschwächen ganz wichtige Aspekte, die für die Behandlung der betroffenen Kinder und für den Unterricht im Primarbereich von besonderer Bedeutung sind.[13]

Wie die funktionelle Asymmetrie vorzustellen ist, zeigen die schematische Darstellung (SPERRY, 1974) und die Tabelle (nach SPERRY und PREISLOWSKI in Rohen, 1974, ergänzt nach LURIA, 1970).

Dominierende Funktionen der einzelnen menschlichen Hemisphären (modifiziert nach SPERRY und PREISLOWSKI)

	Linke Hirnhälfte	Rechte Hirnhälfte
Olfaktorischer Apparat	Gerüche aus der linken Nasenhöhle	Aus der rechten Nasenhöhle
Optischer Apparat	Rechtes Gesichtsfeld	Linkes Gesichtsfeld
Auditiver Apparat	Einzeltonfolgen, (Rhythmus)	Melodie-Erfassen
Motorik	Rechte Körperhälfte rechte Hand	Linke Körperhälfte linke Hand
	Sprechen, (Lautanalyse)	(Ganzheitliches Denken)
	Schreiben, (Zerlegen von Wortbildern und Buchstaben)	(Ganzheitliches Erfassen von Wortbildern)
Allgemeine Hirnleistungen	Verbales Denken (Seriale Leistungen)	Nichtverbales Denken
	Analytisches, zählendes Rechnen	Geometrisches, bildhaftes Vorstellen
	Einzelpunkte	Räumliches Vorstellungsvermögen
	Abstraktionsfähigkeit	Synthesefähigkeit
Bewußtsein	Individuelles Persönlichkeitsbewußtsein	»Überindividuelles« Gesamtbewußtsein

(Die Funktionen in Klammern sind Ergänzungen nach LURIA, 1970)

11 Ausdruck von LURIA, 1970
12 ULLMANN, 1974
13 GADDES, 1980

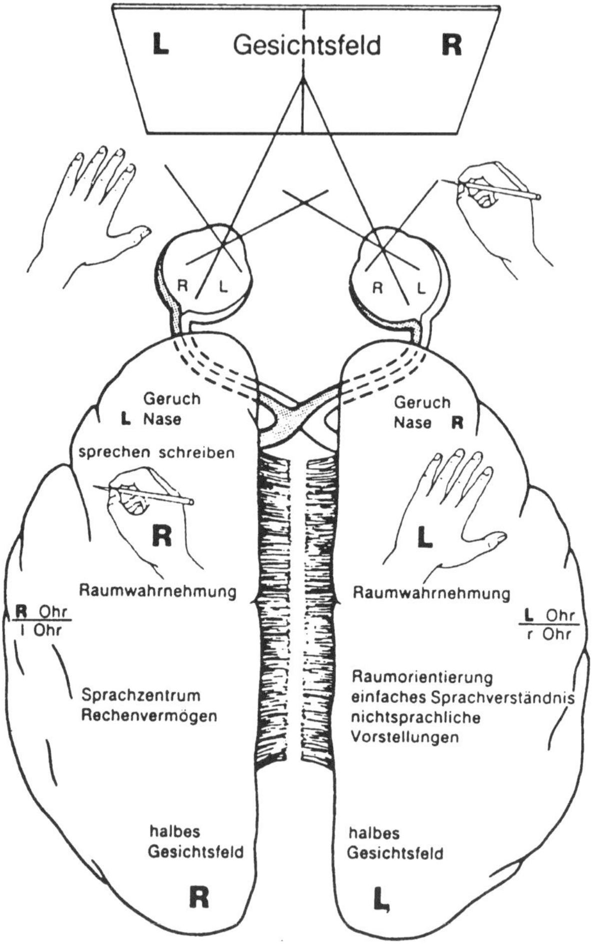

Die Ausreifung des Gehirns geht also in verschiedenen Entwicklungsabschnitten vor sich, von denen die Ausbildung der Dominanz die höchste Stufe der neurologischen Organisation darstellt. In jeder Phase werden ganz bestimmte Funktionen angebahnt und vervollkommnet und das in einem Zeitraum von mehr als 10 Jahren. Für dieses Anbahnen und Ausbilden von Funktionen ist neben den ererbten und konstitutionellen Voraussetzungen die Einwirkung von äußeren Reizen ganz wesentlich. Reize, die mit den Sinnesorganen aufgenommen werden, veranlassen die Nervenzellen der Hirnrinde, Fortsätze auszubilden, diese mit anderen Nervenendigungen zu verknüpfen und zu funktionellen Systemen auszubauen, die ihrerseits wiederum die Grundlage aller psychischen Prozesse bilden. (Bei Kindern, die diese Reize nicht aufnehmen können, z.B. bei Sinnesschädigungen, oder denen die Umwelt nicht genügend Reize bietet, kann es zu partiellen Deprivationen kommen.)

Auch bei der eigentlichen Verarbeitung von Sinnesreizen kann man Entwicklungsstufen feststellen[14]. Zunächst erlernt das Kind einen Reiz zu bemerken, ihn festzuhalten, zu fixieren und bei ihm zu verweilen. Diese Fähigkeit wird in den ersten 6 Monaten erworben und wirkt bei allen Wahrnehmungsprozessen während des ganzen Lebens hindurch weiter mit. Jeder Sinnesreiz wird aber zu diesem Zeitpunkt noch isoliert verarbeitet. Man spricht deshalb von intramodaler Wahrnehmungsverarbeitung. Allmählich kommt es zwischen den einzelnen Sinnesgebieten zu einem Austausch von Informationen, zu einer Integration von visuellen, auditiven und taktilen Reizen und damit zu intermodalen Verarbeitungsprozessen.

Schließlich beginnt sich die Wahrnehmungsfähigkeit für die zeitliche und räumliche Abfolge zu entwickeln. Nachdem das Kind zunächst die Reize einzeln wahrgenommen hat, ohne sie miteinander zu verbinden, danach zu einer integrativen Verarbeitung mehrerer Reize fähig wurde, lernt es nun, aufeinanderfolgende Eindrücke in ihren Beziehungen zueinander zu verarbeiten. Ungefähr mit 18 Monaten ist diese Stufe erreicht. Die sensorische Integration vervollkommnet sich aber danach immer weiter. Sie bildet die Voraussetzung für die innere Vorwegnahme von Gedanken, Bewegungsabläufen und Handlungen. Und weil es sich nun um einen Ablauf, eine Serie von Hintereinanderausführungen handelt, spricht man hier von serialer Verarbeitung. Sie ist für den Erwerb der Sprache von besonderer Bedeutung, aber auch für alle Aufgaben, die sequenzielles Denken und Handeln erfordern. Die Aufnahme und die Verarbeitung von Sinnesreizen beeinflußt einerseits die Hirnreifung und ist andererseits von ihr abhängig. So geht mit der neurologischen Entwicklung auch die Entwicklung der Wahrnehmung und ihrer Verarbeitung in aufeinanderfolgenden Phasen vor sich. Das kontinuierliche Durchlaufen dieser Reifungsstufen scheint die Voraussetzung zu sein für die Fähigkeit, die Bedeutung von Zeichen zu verstehen und zu analysieren, gemeint sind z.B. Zeichen des Gesichtsausdruckes, der Körperhaltung, des Wortes. Und diese Fähigkeit wiederum bildet die Grundlage für den Spracherwerb.

Über den Zusammenhang von Sprachentwicklung und Hirnreifung, Lateralisation der Sprache und Hemisphärenasymmetrie, sowie durch Verletzung erworbene Beeinträchtigungen (Aphasien) gibt folgende Tabelle einen Überblick.

---

14 Nach Affolter, 1972

Zusammenfassender Überblick (nach Lenneberg: Biologische Grundlagen der Sprache. Frankfurt a.M., 1972 in Schmidt/Remschmidt 1981).

Alter	Normale Sprachentwicklung	Folgen erworbener lateralisierter Verletzungen	Phys. Reifung des ZNS	Lateralisation der Funktion	Gleichwertigkeit der Hemisphären	Erläuterung
Monate 0–3	Auftreten der Gurr-Laute	In der Hälfte aller Fälle keine Folgen für den Beginn der Sprache: bei der anderen Hälfte ist der Beginn verzögert, aber die Entwicklung normal	Etwa 60–70 % der-Entwicklung vollendet	Keine: Identische Prognosen für jede Hemisphäre	Weitgehende Gleichwertigkeit	Neuro-anatomische und physiologische Vorbedingungen bilden sich aus
4–20	Vom Lallen zu Wörtern					
21–36	Erwerb der Sprache	Alle Sprachfertigkeiten verschwinden; Sprache wird wiedererworben – bei Wiederholung aller Stufen	Verlangsamung der Reifung	Bevorzugung einer Hand entwickelt sich	Die rechte Hemisphäre kann leicht die alleinige Verantwortung für die Sprache übernehmen	Das gesamte Hirn scheint an der Sprache beteiligt zu sein; geringe kortikale Spezialisation hinsichtlich der Sprache, obwohl die linke Hemisphäre gegen Ende dieser Periode zu dominieren beginnt

Alter	Normale Sprachentwicklung	Folgen erworbener lateralisierter Verletzungen	Phys. Reifung des ZNS	Lateralisation der Funktion	Gleichwertigkeit der Hemisphären	Erläuterung
Jahre 3–10	Gewisse grammatikalische Vervollkommnung; Erweiterung des Wortschatzes	Auftreten aphasischer Symptome, Störungen pflegen zu verschwinden, ohne Sprachfehler zurückzulassen (außer im Lesen oder Schreiben). Während der Genesungsperiode sind zwei Prozesse wirksam: Verringerung der aphasischen Störung und weiterer Erwerb der Sprache	Sehr langsame Vollendung der Reifungsprozesse	Die zerebrale Dominanz bildet sich zwischen 3 und 5 Jahren aus, aber Anzeichen dafür, daß die rechte Hemisphäre noch oft an Sprech- und Sprachfunktionen beteiligt sein kann. Etwa ein Viertel der Aphasien in der frühen Kindheit beruht auf Verletzungen der rechten Hemisphäre	In Fällen, in denen die Sprache schon überwiegend in der linken Hemisphäre lokalisiert ist und Aphasie Folge von Verletzungen dieser Hemisphäre ist, kann vermutlich durch Reaktivierung der Sprachfunktionen in der rechten Hemisphäre, die Sprache wiederhergestellt werden	Es findet ein Prozeß physiologischer Organisation statt, insbesondere die funktionelle Lateralisation der Sprache auf die linke Hemisphäre. Die »physiologische Redundanz« wird allmählich reduziert, und die Polarisation der Tätigkeiten zwischen rechter und linker Hemisphäre prägt sich aus. Solange die Reifungsprozesse nicht abgeschlossen sind, ist Reorganisation noch möglich

Alter	Normale Sprachentwicklung	Folgen erworbener lateralisierter Verletzungen	Phys. Reifung des ZNS	Lateralisation der Funktion	Gleichwertigkeit der Hemisphären	Erläuterung
Jahre 11–14	Fremde Akzente treten auf	Bestimmte aphasische Symptome werden irreversibel (insbesondere nach traumatischen Verletzungen)	Fast alle Parameter erreichen eine Asymptote. Ausnahmen sind Myelinbildung und EEG-Spektrum	Anscheinend fest ausgeprägt, doch liegen keine eindeutigen Statistiken vor	Deutliche Anzeichen von Reduktion der Gleichwertigkeit	Die Sprache ist deutlich lateralisiert und die innere Organisation irreversibel ausgeprägt. Sprachfreie Teile des Gehirns können keine Sprachfunktionen übernehmen, außer wenn die Lateralisation unvollständig oder in der Kindheit durch Krankheit blockiert gewesen ist
Nach der Pubertät bis zum Greisenalter	Erwerb einer Fremdsprache wird zunehmend schwieriger	3–5 Monate nach der Verletzung noch nicht verschwundene Symptome sind irreversibel	Keine	Bei etwa 97 % aller Menschen ist die Sprache eindeutig auf die linke Hemisphäre lateralisiert	In bezug auf die Sprache: Keine	

Betrachtet man die verschiedenen Modellvorstellungen zur Sprachentwicklung[15], so stimmen sie im wesentlichen darin überein, daß das Auftreten der sprachlichen Verständigung eine Fortsetzung vorsprachlicher Absichts- und Handlungsstrukturen ist. Voraussetzung dafür sind die genetische Programmierung, Vorgänge der Hirnreifung, ebenso die ersten Lautäußerungen und sozialen Kontakte (z.B. zwischen Mutter und Kind). Diese Prozesse und ihre Wechselwirkungen führen zur Ausbildung von Absichts- bzw. Handlungsstrukturen, welche sich zunächst in einer Sprachbereitschaft ausdrücken.

Angeregt durch sprachliche und nichtsprachliche Stimuli kommt es zur Sprachproduktion, die je nach Alter und Entwicklungsstand unterschiedlich komplexe Strukturen aufweist. Nach MACNAMARA (1972) erschließt ein Kind zunächst aus nichtverbalen Begleiterscheinungen (Betonung, Gesten, Mienen, Gebärden und emotionaler Modulation) die Bedeutung des sprachlichen Codes bzw. der sprachlichen Verschlüsselung. So vollzieht sich der Ablauf der sprachlichen Entwicklung vom Verstehen nichtsprachlichen Verhaltens über das Verstehen der Sprache zum eigenen Produzieren von Sprache. Dabei ist interessant, daß das Kind primär nicht Wortbedeutungen, sondern Konzepte (oder Begriffe) lernt, die erst in zweiter Linie sprachlich ausgedrückt werden. Von hier ist es nicht weit zur Symbolik. Ein Zeichen wird für einen Sachverhalt oder einen Begriff gesetzt (aus NIEBERGALL, 1981).

Das Verstehen von Zeichen bildet die Grundlage für das Erlernen der Sprache und schließlich auch des Lesens und Schreibens, sowie den Erwerb sozialer Verhaltensweisen. Lesen, Schreiben und Rechnen und der Erwerb sozialer Verhaltensweisen sind aber gerade die Fähigkeiten, nach denen ein Kind in der Schule vornehmlich beurteilt und an denen es gemessen wird. In diesen Bereichen sind demzufolge auch die Teilleistungsschwächen am ehesten zu beobachten, und zwar besonders zu einem Zeitpunkt, wenn das Kind die Bedeutung und den Umgang mit speziellen Symbolen erlernen soll, in der Grundschule. Das ist in bezug zur Entwicklung des kindlichen Gehirns bzw. für eine Einflußnahme auf die neurologische Entwicklung und deren Förderung verhältnismäßig spät. Das Kind nimmt seine Mißerfolge meist sehr deutlich wahr. Denn nicht nur zu Hause wird mit den Leistungen anderer verglichen und gemessen, die Kinder tun dies auch untereinander und nicht gerade feinfühlig. So kann aus einem Kind mit Teilleistungsschwächen sehr schnell eines mit Verhaltensstörungen werden. Am Ende ist oft nicht leicht zu beurteilen, wo Teilleistungsschwächen sich primär im Verhalten zeigen, weil Situationen nicht richtig eingeschätzt oder Handlungsfolgen nicht vorausgesehen werden können, oder wo Verhaltensstörungen sekundär auf Teil-

15 NIEBERGALL und REMSCHMIDT in REMSCHMIDT und SCHMIDT, 1981

leistungsschwächen aufgesetzt erscheinen. Auf jeden Fall besteht hier ein enger Zusammenhang, der von Pädagogen und Psychologen deutlich gesehen werden sollte. Wir müssen uns in der Schule mit diesem Problem auseinandersetzen und Möglichkeiten finden, den Kindern zu helfen. Dabei handelt es sich allerdings um eine Aufgabe, die es so in der allgemeinbildenden Schule zuvor nicht gegeben hat, von deren Bewältigung das psychische Befinden und unter Umständen der weitere Lebensweg eines Teiles unserer Kinder und Jugendlichen aber entscheidend beeinflußt werden kann.

2. Sprachentwicklung am Beispiel des Stammlers

INGRID ZOLLER

Nach WESTRICH (1982) ist Sprache das erste und universale Bildungsgut des Menschen. Sie ist eine erlernte psychische Fähigkeit, mit der der Mensch sich und sein Welterleben darstellt aber auch das Erlebte sich aneignen und verarbeiten kann. Sprache ist das Produkt intra- und interpersoneller Lernprozesse, gleichzeitig aber auch Voraussetzung weiterer Persönlichkeitsentwicklung.

Sprache beginnt nicht erst mit dem Lallen. Um zur Sprachlichkeit zu gelangen, müssen vielmehr präverbale Entwicklungsphasen durchlaufen werden.

Nach der Geburt dominiert beim Säugling meist das *wahrnehmende Erleben* (ca. 1.-3. Lebensmonat). Das Kind reagiert auf verschiedene Außenweltreize und zeigt Kontaktverlangen.

Allmählich beginnt es, die Welt taktil zu erleben. Es lernt, seine Bewegungen zu steuern, das zu *begreifen*, was es hört und sieht. Das *Tun-Erleben* (ca. 4.–6. Lebensmonat) dominiert. Dadurch erwirbt das Kind Erfahrungen im Umgang mit Dingen. Etwa zur gleichen Zeit produziert es auch erste Gurr- und Lall-Laute. Das akustische Ausdrucksgelände (WESTRICH) wird erforscht.

Ungefähr im Zeitraum vom 8.–12. Lebensmonat entdeckt das Kind das Bedeutsame in allem Ausdruckhaften. Es versteht Mimik, Gestik und Sprachmelodie und erhält somit Zugang zur symbolischen Welt. Es dominiert das Vorstellungserleben, d.h. das Kind entdeckt den Sinn hinter den Dingen und Tätigkeiten.

Hat das Kind nun gelernt

a) wie man wahrnimmt
b) was man wahrnimmt
c) wozu das Wahrgenommene dient,

begreift es allmählich, daß akustische Zeichen Bedeutungsträger sind, d.h., daß ein Wort für ein Ding oder ein Tun steht. Ungefähr vom 12.–21. Lebensmonat ab dominiert das Symbolerleben. Das Kind erfaßt in dieser Phase die sprachlichen Symbole und deren Verwendung.

Diese Phase geht allmählich in die *Dominanz des Spracherlebens*, die Freude am Sprechen und am Ausdruck über. Das Kind benennt nun nicht nur Dinge oder Tätigkeiten, sondern bedient sich mehr und mehr der Fügungs- und Darstellungsmuster (Syntax, Grammatik) seiner sozialen Umwelt.

Meistens enden mit dieser Entwicklungsstufe die Überlegungen darüber, wie Sprache erworben wird.

Die weitere Sprachentwicklung wird als quantitative Ausdifferenzierung betrachtet. Sprache ist aber nicht nur ein Kommunikationsmittel, sondern auch eine Fähigkeit, die den Menschen sozial kontrollierbar und verantwortlich für sein Tun macht. So muß das Kind nun lernen, daß es nicht alles, was es zu sagen vermag, auch in jeder Situation sagen darf. WESTRICH nennt diese Phase das Dialogerleben. In ihr entwickelt das Kind die Sicherheit zur Aussage, es entdeckt sein »Ich« und kann sich als Person im Dialog darstellen. Diese Phase dauert etwa bis zur Pubertät.

Die Entwicklung zur Sprachlichkeit, wie hier dargestellt, ist nur als Modell zu verstehen. Zwar setzt die nächsthöhere Phase die Entfaltung der niedrigeren voraus, aber die Übergänge sind fließend. Auch die zeitliche Einordnung soll nur als Anhaltspunkt dienen.

Ob und wieweit ein Kind in diesen Entwicklungsphasen zur vollen Entfaltung seiner Möglichkeiten kommt, ist abhängig von

a) dem *Lernangebot*, d.h., davon, ob seine Bezugspersonen und seine Umwelt ihm genügend Reize anbieten und es Erfahrungen als bedeutsam erleben lassen.

b) seinem *Lernverhalten*, d.h. seinem vitalen Interesse an seiner Umwelt, das sicherlich ebenfalls maßgeblich von motivierenden Bedeutsamkeitserlebnissen auf frühester Entwicklungsstufe abhängt.

c) seinen *Lernmöglichkeiten*, d.h. seinen körperlichen und geistigen Voraussetzungen.

Andererseits wird aber auch an den notwendigen präverbalen Entwicklungsstufen deutlich, wie sowohl Einschränkungen in den sozialen Beziehungen und Kontaktmöglichkeiten wie der sensomotorischen Funktionen die Entwicklung der Sprache behindern oder gar verhindern können.

Sprache läßt sich in bestimmten Regionen des Kortex lokalisieren. Diese Zentren, das Broca- und Wernicke-Zentrum, sind aber keine Sprachzentren im eingeschränkten Sinn, sondern gleichzeitig »Symbolzentren«, zuständig für das Symbolerleben, das Symbolverständnis und den Symbolgebrauch. Ausfälle in diesen Bereichen führen nicht nur zur eingeschränkten Sprachausführung (Broca-Zentrum) bzw. zum eingeschränkten Sprachverständnis (bei Beeinträchtigung des Wernicke-Zentrums), sondern allgemein kann entweder Verstandenes nicht mehr in sinnvolles Handeln umgesetzt werden (Agraphie, Akalkulie, Apraxie) oder sinnvolles Handeln nicht mehr verstanden werden (Alexie, Akalkulie, Asemie[16]).

Auch hier soll noch einmal auf die Bedeutung der zu durchlaufenden präverbalen Entwicklungsstufen verwiesen werden: Ohne Bedeutsamkeitserlebnisse durch Wahrnehmungserfahrungen kommt es zu keinem Tun-Erleben, ohne den Umgang mit Dingen zu keinem Vorstellungserleben, das die Voraussetzung zum Symbolerleben ist.

Symbolerleben, -verständnis und -gebrauch stellen die höchste Stufe der präverbalen Entwicklung dar. Sprachstörungen müssen uns also zu der Frage führen, ob das Kind alle die Entwicklungsstufen, die notwendig sind, um zur Sprachlichkeit zu gelangen, auch wirklich erfolgreich durchlaufen hat.

Sehen wir uns die Sprechwerkzeuge an. Sie haben zunächst elementare Vitalfunktionen wie saugen, schlucken, kauen, schreien zu erfüllen, sind also keine reinen Sprechwerkzeuge, vielmehr bedient sich ihrer im Laufe der Entwicklung auch die Sprache. Funktionieren die Vitalfunktionen und liegen keine organischen Mißbildungen vor, so kann eine vorhandene Sprachstörung vielfältige Ursachen habe. Z.B. kann Stammeln, in fehlerhaften Lernprozessen, in Dyspraxie oder einer Hörschwäche begründet sein, nicht in der Unzulänglichkeit der Sprechorgane. Versuche, den Laut durch richtige Zungen/Lippenstellungen anzutrainieren, beschränken sich auf die Behandlung der Folgen, nicht der Ursachen.

Das Erlernen des Sprechens ist ein Prozeß der Ausdifferenzierung der von der Umwelt gelieferten komplexen Klanggestalten zu gegliederten Wortgestalten. Durch akustische Aufnahme von Gehöreindrücken kommt das Kind zu auditiven Wortklangmustern. Nach denen steuert es seine Sprechmotorik. Das Ohr ist dabei die wichtigste Kontrollinstanz für die korrekte phonetische Bildung. Im sprachlichen Tun werden bestimmten Wortklangmustern bestimmte Artikulationsmuster zugeordnet. Haben sich diese bewährt und als relativ konstant erwiesen, erst dann übernehmen taktil-kinästhetische Empfindungen immer mehr Überprüfungs- und Kontrollfunktionen. Eine unzureichende auditive Aufnahme oder Speicherung führt zunächst zu analog falschen Artikulationsbewegungen, die sich dann als Aussprachefehler auswirken. Die »nicht richtig funktionierende« Sprechmotorik ist also die Folge, die mangelnde auditive Kontrolle während des Lernprozesses die Ursache der Fehlaussprache.

---

16 Asemie = Unvermögen, Zeichen zu bilden oder sich durch solche mit der Umwelt zu verständigen.

Zur Verdeutlichung die Entwicklung eines Stammlers: Stammeln ist die häufigste Sprachstörung unter Kindern. Dabei werden ein Laut oder eine Lautverbindung nicht gesprochen, falsch gesprochen oder ersetzt. Nach MÖHRING(1938 in WESTRICH, 1982) sind die häufigsten Stammelfehler mit 33,5 % bis 54,5 % Zischlaute, also S, C, Z, Sch sowie Ch (Ich-Laut) und das Vorderzungen-R. Liegen keine organischen Ursachen vor (z.B. Dysarthrien bei zentralen Bewegungsstörungen, Schwerhörigkeit), hat das Kind die unkorrekte Aussprache erworben.

Die Phase des Symbol-Erlebens setzt voraus, daß das Kind sich mit Gegenständen beschäftigt hat und weiß, was man mit ihnen tun kann oder was sie tun. Durch den Umgang mit ihnen nimmt es Gestaltqualitäten wahr und die Stellung der Lage der Dinge im Raum. Nun schließt sich die Binnengliederung an: Das Wahrgenommene wird akustisch, optisch, taktil-kinästhetisch durchgegliedert, z.B. werden Variationen im Umgang mit Dingen entwickelt. Das gilt auch für die akustischen Klangstrukturen, die als Bedeutungsträger erkannt werden. Durch die Kontrolle des Auditiven werden diese Klangstrukturen mehr und mehr durchgegliedert und zunehmend der Umweltvorlage entsprechend gebildet. Dieser Lernprozeß kann sich bis zum 5.-6. Lebensjahr hinziehen.

Suchen, Vergleichen und Variieren wird in allen Wahrnehmungsbereichen erprobt. Bei stammelnden Kindern, die sich im Bereich der akustisch-auditiven Wahrnehmung schwer tun, liegt die Vermutung nahe, daß sie auch in anderen Wahrnehmungsbereichen nur mangelhaft ausdifferenzieren.

Verschiedene Untersuchungen (MAYER u.a. in WESTRICH, 1982) haben gezeigt, daß

- Stammler unter anderem klangähnliche Elemente schlechter unterscheiden;
- die Wahrnehmung der Formen, der Lage im Raum und der Farbdifferenzierung schwächer ausgebildet ist,
- die Fein- und Grobmotorik einen Rückstand aufzeigt.

Zusammenfassend ist festzustellen, daß *Stammeln nur das dominierende Symptom des Stammlers* ist. Er kann in allen Wahrnehmungsbereichen, dem akustisch-auditiven, dem optisch-visuellen, dem taktil-kinästhetischen, dem motorisch-rhythmischen Beeinträchtigungen haben.

Der Stammler hat nach WESTRICH eine reduzierte Wahrnehmung und damit eine reduzierte Welterfassung, -aufgliederung und -verarbeitung. Das führt zu unzulänglichen Erlebnis-Schemata und entsprechend zu unzulänglichen Ausdrucks- und Darstellungsschemata. Die Therapie muß deshalb eine Erziehung zum generell differenzierten Erleben sein, d.h. alle Wahrnehmungsbereiche umfassen. Bei der Behandlung von Stammelfehlern steht das Diskrepanzerleben zwischen eigener falscher Lautbildung und korrekter Umweltvorlage im Vordergrund. Die akustisch-auditive Feedback-Methode nach VAN RIPER und IRVIN (1970) geht davon aus, daß beim Stammler – wie oben dargelegt – ein mangelhaftes Abtasten, Vergleichen und/oder Korrigieren der eigenen sprachlichen Äußerungen in bezug auf die Sprachumwelt vorliegt.

Die Aufgabe der Therapie muß deshalb sein, den Stammler an der Aussprache der anderen zu interessieren und das Sich-Selbsthören zu aktivieren. Die akustische Seite der Artikulation muß wieder dominieren und die Zunge muß lernen, Bewegungen und Stellungen zu suchen, um die Laute entsprechend der Standardvorlage bilden zu können. Neben der Spontankorrektur gibt es viele andere Möglichkeiten, die Artikulationsbewegungen anzubahnen, z.B. »Einkreisen« durch Lallen (Ausprobieren verschiedener Artikulationsmöglichkeiten bis die taktil-kinästhetische Position für den entsprechenden Laut gefunden ist), Ableiten von ähnlich gebildeten Lauten etc.

Um den zu lernenden Laut bewußter zu machen, soll er zunächst isoliert, dann in sinnlosen Silben, in Wörtern und in Sätzen geübt werden. Um ihm einen erhöhten Signalwert zu geben, werden verschiedene Feedbacks eingesetzt:

- das verzögerte Feedback: Überprüfen der eigenen Äußerungen nach dem Sprechen (z.B. mit Tonband),
- das simultane Feedback, der gesprochene Laut wird simultan verstärkt wiedergegeben,
- das antizipatorische Feedback: in einem Text werden z.B. Wörter mit dem entsprechenden Laut gekennzeichnet und das Kind kann sich darauf einstellen.

Vom Beherrschen des Lautes kann man erst dann sprechen, wenn er in die Spontansprache eingeht und auch emotionalem Druck standhält. Seine Stabilisierung in verschiedenen phonetischen Zusammenhängen und Sprachleistungsstufen, z.B. beim Nachsprechen, in Reimen, bei Bildgeschichten, bei Vorgangsbeschreibungen, beim aktionsgestützten Sprechen bis zum freien Sprechen hat zum Ziel, die bewußte auditive Kontrolle wieder zu Gunsten der kinästhetischen Kontrolle abzubauen.

Da aber der Stammler in allen Wahrnehmungsbereichen Beeinträchtigungen haben kann, sollte die Förderung nicht im Trainieren von Splitterfertigkeiten bestehen, sondern in der Förderung der Gesamtpersönlichkeit. Mimik und Gestik, Bewegung und Akustik sollten als ein einheitliches Ausdrucksgeschehen erlebt werden, um so zu einer differenzierten Wahrnehmung und Verarbeitung und daraus folgend auch zu einer differenzierten Wiedergabe zu kommen.

Zusammenfassend ist festzuhalten:

1. Die Entwicklung der Sprache setzt das erfolgreiche Durchlaufen präverbaler Entwicklungsphasen voraus. Sie zeichnet sich im wesentlichen durch folgende Stufen aus:

   - Wahrnehmungserfahrungen und erste Bedeutsamkeitserlebnisse ermöglichen

   - das Erleben des Tuns, das ermöglicht

   - das Vorstellungserleben, das ermöglicht

   - das Symbolerleben, das ermöglicht

   - das Spracherleben, und das ermöglicht

   - das Dialogerleben.

2. Ob und inwieweit ein Kind zur vollen Entfaltung seiner

   Möglichkeiten kommt, ist abhängig von seinem Lernangebot, seinem Lernverhalten und seinen individuellen Lernmöglichkeiten.

3. Das Broca- bzw. das Wernicke-Zentrum sind nicht nur für Sprachausführung bzw. -verständnis zuständig, sondern (nach Westrich) allgemeine Symbolzentren. Auch hier wird wieder die Bedeutung der präverbalen Entwicklungsstufen deutlich.

4. Zum Sprechen werden solche Organe benutzt, die primär andere Funktionen erfüllen (schlucken, saugen, kauen, schreien).

5. Beim Sprechenlernen kommt der auditiven Kontrolle zentrale Bedeutung zu. Sie wird ergänzt durch die taktil-kinästhetische Wahrnehmung.

6. Stammeln, als häufigste Sprachstörung bei Kindern, ist nur das dominierende Symptom. Stammler haben überwiegend auch in anderen Wahrnehmungsbereichen mangelnde Ausdifferenzierungsmöglichkeiten.

3. Was verstehen wir unter dem Begriff Teilleistungsschwächen- Teilleistungsstörungen?

3.1 Definition[17]

Am Beispiel der Sprachentwicklung des Stammlers wird deutlich, wie sich das, was wir als Sprache, Sprachverständnis, Sprachbenutzung verstehen, allmählich entwickelt, bis schließlich ein komplexes Zusammenspiel verschiedener Teilelemente zu einem funktionellen System möglich wird. Dieses Zusammenspiel können wir uns am Bild des Mobiles verdeutlichen. Wird ein Teilelement »angestoßen«, reagieren alle Teilelemente mit. Und wenn eins das nicht oder nicht so tut, wie es für das System »Mobile« vorgesehen ist, wirkt sich das auf das Funktionieren des gesamten Systems aus.

Das Beispiel stimmt natürlich nicht bis in alle Einzelheiten, aber es kann helfen, sich die Bedeutung von Teilleistungen, ihrer Beeinträchtigungen und ihrer Auswirkungen vorzustellen.

Die folgenden Ausführungen zu dem Begriff Teilleistungsschwächen sind dem Buch »Sprachstörungen, Sprechstörungen, kindliche Hörstörungen« (WIRTH 2000 S.183 ff) entnommen. Dabei wird neben der detaillierten Beschreibung der Thematik auch deutlich, wie die Benennung des Syndroms wechselt. Ursprünglich wurde nur von Teilleistungsstörungen gesprochen. Sehr bald aber war offensichtlich zu erkennen, daß bereits ein vermindert beeinträchtigtes Zusammenspiel der Teilleistungen beträchtliche Auswirkungen auf Lernen und Verhalten haben kann. So werden in der Literatur die Begriffe wechselnd benutzt. Dabei ist es nicht ersichtlich, ob es sich jeweils um den Grad der Beeinträchtigungen oder den Grad der Auswirkungen handelt. Wie im Weiteren noch ausgeführt wird, wäre eine deutliche Unterscheidung zwischen neuropsychologischen Beeinträchtigung und ihren Auswirkungen sinnvoll.

Nach WIRTH sind

> Teilleistungsstörungen oder Teilleistungsschwächen übergeordnete Begriffe, unter die auch Wahrnehmungsstörungen fallen. Der Begriff der Teil-

17 In diesem Abschnitt nach Wirth 2000 wird aus den Seiten 183 ff zitiert. Es wird weiter auf Milz 96 Abschnitt III/4 Bezug genommen.

leistungsschwächen wurde von Graichen 1973 eingeführt. Teilleistungsschwächen werden meist im Zusammenhang mit der Entwicklung gesehen und als Entwicklungsverzögerung oder umschriebene Entwicklungsrückstände aufgefaßt.

Wirth definiert:

Unter Teilleistungsstörungen versteht man die Minderung (Leistungsminderung) nur eines oder einzelner Teilfunktionssysteme des zentralen Nervensystems im Vergleich zu anderen sowie zu dessen gesamter Leistungsfähigkeit. **Teilleistungsstörungen sind somit Leistungsminderungen einzelner Faktoren oder Glieder innerhalb eines größeren funktionellen Systems, das zur Bewältigung einer bestimmten komplexen Anpassungsaufgabe erforderlich ist** (Graichen). Diese Definition läßt offen, ob Teilleistungsstörungen reifungs- oder entwicklungsbedingt sind oder auf organisch fixierten Defekten beruhen. Viele äußerlich erkennbaren Lernstörungen sind Folge solcher Schwächen in der Wahrnehmung (Perzeption), in Verstehen und einsichtiger Verarbeitung (Kognition) sowie in der Sprache oder in der Motorik und in produktivkonstruktiven Leistungen. Die Folgen von Teilleistungsstörungen können sich in Hyperaktivität äußern sowie Schwierigkeiten, sich mit neuen Situationen auseinanderzusetzen.

Diese Definition wurde von Schmidt ergänzt.

1. Teilleistungsschwächen unterscheiden sich von Folgesymptomen von Schädelhirntraumen in ihren Auswirkungen; sie sind weniger scharf begrenzt aber oft global in ihren Folgen.
2. Teilleistungsschwächen verbergen sich oft unter einer psychopathologischen Symptomatik und können mehr als Verhaltensstörungen denn als Teilleistungsstörungen imponieren.
3. Teilleistungsschwächen können eine im betroffenen Bereich verzögerte Entwicklung beinhalten aber auch in nicht aufholbaren Defekten bestehen, für die allenfalls Kompensation möglich ist.
4. Sie zeigen häufig keine anatomischen, histologischen oder neurophysiologischen Korrelate.
5. Für ihre Genese kommen neben hirnorganischen Schädigungen der Einfluß gravierender soziokultureller und hereditärer Belastungen gleichermaßen in Frage. (Schmidt, M.H. 1977)

Unter dem Einfluß der Weiterentwicklung innerhalb dieses Gebietes der Neuropsychologie differenziert Graichen zwischen strukturellen, funktionalen und interhemisphärischen Teilleistungsstörungen.

Strukturelle Teilleistungsschwächen umfassen

- Störungen der Aufnahme, Analyse und Speicherung

Störungen der intramodalen Aufnahme
Störungen der intermodalen Aufnahme
Störungen der supramodalen Integration.

- Störungen der Programmierung, Regulation und Ausführung von Aktivitäten
  Störungen der Zielantizipation mit Erfolgsregulation
  Störungen der Zeiteinteilung und Programmantizipation
  Störungen der Ausführung und Verlaufsregulation und körperkoordinierten sowie zeitlich sequentiellen, kinästhetischen und taktilen, räumlich und kraftmäßig integrierten Ablaufmuster.

Funktionale Teilleistungsschwächen umfassen
Störungen der momentanen, in einer Dimension wichtig/unwichtig oder reizintensiv/reizschwach ausbalancierten Regulation von Tonus, Aktivierung und Bewußtheit durch

- Störungen der Stoffwechsel- und Hormonregulation
- Störungen der Signale aus dem Umwelt- und dem körperlichen Erleben (Orientierungsreaktionen; Gedächtnissteuerung)
- Störungen von Plänen, Absichten, Vorsätzen, Programmen, Wertungen mit (inner)sprachlicher Steuerung und deren Integration.

Interhemispärische Teilleistungsschwächen umfassen
Störungen der partnerschaftlichen Funktionsaufteilung zwischen den beiden Hirnhemisphären.

Neuropsychologisch betrachtet läßt sich vermuten, daß, obgleich das Gehirn immer als Ganzes arbeitet, es sich
bei den strukturellen Teilleistungsschwächen um Beeinträchtigungen des Zentralnervensystems (ZNS) vornehmlich auf Hirnrindenebene (kortikal),
bei den funktionalen Teilleistungsschwächen um Beeinträchtigungen vornehmlich auf Stammhirnebene,
bei den interhemisphärischen Teilleistungsschwächen, wie definiert, um die Zusammenarbeit der beiden Hirnhälften und damit dem Zusammenwirken hemisphärenspezifischer Verarbeitungsformen handelt.

Da unter der Thematik: Sprechen, Lesen, Schreiben Kenntnisse über die Verarbeitung vornehmlich der auditiven aber auch der visuellen Wahrnehmung wichtig sind, sei nochmals auf Wirth verwiesen. Er gibt darüber eine differenzierte Übersicht in Anlehnung an Graichen. Zunächst zu den Verursachungen:

Einteilung der auditiven Teilleistungsstörungen (in Anlehnung an Graichen nach Wirth 2000)

Ursachen sind:
- Zentrale Schäden (frühkindlicher Hirnschaden), Hirnreifungsverzögerung
- Geburtsbedingte, erbliche, neuropsychologische, anlagebedingte Schäden
- Grobfehlerhaftes Lernangebot auf frühen Entwicklungsstufen, das ebenfalls den morphologischen und funktionalen Aufbau des zentralen Nervensystems beeinflußt
- Nicht erkennbare Verursachungsmomente.

Strukturelle Teilleistungsschwächen. Beim Vergleich der gehörten mit den gespeicherten Strukturen kann nicht zwischen richtig und falsch unterschieden werden. Die Folge ist eine Diskriminations- und Klassifikationsschwäche.

STÖRUNG DER AUFNAHME, ANALYSE, SPEICHERUNG: Die drei Bereiche können in unterschiedlicher Weise betroffen sein:

a) Störung der intramodalen Aufnahme

- Störung des auditiven Lernens
- Trotz normalen Gehörs bestehen Schwierigkeiten bei der Interpretation von Geräuschen oder Lauten
- Störung der Schallokalisation
- verkürzte Aufmerksamkeitsspanne
- Störung der auditiven Aufmerksamkeit (gehört auch in die funktionalen Teilleistungsschwächen)
- gestörte Reizintensitätsbeurteilung (Amplituden)
- Extrem gehäuft bei Kindern mit Autismus.
- Störung des auditiv-verbalen Verständnisses (verbale Agnosie). Geräusche werden interpretiert, Wörter oder Sprachlaute nicht.
- Störung der phonematischen Analyse. Die Verständnisstörung ist nur auf einzelne Sprachlaute, meist wenige Konsonanten beschränkt (partielle Lautagnosie). Die Sprachklänge werden zwar gehört, sie können aber schlecht in ihren phonematischen Klanggestalten unterschieden werden. Betroffen sind klangverwandte und nach dem Bildungsmechanismus ähnliche Sprachlaute. Die Folge ist eine Verlangsamung der Spracherfassung mit auditiven Verwechslungen. Keine Selbstkorrektur über das Gehör möglich. Rechtschreibschwierigkeiten.
- Differentialdiagnose: Stammeln
- Störung des auditiven Ultrakurzspeichers mit vermindertem zeitlichem Auflösungsvermögen für die im Klangspektrum sich überlappenden, raschen Phonemfolgen.

Die Störung der intramodalen Aufnahme kann sich auf folgende Teilbereiche beschränken:

- Störung des Erkennens auditiver Sequenzen. Einzelne Laute oder Wörter können nicht in der richtigen Reihenfolge gehört werden. Ihre Bedeutung ist daher unklar, obwohl die einzelnen Laute oder Wörter richtig gehört werden
  Folgen: Anemone - Amenone. Austauschung von Vorsilben, Vertauschung von Wortteilen: Bootshaus - Hausboot.

Verdrehungen von Lauten innerhalb eines Wortes ist meist jedoch Folge einer Produktionsstörung. Eine Prüfung ist daher erforderlich, ob wirklich bereits die Erfassung unsicher ist oder erst die aktive Verwendung.

- Störung der auditiven Ergänzung (fehlende Verzerrungsresistenz). Fehlende Laute, Wortteile oder Wörter können nicht aufgrund inhaltlicher Aspekte ergänzt werden.
  Folgen: Schnell sprechende, kauende oder beim Sprechen den Mund verdeckende Menschen werden nicht verstanden.
- Störung der syntaktischen Analyse.
  Folgen: Normalerweise erfolgt eine syntaktische Analyse (Beziehung zwischen Wörtern in einem Satz) nach der Subjekt - Prädikat - Objekt - Regel. Bei Störungen der syntaktischen Analyse z.B. Verwechslungen von Subjekt und Objekt oder Analyse aller Sätze nach der Subjekt - Prädikat - Objekt - Regel.
- Störung der semantischen Analyse.
  Folgen: Störung der exakten Diskrimination (auditiven Segmentation) der aneinandergereihten Wörter eines Satzes oder der Beziehung zwischen Wortkomponenten und dem gesamten Wort. Beispiel: Blumentopferde - Blumento - Pferde.
- Störung der Differenzierung semantischer Bedeutungsmerkmale.
  Beispiel: Tiger - Löwe; Gabel - Messer.
- Störung des Symbolisierungsprozesses oder der Transformation.

b) Störung der intermodalen Kodierung. Intramodale Informationen können nicht zu Blöcken zusammengeschlossen werden. Beispiel: Der Begriff Vogel beinhaltet auditive Aufnahme (zwitschern), visuelle Aufnahme, taktile Empfindung (leicht).

- Störung der multidimensionalen Verankerung.
  Folgen: Entfremdung des Wortsinns. Eine intramodale, auditive Analyse ist möglich, jedoch kein Zusammenschluß und damit keine mehrdimensionale Rückmeldung; z.B. gleichzeitiges Achten auf die auditive Wahrnehmung und die motorisch-kinästhetische Steuerung beim Sprechen.

- Störung bei der Verknüpfung linguistischer Ebenen.
  Folgen: Störung der Fähigkeit, einzelne Sprachelemente zu stabilen Sequenzen zu verbinden, z.B. aus Einzellauten ein Wort zu bilden oder das Herstellen von Verbindungen zwischen Artikel und Substantiv.
- Störung der Verknüpfung der syntaktischen[18] Ebene mit der semantischen[19] Ebene (Dysgrammatismus).
- Störung der Fähigkeit, Verknüpfungen zwischen semantischem Feld und artikulatorischen Mustern herzustellen (Wortfindungsstörungen).
- Mangelnde Fähigkeit, gemachte Erfahrungen mit dem zugehörigen Begriff zu verbinden.

c) Störung der simultanen Stabilisierung und supramodalen Integration. Zwei oder mehrere intramodale Kode-Systeme können nicht gleichzeitig aufgenommen und abgerufen werden: z.B. Größe von Gefäßen und Mengen in PIAGETS Umfüllversuchen.

- Störung der simultanen Analyse
  Folge: Zwei auditive Informationen können nicht gleichzeitig aufgenommen und analysiert werden; z.B. ein Gespräch und das Geräusch eines näherkommenden Autos. Relevante Informationen können daher nicht von Nebengeräuschen unterschieden werden.
  Somit gestörte Diskrimination von Figur und Hintergrund im auditiven Bereich.

Die Simultanagnosien und die Minderung der Kapazität zur Simultanbeobachtung mehrerer Merkmaldimensionen ist eigentlich eine Aufmerksamkeitsstörung, wahrscheinlich infolge einer Thalamusschwäche.

- Störung der simultanen Produktion bzw. der Simultanregelung verschiedener Modalitäten.
  Folge: Gleichzeitiges Sprechen und Klatschen oder Vorlesen und gleichzeitiges Sinnverständnis des Gelesenen sind nicht möglich.[20]

STÖRUNG DER PROGRAMMIERUNG, REGULATION UND AUSFÜHRUNG VON AKTIVITÄTEN (ggf. in unterschiedlicher Weise betroffen).

a) Störung des Entwurfs eines Sprachzieles. Notwendig ist eine Antizipation der sprachlichen Vorstellung.

18 syntaktisch = grammatikalisch
19 semantisch = die Bedeutung betreffend
20 Affolter spricht in diesem Zusammenhang von begrenzter Kanalkapazität.

b) Störung des Sprachentwurfs

- Störung der semantischen Kodierung (vokabularspezifische Störung oder Wortfindungsstörung). Schwierigkeiten bereitet vor einer sprachlichen Äußerung das Herausfinden der notwendigen Begriffe aus der semantischen Ebene. Meist kombiniert mit Formulierungsschwäche. Da das Sprachverständnis intakt ist, versuchen die Kinder, ihre Fehler durch Nichtsprechen zu vermeiden, oder verwenden Zeichen und Gebärden. Oft wird ein zu dem Gegenstand gehörender Laut produziert. Nachsprechen intakt.
- Störung der morphologischen und syntaktischen Kodierung.
  Folge: Schwierigkeiten beim Aufbau des Sprachentwurfs nach den Regeln der Wort- und Satzlehre.
- Störung der artikulo-motorischen Kodierung
  Folge: Bei überleichter Auslösbarkeit der motorischen Produktion Versprechen, Wortverdrehungen, Silben- und Lautvertauschungen.
- Störung der Zeitteilung
  Folge: Schwierigkeiten bei der Festlegung der Reihenfolge der Wörter. Satzunterbrechungen und Wortwiederholungen.
- Störung der Übermittlung der gedanklich konzipierten Information im Bewegungsmuster bei korrektem Sprachentwurf. Wird auch als Dyspraxie bezeichnet.
- Störung der Sprachflüssigkeit
  Folgen: Unterbrechnungsvorgänge, Nichteinhalten von Sprechpausen. Schwierigkeiten bei komplexen Konsonantenverbindungen.

Funktionale Teilleistungsschwächen. Reize der Umwelt können nicht als wichtig oder unwichtig (intensiv oder schwach) empfunden werden. Die Folge sind Reizüberflutung, Ablenkbarkeit, Abschweifen, programmfremde Nebenaktivitäten, mangelnde Konzentration mit Störung der Oberprogrammsteuerung; Störung der Reizintensitätswirkung in der Erzeugung von Orientierungsreaktionen. Reize der Umwelt und eigene Aktivitäten werden nur ungenügend mit dem Repertoire an Bekanntem verglichen; Folge ist eine mangelnde Habituierung bei wiederkehrenden Erlebnissen. Stereotypien usw.

Eine *Störung des unmittelbaren Behaltens* (Störung der Hörgedächtnisspanne, d. h. des Kurzzeitspeichers) kann bestehen durch:

- Zu wenige Einheiten
- Filterschwäche gegenüber programmfremden Intrusionen[21]
- Anfälligkeit gegen Perseverationen[22] (ungenügende Lösung nach Verarbeitung).

---

21 Intrusion = das Eindringen

22 Perseveration = Festhalten, Haften

Die Folge ist ein *Leistungsdefizit des Kurzzeitspeichers*, d. h.:

- Satzanfang am Ende eines Satzes nicht mehr im Gedächtnis
- Die Inhalte werden von programmfremden Eindrücken oder eigenen Aktivitäten herausgeworfen (Ablenkbarkeit, schweifendes, ruheloses Denken)
- Elemente aus vorausgegangener Tätigkeit mengen sich unter die momentane Verarbeitung.

Eine weitere funktionelle Teilleistungsschwäche ist die *Störung der Langzeitspeicherung*. Die in den Kurzzeitspeicher aufgenommene intramodale Einheit muß in den multidimensionalen Langzeitspeicher überführt werden durch einen Stabilisierungsprozeß, entweder über

- Bewußt-willkürliche Wiederholungen
- Oft wiederholte Darbietung (Kindergarten-Verse) oder
- Emotional-affektive Valenz (Nicht-aus-dem-Sinn-gehen).

Teilleistungsstörungen im visuellen Bereich

Zentralvisuelle Wahrnehmungsstörungen (Perzeptionsstörungen) äußern sich in:

- Störung des visuellen Kurzzeitgedächtnisses
- Störungen der Stereognosie (Links-rechts-Diskriminierung und visuelle räumliche Integration)
- Störungen des visuellen Sequenzgedächtnisses
- Störung der Figur-Grund-Wahrnehmung
- Störungen der Wahrnehmungskonstanz
- Störungen der visuo-motorischen Koordination.

Visuelle Perzeptionsstörungen zeigen sich bei durchschnittlich intelligenten sowie bei über- und unterdruchschnittlich intelligenten Kindern. Gerade bei überdurchschnittlich intelligenten Kindern kommen in Zusammenhang mit den häufig isoliert auftretenden Perzeptionsstörungen in einem oder mehreren der fünf Wahrnehmungsbereiche auffallend unausgeglichene Intelligenzprofile vor. Nonverbale Untersuchungstests bereiten besondere Schwierigkeiten, da zu deren Lösung meist visuell-perzeptive Fähigkeiten vorausgesetzt werden.

Bei visuell-perzeptiv gestörten Kindern finden sich häufig Rechts-Links-Diskriminierungsstörungen. Daher ist eine zusätzliche Untersuchung der Handdominanz erforderlich. Häufig bestehen gleichzeitig Störung der sensomotorischen Funktionen, der Fein- und Grobmotorik. Der Entwicklungszustand der Psychomotorik muß daher genau ermittelt werden. (Wirth 2000)

Diese Auflistungen von Wirth (in der die Benennung Teilleistungsstörungen u. -schwächen wechselnd benutzt wird), sind vornehmlich für Ärzte, Logopäden und Sprachheilpädagogen gedacht. Die Praxis zeigt aber, daß uns im Vorschul- und Schulbereich mehr und mehr Kinder mit Sprachauffälligkeiten begegnen und häufig nicht angemessen beachtet und damit früh genug behandelt werden. Da die auditive Verarbeitung aber einen so zentralen Stellenwert in unserem Leben hat und Beeinträchtigungen sich *nicht* nur auf Lernen im weiteren Sinne sondern auch auf das Verhalten auswirken, sollten alle, die mit Kindern und Jugendlichen zu tun haben, sensibel dafür werden, auch wenn sie nicht für dieses Fachgebiet ausgebildet sind.

Was hier im allgemeinen von medizinischer Seite beispielhaft als Teilleistungsstörungen oder -schwächen bezeichnet wird, vermischt allerdings *neuropsychologische Beeinträchtigungen* mit deren *Ausdrucksformen.* Wenn Graichen von Leistungsminderungen einzelner Faktoren oder Glieder innerhalb eines größeren funktionellen Systems spricht, mit anderen Worten von neuropsychologischen Beeinträchtigungen, werden in den Ausführungen von Wirth vornehmlich die Auswirkungen von Teilleistungsstörungen zusammengestellt. Das kann, vor allem bei Nichtmedizinern leicht dazu führen, von Symptomen gradlinig auf neuropsychologische Verursachungen zu schließen und von da vielleicht sogar auf deren Ätiologie. Hier ist es wichtig, mit der nötigen Zurückhaltung vorzugehen und nicht Eindruck von diagnostischer Kompetenz zu vermitteln, die u.U. nicht abgesichert ist. Graichen (1979) versucht Mißverständnissen zuvorzukommen, indem er erklärt:

> Niemals handelt es sich dabei - gemäß Definition - um die Gesamtleistung in irgendeinem Bereich des beobachtbaren Verhaltens. Es sind also weder Schulleistungen, noch sportliche oder berufliche, ja nicht einmal Testleistungen direkt angesprochen. Sie alle sind nämlich derartige Anpassungsaufgaben oder beobachtbare Oberflächenstrukturen, zu deren Realisierung sich das ZNS zu einem komplexen funktionellen System im Sinne einer Tiefenstruktur konstellieren muß. Diese komplexe Leistung kann beeinträchtigt werden durch Störungen in jedem einzelnen Teilglied, das sich an der Konstellierung des jeweiligen funktionellen Systems beteiligt.

Während es hier also bei den Teilleistungsstörungen oder -schwächen im weitesten Sinne um *neuropsychologische Beeinträchtigungen* geht, weist im Unterschied dazu die folgende Definition nach ICD 10 (einem Diagnoseschlüssel, der es Ärzten ermöglicht, neuropsychologische Syndrome von mehreren Sichtweisen bzw. Ebenen aus zu beschreiben), genau betrachtet auf die *Ausdrucks-oder Erscheinungsformen der neuropsychologischen Beeinträchtigungen.*

***Nach ICD 10* (International Classification of Diseases) könnenTeilleistungsschwächen wie folgt klassifiziert werden:**

- Störungen des Sprechens und der Sprache
  - einfache Artikulationsstörungen
  - expressive Sprachstörungen
  - rezeptive Sprachstörungen
- Umschriebene Entwicklungsstörungen schulischer Fertigkeiten
  - umschriebene Lesestörungen
  - umschriebene Rechtschreibstörungen
  - umschriebene Rechenstörungen
- Umschriebene Entwicklungsstörungen der motorischen Funktionen
  - Empfohlen wird auch hier der Einschluß sensomotorischer Funktionen

Vergleicht man die beiden Sichtweisen, fällt auf, daß sich die ursprüngliche Definition, die Teilleistungsstörungen als neuropsychologische Beeinträchtigung von funktionellen Systemen des ZNS (Zentralnervensystems) verstand, nunmehr auch deren Ausdrucks- oder Erscheinungsformen, z.B. im Sinne von Beeinträchtigungen des schulischen Lernens, einbezieht.

Ganz klar war die Unterscheidung allerdings nie. Im schulischen Bereich wurde der Begriff Teilleistungsstörungen gerne aufgegriffen und bald zur Erklärung mancher Lern- und Leistungsstörungen verwendet. Er half zum Verständnis von Lese- Rechtschreibschwächen und wurde sogar erlaßmäßig berücksichtigt. Wenn hier aber auf die Klarheit in der Begrifflichkeit so viel Wert gelegt wird, dann darum, weil es sich um verschiedene Ebenen handelt, einmal um ***neuropsychologische Beeinträchtigungen***, auf der Ebene des ZNS, zum anderen um deren ***Erscheinungsformen***. Vielleicht könnte man sagen: die Ebene der Beeinträchtigungen ist Sache der Mediziner, und die Ebene der Ausdrucksformen fällt in den Bereich der Pädagogen und Psychologen. Das betrifft dann auch die Möglichkeiten zur Diagnostik, auf die unter Kapitel 7 ausführlich eingegangen wird. Da neuropsychologische Beeinträchtigungen sich in vielfältigen Erscheinungsformen darstellen können, z.B. im Bereich der Sensorik, der Motorik, der Sprache und des Verhaltens sollten Teilleistungsstörungen als ***eine Form*** dieser Beeinträchtigungen verstanden werden. Die folgenden Modellvorstellungen und Erklärungen sollen das Verständnis erleichtern.

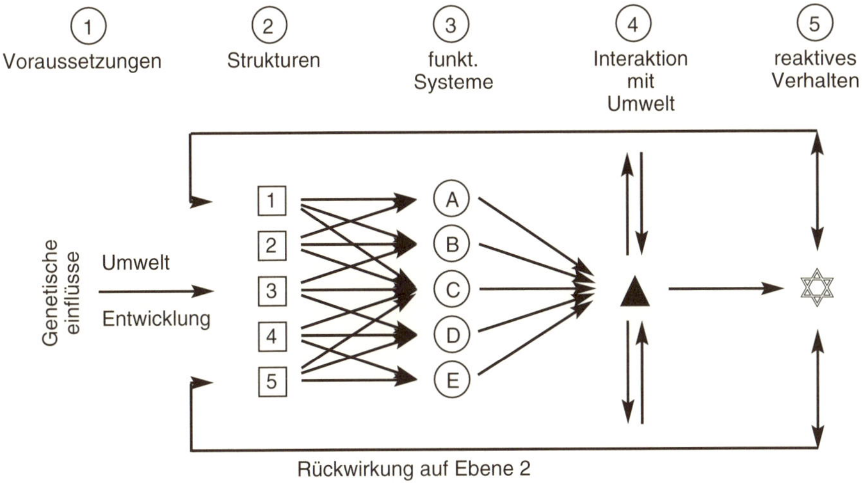

Modell 1
Modellvorstellung neuropsychologischer Beeinträchtigungen in ihren Auswirkungen auf Lernen und Verhalten (angeregt durch ein Schema von Isaacson in Lempp 1977, siehe auch Milz 1996).

1. Die Ebene der Voraussetzungen
Akert (1979) rechnet dazu genetische Einflüsse, Einflüsse von Reifung und Wachstum, Einflüsse des Umfeldes und möglicherweise auch des Zufalls, die sich z.B. auf Vorgänge wie Dendritensprossung und Synapsenbildung auswirken können.

2. Die Ebene der neurologischen Organisation
Sie schafft im Laufe der Entwicklung durch vielfältige Verbindungen der Nervenzellen und Nervenbahnen untereinander Vernetzungen, die als funktionelle Systeme das Zusammenspiel verschiedener zerebraler Bereiche ermöglichen.

3. Die Ebene der funktionellen Systeme
Sie stellt das Potential im Sinne von Fähigkeiten zur Interaktion mit der Umwelt.

4. Die Ebene der Interaktion mit der Umwelt
Die Bezeichnung Interaktion beinhaltet die Wechselwirkung sowohl des Organismus, der nach PIAGET und INHELDER (1977) die Gegebenheiten der Umwelt assimiliert, in sich aufnimmt, wie er umgekehrt sich den Gegebenheiten der Umwelt anpaßt, indem er seine eigene Organisation dem Umwelt-

ausschnitt gegenüber verändert, sich an die Umwelt akkomodiert und damit in gewissem Sinne Leistungen erbringt. Auch schulische Fertigkeiten sind hiermit gemeint.

5. Die Ebene des Verhaltens
Sie betrifft die sekundären Auswirkungen, die sich aus Erfolg und Mißerfolg ergeben können.

Die Bedeutung der Rückwirkung
Im Sinne einer Rückkoppelung können Auswirkungen der Ebenen 4 und 5 wiederum auf der Ebene 1 als Einflüsse zur Weiterentwicklung oder Hemmung von Bereichen der neurologischen Organisation betrachtet werden.

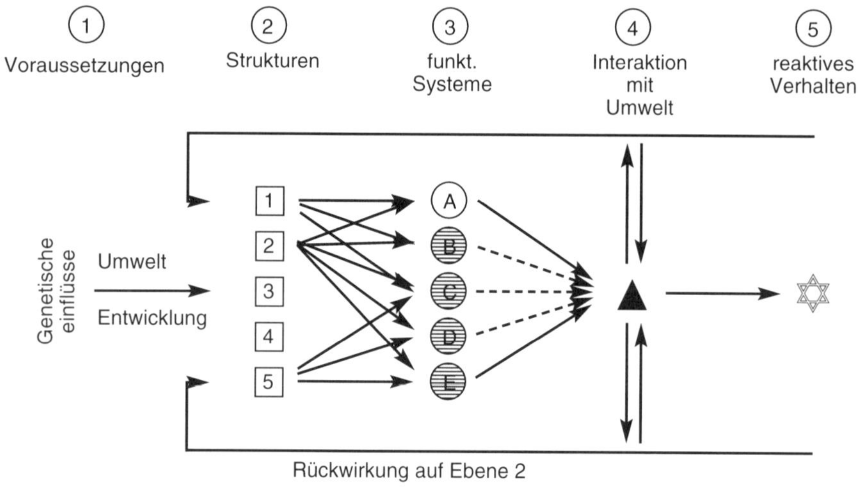

Modell 2
Hier wird angenommen, daß die Strukturen 3 und 4 beeinträchtigt sind. Durch die Verbindungen von Funktionen anderer Strukturen sind zwar alle Fähigkeiten vorhanden, außer A – aber verändert. An diesem Beispiel kann gut verständlich gemacht werden, daß das Erbringen von Leistungen hier in besonderer Weise von der gegebenen Situation abhängig ist. Angst, Ärger, Krankheit, Hunger, emotionale Belastungen u.a.m. können die Leistungsfähigkeit erheblich beeinflussen.

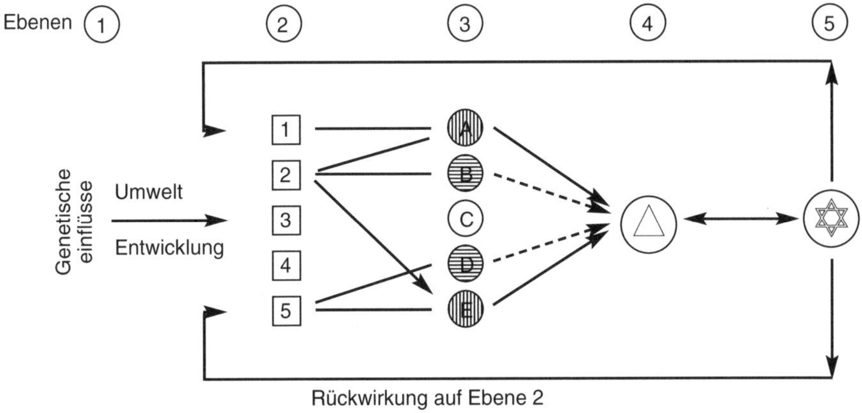

Modell 3
In Modell 3 sollen wiederum die Strukturen 3 und 4 beeinträchtigt sein. Zusätzlich sind aber noch die Verbindungen zu anderen Strukturen betroffen. Das bewirkt einen totalen Ausfall von C und verminderte Funktionen von A, B, D, E.

Aus mehreren Gründen ist dieses Modell hilfreich:

Einmal kann es den Weg diagnostischen Vorgehens weisen von der Beobachtung des Verhaltens in gegebenen Situationen über Auffälligkeiten bezüglich der Interaktion mit der Umwelt (z. B. bei Leistungsanforderungen) und zur Vermutung von Beeinträchtigungen in bestimmten Bereichen der Wahrnehmungsverarbeitung. Es zeigt weiter die Bedeutung, welche der jeweiligen Situation zukommt, unter der eine bestimmte »Leistung« erbracht werden soll. Letztendlich veranschaulicht es, wie vielfältig die Verursachungen der Ausdrucksformen neuropsychologischer Beeinträchtigungen sein können. Alle beschriebenen Ebenen bis hin zur Hirnentwicklung selbst können betroffen sein. Die Bedeutung der Einflüsse des Umfeldes, von Wachstum und Entwicklung und nicht zuletzt der genetischen Anlage wird bei der Planung eines heilpädagogischen Vorgehens und der Einschätzung einer erfolgreichen Förderung immer auch mit einbezogen werden müssen. Unter dem Gesichtspunkt »Einflüsse der Umwelt« sollte auch die allernächste Umwelt, nämlich die Mutter, das familiäre Klima und die Klassensituation, als bedeutsam für die neuropsychologische Entwicklung des Kindes in Betracht gezogen werden, denn, wenn wir davon ausgehen, daß sensorische und motorische Deprivation Entwicklung beeinträchtigen kann, dürfen wir das für psychische bzw. emotionale Deprivation nicht ausschließen. Dabei wird immer zu bedenken sein, daß sich zwar jeder einzelne der Einflüsse auf die neurologische Entwicklung auswirken kann, aber nicht muß.

Es geht in diesem Modell darum, deutlich zu machen, daß es klarer Definitionen bedarf, auch, wenn sich die Ebenen in der Praxis nicht immer deutlich voneinander abgrenzen lassen.

Unterschieden werden können:

neuropsychologische Beeinträchtigungen *(Ebene 1, 2 und 3)*

Ausdrucksformen neuropsychologischer Beeinträchtigungen, z. B. Teilleistungsstörungen (Ebene 4)

Verhaltensformen und Bewältigunsstrategien als Folgen neuropsychologischer Beeinträchtigungen (Ebene 5).

Die Unterscheidung der 5 Ebenen ermöglicht es, aufmerksam und gezielt Lernen und Verhalten beim Kind zu beobachten um angemessen darauf einzugehen.

3.2 Wie zeigen sich Teilleistungsschwächen und woran kann man sie erkennen?

Im allgemeinen fallen Kinder mit Teilleistungsschwächen bereits im Kindergarten auf. Deshalb sollte schon im Vorschulalter, wenn noch keine eigentlichen Leistungen gefordert werden, auf Entwicklungsverzögerungen oder -schwächen geachtet werden. Man kann z.B. beobachten, wie das Kind geht, wie es rennt, wie es hüpft und wie es Treppen steigt. Man sieht, wie es einen Ball fängt und ob es die Schnürsenkel binden und Knöpfe zumachen kann. Man achtet auf die allgemeine Beweglichkeit und auf die Ausführung einzelner Bewegungsmuster und wird feststellen, ob es sich geschickt oder ungeschickt und tolpatschig anstellt. Fällt das Kind im Vergleich zu anderen häufiger hin? Lernt es das Fahren auf einem Rädchen oder dauert es lange, bis es ohne Schwierigkeiten das Gleichgewicht halten kann? Wie stellt es sich beim Essen an? Kann es Gabel und Löffel geschickt gebrauchen? Und wie ist das mit dem Sprechen? Kann es alle Laute bilden? Fällt irgendetwas an der Sprache auf? Versteht und befolgt das Kind die Anweisungen Erwachsener, oder muß es oft nachfragen? Ist es besonders ängstlich oder unbekümmert? Erschrickt es leicht? Kann es bei einer Sache bleiben, beim Spielen beispielsweise, oder »springt« es von einem Einfall zum anderen? Ist es in seinen Bewegungen auffallend langsam, oder kommt es einem zu lebhaft vor? Es gibt viele Möglichkeiten, die Verhaltensweisen eines Kindes zu beobachten, und keines der angeführten Beispiele muß eine Teilleistungsschwäche ankündigen. Wenn aber mehrere Auffälligkeiten zusammenkommen, sollte man aufmerksam werden und sozusagen weiter »recherchieren«. Man sollte dann fragen, ob es irgendeinen Anhaltspunkt für eine Entwicklungs- oder Reifungsverzögerung des Gehirns gibt, z.B. durch Komplikationen während der Schwangerschaft oder während des Geburtsvorganges. Kam das Kind zu früh oder wurde es übertragen? Litt es unter Sauerstoffmangel? Hatte es Infektionskrankheiten innerhalb der ersten Lebensjahre oder eine schwere Ernährungsstörung, gab es Impfkomplikationen, oder traten irgendwann Krampferscheinungen auf? Waren das Kind oder die Mutter starken seelischen Belastungen ausgesetzt?

Die Erfahrung zeigt, daß Komplikationen, die vor, während oder nach der Geburt aufgetreten sind, Entwicklungs- und Reifungsverzögerungen mit sich bringen können, daß es aber nicht zwangsläufig so sein muß. Andererseits gilt auch, daß eine Behandlung zum Beispiel im Sinne einer Bewegungserziehung und der Bahnung funktioneller Systeme den größten Erfolg dann verspricht, je eher sie vorgenommen wird. Dies aber geschieht leider meistens nicht. Die motorische Ungeschicklichkeit wird verharmlost, der Sprachfehler verniedlicht, kostbare Zeit vergeht, und wenn das Kind in die Schule kommt, beginnen die Probleme. Jetzt soll es nämlich aufmerksam bei einer Sache bleiben und sich konzentrieren können, soll zusehen und zuhören und behalten lernen und das über mehrere Stunden hintereinander und jeden Tag neu. Ein Kind, das dazu noch nicht reif ist oder auf irgendeinem Gebiet der Wahrnehmung oder Bewegung eine Teilleistungsschwäche hat, wird nun auffallen. Das muß nicht einmal die eigentliche Schulleistung betreffen. Wenn die Grundkonstitution des Gehirns gut ist, werden Techniken wie Lesen, Schreiben und Rechnen unter Umständen noch befriedigend erlernt. Die Schwierigkeiten treten manchmal erst auf, wenn höhere Anforderungen an die Leistungsfähigkeit gestellt werden und können sich dann in den verschiedensten Erscheinungsformen zeigen. Im allgemeinen aber kommt ein Kind mit Teilleistungsschwächen schon in der 1. Klasse nicht richtig mit, es geht nicht gerne zur Schule, und was für Gleichaltrige Freude und Bestätigung bedeutet, wird für ein teilleistungsschwaches Kind zu einer Belastung, der es so nicht oder noch nicht gewachsen ist. Deshalb sollte der Lehrer ein Kind, das während der ersten Monate nach der Einschulung auffällt, genau beobachten und gegebenenfalls überprüfen, ob es in seinen einzelnen Funktionen reif ist für so komplexe Anforderungen, wie sie das Erlernen des Lesens, Schreibens und Rechnens voraussetzen. Ein Kind, das auf irgendeinem Gebiet eine Teilleistungsschwäche erkennen läßt, sollte gründlich untersucht[23] werden, damit rechtzeitig eine gezielte Förderung beginnen kann. Unter Umständen ist auch die Überweisung in eine Vorklasse zu erwägen. Je jünger das Kind ist, um so plastischer und beeinflußbarer ist das Gehirn. Man rechnet damit, daß der ei-

23 Siehe diagnostische Verfahren Kap. 7

gentliche Reifungsprozeß mit dem 8. Lebensjahr vorläufig abgeschlossen ist. Bis dahin können Funktionen noch leichter angebahnt und eingeschliffen werden als zu einem späteren Zeitpunkt. Nach dem 10. Lebensjahr wird das schon recht schwierig. Es bedarf dann großer Mühe und Konsequenz, eine Behandlung durchzuführen, zumal die eigentlichen Ursachen der partiellen Lernprobleme häufig von emotionalen Störungen überlagert werden und das Kind meistens zu einem persönlichen Einsatz schwer zu motivieren ist.

4. Teilleistungsschwächen im Bereich der gesprochenen Sprache[24]

Teilleistungsschwächen zeigen sich in verschiedenen Bereichen des schulischen Lernens und des Verhaltens. Wegen der zentralen Bedeutung, welche die Sprachbenutzung[25] dabei einnimmt, werden vor allem Auswirkungen von Teilleistungsschwächen, wie sie sich im Gebrauch der gesprochenen und geschriebenen Sprache zeigen, schwerpunktmäßig dargestellt.

Die folgende Tabelle gibt einen Überblick über die verschiedenen Prozeßebenen von gesprochener Sprache, für die jeweils bestimmte neuropsychologische Fähigkeiten Voraussetzung sind. Sprachbenutzung bedeutet in unserem Kulturkreis gesprochene und geschriebene Sprache. Das Kind spricht, bevor es Lesen und Schreiben lernt. Wie eng beide Funktionsbereiche: gesprochene und geschriebene Sprache, miteinander verbunden sind und in welcher wechselseitigen Beziehung sie zu einander stehen, soll in den weiteren Ausführungen gezeigt werden.

Wenngleich schematische Darstellungen naturgemäß stark vereinfachen, können sie dennoch als Modellvorstellung hilfreich sein und das Verständnis für die Komplexität der Sprachbenutzung wie auch der Teilleistungsschwächen in diesem Bereich erleichtern.

Wenn im folgenden auch nicht auf jede Störung im einzelnen eingegangen werden kann und in schwierigen Fällen eine genaue Diagnose einem Sprachheillehrer überlassen werden muß, sollen doch einige Erscheinungsformen dargestellt werden. Sie begegnen uns im Schulalltag häufig, ohne daß wir sie einzuordnen wissen. Sie zu erkennen und zu verstehen, kann dem Lehrer im Umgang mit dem Kind und für dieses selbst eine Hilfe sein.

---

24 Im Rahmen dieser Thematik wird auf die Beschreibung der medizinischen Zusammenhänge der verschiedenen Beeinträchtigungen auditiver Verarbeitung verzichtet. Eine Darstellung ist in Milz 1999 zu finden.

25 Ausdruck von Graichen, 1973

Gesprochene Sprache[26]

Aufnahme – Verarbeitung – Verständnis – Ausdruck

Voraussetzung: Funktionsfähigkeit des auditiven Sinnessystems (Ohr, Hörnerv, Sprachzentren), Wahrnehmung und zentrale Verarbeitung von Gehörtem, funktionsfähige Sensomotorik im Mundbereich, Aufmerksamkeit, Emotion und Motivation, Gedächtnis

Aufnahme: Erkennen von akustischen[27]/sprachlichen Reizen

Verarbeitung:

Aufmerksamkeit, Gedächtnis

Auditive Figur-Grundwahrnehmung, Unterscheiden einzelner Lautgestalten, Lautkonstanz, Beziehung der Laute zueinander

Unterscheiden von Lautverbindungen

Analyse und Synthese von Phonemelementen, Lautverschmelzung

Erkennen auditiver Sequenzen im Wort

Wortsinnverständnis

Satzsinnverständnis

Erkennen und Behalten auditiver Sequenzen im Satz

Kognitive Interpretation von Sprache, Erkennen von Eigenschaften, Beziehungen, Klassifikationen, Seriationen

Ausdruck:

Motivation, Emotion

Stimm- und Lautbildung, Atmung

Steuerung der Feinmotorik im Mund über das taktil-kinästhetische Rückkoppelungssystem und die auditive Wahrnehmung

Reproduktion von Phonemverbindungen in der richtigen Reihenfolge

Reproduktion rhythmischer Klangfolgen

Reproduktion von Silbenketten in der richtigen Reihenfolge

Reproduktion von Wörtern

Abrufen von Wörtern

Reproduktion von vollständigen Sätzen unter Beachtung der Reihenfolge ihrer Glieder

Steuerung des Sprechablaufes und des Sprachrhythmus, der Sprachmelodie

---

26 Hierbei wird nicht auf die Sprachbenutzung von Gehörlosen eingegangen.

27 Die Begriffe akustisch und auditiv lassen sich nicht immer klar trennen. ROHEN spricht von auditivem System, aber von akustischem Apparat. Im allgemeinen bedeutet Akustik Lehre vom Schall, als physikalische Dimension der auf das Ohr einwirkenden bedeutungshaltigen Schallergebnisse. Diesen physikalischen Dimensionen entsprechen physiologische Erregungsmuster, die in Wechselwirkung mit anderen Funktionen (z.B. Gedächtnis und Antrieb) der auditiven Wahrnehmung stehen (nach DORSCH, Psychologisches Wörterbuch).

4.1 Auswirkungen gestörter auditiver Wahrnehmung

Sprachbenutzung ist entscheidend abhängig von der auditiven Wahrnehmung. Das Sprechenlernen beginnt mit dem Hören. Und wenn das Hören oder die Verarbeitung des Gehörten beeinträchtigt ist, wird sich das immer in irgendeiner Weise auf den Sprachgebrauch und das Sprachverständnis, unter Umständen aber auch auf das gesamte Verhalten des Kindes auswirken.

4.1.1 Beeinträchtigungen im Bereich der Aufnahme: Periphere Hörschwäche

Es liegt auf der Hand, daß, wenn nicht richtig gehört wird, sich auch alle möglichen anderen Probleme einstellen können. Nur rechnet man als Lehrer in der Normalschule im allgemeinen nicht mit hörschwachen Schülern, und man achtet auch nicht so genau auf die Aussprache. Allenfalls sind es gröbere Artikulationsstörungen, die auffallen. Undeutliches oder verwaschenes Sprechen, auch Lispeln, wird hingenommen und nicht weiter beachtet. Man muß sich aber einmal vergegenwärtigen, wie stark Hören und Sprechen voneinander abhängen. Wenn man sich bewußt macht, daß viele stimmlose Laute unserer Sprache nicht lauter als Geflüster klingen und daß besonders Wortendungen nicht immer deutlich ausgesprochen sondern eher verschluckt werden, wird verständlich, wie bereits eine leichte Hörminderung die Artikulation beeinflussen kann. Die Laute werden dann von den Sprechwerkzeugen so unvollständig gebildet, wie sie durch das Ohr aufgenommen wurden. Die Folge ist eine undeutliche und verwaschene Aussprache. Diese erschwert aber wieder die Rechtschreibung, und so ist es ein Teufelskreis, in den ein Kind mit einer nichterkannten Hörschwäche unter Umständen hineingeraten wird.

Um das zu verhindern, sollte das Hörverhalten des Kindes beobachtet und bei Auffälligkeiten den Eltern zu einem Besuch bei einem HNO-Arzt geraten werden. Dabei kann dieses Hörverhalten durchaus unterschiedlich sein, denn die periphere Hörbehinderung ist oft nur minimal und tritt u.U. nur während oder auch nach katarrhalischen Erkrankungen deutlicher in Erscheinung. Kinder mit häufigen Mittelohrentzündungen oder mit leichten Defekten des Trommelfelles sind besonders betroffen. Selbst verhärtetes Ohrenschmalz kann beeinträchtigend wirken. In vielen Fällen gibt ein Reintonaudiogramm alleine allerdings keine nennenswerten Hinweise auf eine Hörschwäche, deshalb sollte die Überprüfung mit einem Sprachaudiogramm ergänzt werden. Oft hat es auch den Anschein, als könnte das Kind hören, wenn es nur wollte. Vielleicht gelingt es ihm auch, mit anderen Wahrnehmungsbereichen zu kompensieren, besonders mit der visuellen Wahrnehmung. Im Laufe der Sprachentwicklung aber geht doch ein gewisses Maß an akustischer Stimulierung verloren, was sich dann unter Umständen auf die gesamte Sprachbenutzung auswirkt, obgleich die Hörschwäche nur gering und vielleicht vorübergehend ist.

Wir können das periphere (äußere) Hören überprüfen[28], indem wir bei ca. 5-6 Meter Entfernung dem Kind in Flüstersprache verschiedene Wörter vorsprechen. Das Kind steht seitlich zum Untersucher und soll ihm nicht auf den Mund sehen können. Die Seiten werden dabei gewechselt. Es wird mit dem Atemrest geflüstert:

Zahlen:	Hohe Töne	– 7, 46, 64, 77
	Tiefe Töne	– 8, 5, 100, 888, 95
Wörter:	Hohe Töne	– Reis, heiß, Wiese, Tisch
	Tiefe Töne	– Mut, Blut, Mann, Mond

Jüngeren Kindern legen wir Bilder vor und flüstern die dazugehörenden Wörter. Das Kind sitzt neben dem Untersucher und soll ihm nicht auf den Mund sehen können. Es hört auf das geflüsterte Wort und zeigt das entsprechende Bild. Es wird aufgefordert:

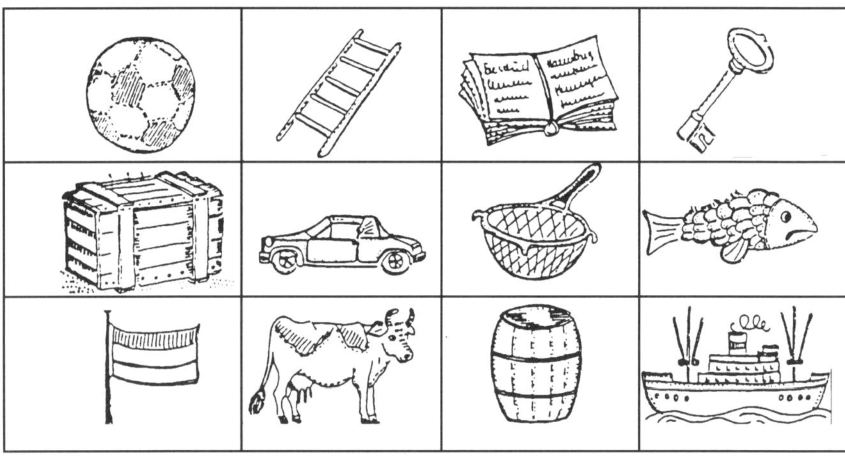

Zeige mir die Bilder, die ich dir sage! Ich spreche ganz leise. (Eventuell erst lauter sprechen – dann flüstern.)

Hohe Töne: Leiter, Kiste, Schlüssel, Sieb, Fisch, Schiff

Tiefe Töne: Ball, Auto, Fahne, Kuh, Buch, Tonne

---

28 Alle im folgenden angegebenen Überprüfungsmöglichkeiten sind als Beispiele dem Buch »Diagnose von Sprach- und Stimmstörungen«, Henning WULFF. Ernst Reinhardt. München 1983 entnommen.

4.1.2 Beeinträchtigung der intermodalen Verarbeitungsprozesse

Eine andere Form von Teilleistungsschwäche im Bereich der Aufnahme von auditiven Reizen, die häufig vorkommt und meist mißverstanden und mißgedeutet wird, hat ihre Ursache in einer gestörten intermodalen Integration verschiedenartiger Stimuli. Da hat man als Lehrer den Eindruck, ein Kind hört nicht und ist unaufmerksam. Aber, wenn man genau beobachtet, unter welchen Umständen das Kind nicht hört, kann man feststellen, daß es sehr wohl hören kann, nur dann nicht, wenn noch ein anderer Stimulus gleichzeitig aufgenommen wird. Dem Kind fehlt die Fähigkeit »auszublenden« oder zu hemmen. Wann immer ein so beeinträchtigtes Kind mit irgendetwas beschäftigt ist, z.B. mit einer Bewegung, einer Beobachtung oder mit seinen eigenen Gedanken, hat es Schwierigkeiten, zusätzlich auch noch zu hören, es sei denn, es wird mit einer gewissen Lautstärke angesprochen, wodurch das »laufende Programm« unterbrochen werden kann.

Diese Kinder werden als unaufmerksam oder als Träumer angesehen und bisweilen, vor allem auch von den Eltern, beschimpft: Er kann wohl hören, wenn er will! Und genau das stimmt. Wenn das Kind nur auf den auditiven Stimulus ausgerichtet ist, hört es gut, soll es aber dabei gleichzeitig an die Tafel sehen, geht das schon nicht mehr. Rennt es in der Bewegungsstunde im Raum umher, ist die ganze Wahrnehmung durch die Sensomotorik in Anspruch genommen, akustische Reize dringen dann nicht mehr durch. Neuropsychologisch betrachtet heißt das: Hier stört ein Aufnahmekanal den anderen. Reize verschiedener Art können nicht integriert werden. Das Kind kann entweder zusehen oder zuhören oder sich bewegen. Es ist zwar in der Lage, mehrere Stimuli gleichzeitig wahrzunehmen, es fehlt jedoch die Fähigkeit, aus einem laufenden Programm umzuschalten, Neues zuzulassen, die »Gestalt«, die im Augenblick im Vordergrund steht, zurückzudrängen, um eine andere »Gestalt« wahrzunehmen und das Programm darauf einzustellen.

Kinder mit einer solchen Teilleistungsschwäche haben häufig einen schwachen Muskeltonus. Der Arbeitstonus (die Muskelspannung), der während einer Bewegung auftritt, hebt sich nicht genügend vom Grundtonus ab. Die Figur-Grund-Wahrnehmung innerhalb des eigenen Körpers ist beeinträchtigt. Der Mund steht meist offen, weil die taktile Wahrnehmung nicht genügend ausgeprägt ist, um offene und geschlossene Lippen zu erspüren. Die Gelenke sind überstreckt. Das Kind hat folglich kein ausgeprägtes Körpergefühl bzw. Körperschema. Da es vom eigenen Körper her nicht genügend Stimulation wahrnimmt, sucht es sich selbst zu stimulieren. Nicht nur, daß es ohnehin dauernd über seine eigenen Beine stolpert, weil es mangels genügender propriozeptiver Wahrnehmung keine koordinierten Bewegungen ausführen kann, es läßt sich auch gerne fallen, um seinen Körper zu spüren. Schon das Loslassen ist auffällig. Wenn ein Stift oder ein anderer Gegenstand weggelegt werden soll, können diese Kinder ihn nur weg*werfen*. Die Rückmeldung im Gehirn über die Bewegung des Loslassens ist unzureichend. Ein der Situation angemessenes Bewegungsmuster konnte nicht erworben werden. Vielfach ist das Kind in (nicht bösartige) Händeleien verwickelt und das auch wiederum wegen der Stimulation. Im Klassenunterricht kann es gerichtete Aufmerksamkeit nur unter Aufbietung aller Kräfte aufbringen. Im freien Spiel dagegen, bei selbstgesteuertem Tun, ist das Kind unauffällig.

Die sensorisch-integrative Störung wird sich durch alle Lernbereiche hindurch ziehen, denn das intermodale Lernen erfordert ein ständiges Hervorheben oder Zurückdrängen bestimmter Reize. Auch besteht die Gefahr des Überladens eines Kanals.

Kinder mit einer derartigen Teilleistungsschwäche können lernbehindert sein bei guter Intelligenz. Häufig zweifeln sie an sich selbst, weil sie spüren, daß sie nicht »hören«, obgleich sie von jedem Ohrenarzt bestätigt bekommen, daß ihr Gehör völlig normal ist. So verunsichert, wie sie manchmal aussehen, so unsicher werden sie in ihrem Selbstbild. Den Lehrer stellen sie vor eine schwierige Aufgabe, denn leicht sind sie im Klassenverband nicht zu ertragen. Eine Hilfe kann es sein, wenn man dem Kind für bestimmte Arbeiten einen reizarmen Platz zur Verfügung stellt. Manche Klassen haben »stille Ecken«, in die man es setzen kann. Allerdings muß man ihm erklären, warum man das tut.

Es muß überhaupt um seine besonderen Probleme wissen, damit es sich nicht strafweise ausgesondert fühlt. Dazu wiederum bedarf es eines »Klimas« innerhalb der Klasse, in dem »besondere Bedürfnisse« berücksichtigt werden, seien es nun die von teilleistungsschwachen oder teilleistungsstarken Kindern. Eine Arbeitshaltung ist dann zu erreichen, wenn der Lehrer sich darauf einstellt, es u.U. aus seiner jeweiligen Tätigkeit herauszuholen und in die neue Aufgabe hineinzubringen. Manchmal ist es gut, zu diesem Zweck in das Blickfeld des Kindes zu treten, es dazu anzuleiten, den Lehrer anzusehen, wenn ein neuer Auftrag gegeben wird. Jüngere Kinder kann man an den Händen anfassen und mit ihnen »telefonieren«. Dann übt man einen gewissen Druck aus und stellt so fest, ob »die Leitung frei ist«. Das Kind empfindet das als Hilfe und manche strecken schon von alleine bei entsprechenden Situationen die Hände nach dem Lehrer aus.

Ältere Schüler kann man dazu anleiten, sich zu programmieren. Man stellt mit ihnen zusammen, was in der Stunde oder an dem Vormittag gearbeitet werden soll. Sie notieren die einzelnen Vorhaben bzw. Aufgaben und gehen dann selbständig an die Arbeit. Hier sind verhaltenstherapeutische und lernpsychologische Methoden hilfreich[29].

29 Wagner. 1981

Betreffen diese Hinweise mehr das Symptom der integrativen Teilleistungsschwäche, so kann die Ursache, die Beeinträchtigung der sensorischen Integration, z.B. mit Hilfe der Kognitiven Bewegungstherapie nach STEINITZ (siehe S. 197) beeinflußt werden. Diese sehr strukturierte rhythmische Bewegungstherapie kommt dieser Form von Teilleistungsschwäche in besonderer Weise entgegen, auch die Funktionelle Entspannung nach FUCHS. Gleichermaßen ist es wichtig, das Körperschema zu entwickeln oder zu verbessern. Allerdings ist hier die Psychomotorik nicht in jedem Fall das Mittel der Wahl. U.U. beruhigen sich die Kinder danach nur sehr langsam.

4.1.3 Beeinträchtigungen im Bereich der Verarbeitung: Zentrale Hörschwäche

Das Hören kann auch auf einer höheren Ebene der neurologischen Organisation beeinträchtigt sein. Die Laute werden dann zwar von außen her richtig aufgenommen, das Unterscheiden auditiver Reize ist jedoch erschwert. Das kann einmal die auditive Figur-Grund-Wahrnehmung betreffen. Dabei können »Lautgestalten« nicht genügend differenziert von einem allgemeinen Geräuschhintergrund wahrgenommen werden. Es kann sich aber auch um das Unterscheiden stimmhafter und stimmloser Laute handeln, und zwar besonders, wenn diese ähnlich gebildet werden. Zum Beispiel: b-p, d-t, g-k, j-ch, r-ch aber auch s-sch, oder, wenn es sich um »kurze« und »lange« Vokale oder mehrere aufeinanderfolgende Konsonanten handelt. Ein Kind mit einer solchen auditiven Differenzierungsschwäche hat natürlich auch Schwierigkeiten, den Sinn ähnlichklingender Wörter zu unterscheiden, manchmal sogar dem Klang eines Wortes einen bestimmten Sinn zuzuordnen. Es braucht dazu mehr Zeit als andere. Dadurch ist es langsamer im Verstehen und muß häufiger nachfragen. Beim Schreiben nach Diktat hat es Schwierigkeiten mitzukommen, es gerät in Zeitnot und dadurch schließlich ganz durcheinander. Eine aufmerksame Beobachtung in entsprechenden Situationen, eine genaue Fehleranalyse in den Diktaten und schriftlichen Übungen und ein Lautdiskriminationstest[30] können hier einen Hinweis auf die Art der vorliegenden Teilleistungsschwäche geben. Auch die Überprüfung der Fähigkeit, »lange« und »kurze« Selbstlaute zu unterscheiden und aus einem Wort herauszuhören, gibt einen Anhaltspunkt für eine Störung dieser Art. Wenn dann noch Artikulationsauffälligkeiten auftreten, wenn zum Beispiel einer oder mehrere der genannten Laute nicht richtig gebildet oder benutzt werden, kann es sich um eine Teilleistungsschwäche im Bereich der auditiven Verarbeitung handeln.

Kinder, die Laute und Lautverbindungen nicht immer voll erfassen und differenzieren, haben auch Schwierigkeiten mit ähnlichklingenden Wörtern. Das

---

30 Untertests aus dem PET

Wortsinnverständnis ist dadurch beeinträchtigt. Zum Beispiel unterscheiden sich Schüssel und Schlüssel im Klang nur geringfügig, haben aber verschiedene Bedeutung. Ein Schüler schlug einmal diese beiden Wörter beim Teekesselspiel vor. Bei diesem Spiel muß ein Wort geraten werden, das mehrere Bedeutungen hat. Genannt wurden Birne – Glühbirne und Birne – Obst. Als der Vorschlag des Jungen Schüssel und Schlüssel als Teekesselchen zu nehmen, abgelehnt wurde, dauerte es eine Weile, bis er merkte, daß es sich nicht um dasselbe Wort handelte (7. Klasse Hauptschule). Natürlich weiß der Junge im täglichen Gebrauch eine Schüssel von einem Schlüssel zu unterscheiden. Der Klang der beiden Wörter ist für ihn aber anscheinend der gleiche. Ohne den Kontext, herausgelöst aus dem Zusammenhang, fällt ihm das auditive Unterscheiden offenbar schwer.

Auch hier kann im Vorfeld und zum besseren Verständnis der Lernsituation des Kindes eine Überprüfung vorgenommen werden. Sie soll in keiner Weise den Fachmann ersetzen, sondern lediglich unterstützen herauszufinden, welches die Probleme des Kindes sind und wie ihm weiter geholfen werden kann.

Die Überprüfung wird folgendermaßen durchgeführt:

Der Untersucher sagt zu dem Kind: Auf dem einen Bild sehen wir eine Schüssel, auf dem anderen einen Schlüssel. – (Wiederholung): Schüssel – Schlüssel. Zeige Schüssel! Er geht bei jedem Bild in der gleichen Weise vor. Die Wörter sollen nicht vom Mund abgelesen werden können. Bei leicht ablenkbaren Kindern sollte man die übrigen Bilder abdecken.

Folgende Wörter werden dem Kind vorgesprochen:

Kopf – Topf, Rose – Hose, Nagel – Nadel, Leiter – Reiter, Brot – Boot, Bein – Beil, Kanne – Tanne, Busch – Bus, Kasse – Tasse, Kirsche – Kirche, Bretter – Blätter, Tasse – Tasche.

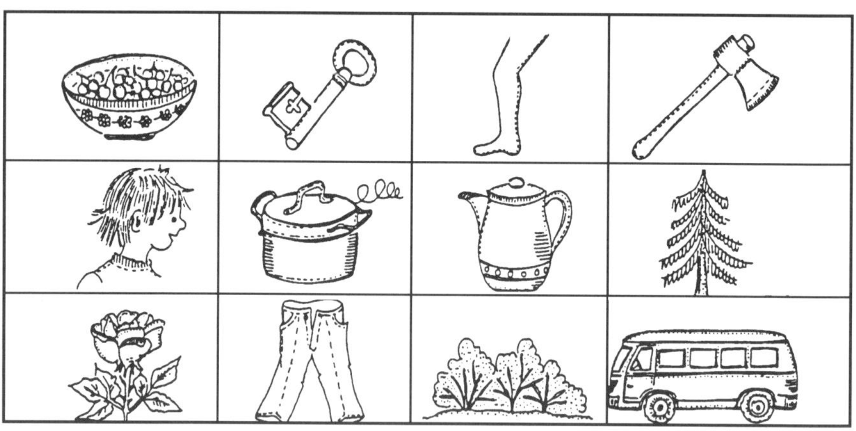

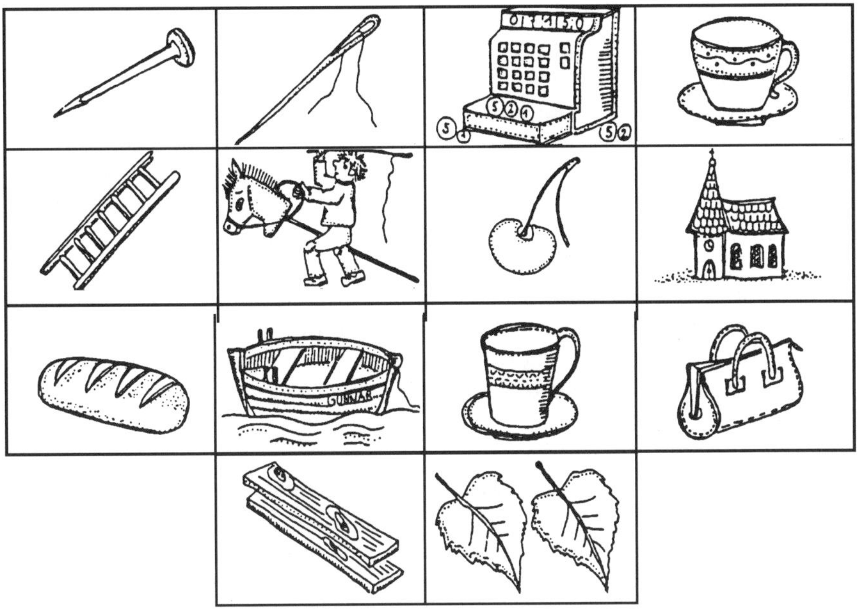

Eine Schwäche oder Beeinträchtigung im Differenzieren von Lauten führt aber nicht nur zu Schwierigkeiten des Wortverständnisses, sie verzögert und erschwert auch das Verstehen von Sätzen. Die Kinder haben dann die Neigung, auf einzelne, aus dem Zusammenhang gerissene Wörter zu reagieren. Sie verknüpfen diese mit früheren Erfahrungen und Erinnerungen und interpretieren den Satz dann auf ihre Weise. (Wie noch gezeigt wird, kann man eine derartige Auffälligkeit im HAWIK Untertest »Allgemeines Wissen« und »Wortschatztest« beobachten.)[31] Dieses bruchstückhafte Satzverständnis kann natürlich zu folgenreichen Fehldeutungen führen, zu Fehldeutungen bei Arbeitsaufträgen, besonders, wenn sie nur mündlich gegeben werden, zu Fehldeutungen aber auch bei der Erklärung von Testaufgaben. Deshalb müssen Testergebnisse sehr sorgfältig interpretiert und durch andere Befunde abgesichert sein. Zu Fehldeutungen kann es aber auch in bestimmten Situationen kommen. Auch hier wird oft der Sinnzusammenhang des Gesprochenen nicht verstanden. Satzfetzen, die wiederum mit persönlichen Erfahrungen und Erinnerungen assoziiert und umgedeutet werden, ergeben einen anderen Sinn als den ursprünglich gemeinten. Dadurch kommt es zu Mißverständnissen, die häufig gar nicht so schnell beseitigt werden können, weil bei jedem neuen Satz der gleiche Mechanismus abläuft. Wenn dann noch eine gefühlsmäßige Erregung hinzutritt, ist zunächst jegliche Kommunikation unterbrochen. Manch-

31 Hamburg-Wechsler, Intelligenztest für Kinder

mal haken sich zwei Parteien regelrecht aneinander fest, und wenn dann beispielsweise der Lehrer nicht die Ursache dieser Mechanismen durchschaut, weitet sich das Mißverständnis zu einem regelrechten Konflikt aus. Ihn zu verhindern und die Kommunikation wieder in Gang zu bringen, gelingt nur dann, wenn der Lehrer die Ruhe behält und die verfahrene Situation zunächst beschwichtigt. Damit ist erst einmal die Grundlage geschaffen, die Informationen oder Erklärungen, die gegeben wurden, sei es durch ihn selbst oder durch Mitschüler, noch einmal sozusagen »abrollen« zu lassen, immer darauf bedacht, daß jeder verstanden hat. Man kann aber auch das, was gesagt wurde, nach jedem Satz oder nach jeder Gesprächssequenz von einzelnen Schülern mit ihren eigenen Worten wiederholen lassen. In jedem Falle muß erst das sprachliche Verstehen gesichert sein, dann kann über inhaltliche Aussagen nachgedacht und auch gestritten werden.

Der Fall N.

Ein Beispiel dafür, welche Auswirkungen eine leichte Beeinträchtigung der auditiven Sprachverarbeitung auf das Verhalten eines Kindes haben kann, gibt der achtjährige N. Zunächst fällt er nur dadurch auf, daß er nie das tun kann, was man ihm sagt. Wenn z.B. am Ende einer Bewegungsstunde, in der mit Bällen gespielt wurde, diese weggelegt werden sollen, spielt N. weiter. Das könnte zwar eine allgemeine kindliche Verhaltensweise sein, aber N. »spielt« immer erst eine Weile weiter, gleichgültig, bei welcher Gelegenheit. Er reagiert auf verbale Anweisungen auch in anderen Situationen stets in der gleichen Weise. Entweder er fährt mit der gerade ausgeführten Tätigkeit fort, oder er denkt sich schnell eine andere aus, oder er trotzt. In jedem Fall tut er nicht das, was von allen Kindern und somit auch von ihm erwartet wird. Die Erwachsenen, die mit ihm zu tun haben, deuten das als Unwilligkeit oder Ungezogenheit. Schon im Kindergarten wurde er als verhaltensgestört abgestempelt. Auch im 1. Schuljahr kommt es nach kurzer Zeit zu größten Schwierigkeiten. Als Folge davon wird er als noch nicht schulreif in die Vorklasse überwiesen, obgleich die Überprüfung seiner Intelligenz mit dem HAWIK ihn als gut intelligentes Kind ausgewiesen hat. Die intellektuelle Reife sei vorhanden, wird festgestellt, aber die soziale Reife noch nicht. Nach einem Jahr Vorklasse hat sich an seinem Verhalten nicht viel geändert, jedenfalls nicht im positiven Sinne. Er ist nun eben ein Jahr älter und von daher zeitweise etwas einsichtiger. Aber im Unterricht der ersten Klasse wird er bald wieder zum Problem, vermutlich aus den gleichen Gründen wie vorher, nur reagiert er mittlerweile noch empfindlicher auf jede Form von verbaler Aufforderung und vor allem auf Kritik. Er bekommt bei der geringsten Ermahnung und Frustration Wutausbrüche und läuft in dem Zusammenhang aus dem Klassenraum. Im ganzen zeigt er zeitweilig kleinkindhaftes Gebaren und fällt in Babysprache zurück.

Wie ist dieses auffällige Verhalten des Kindes zu erklären? Bei genauer Beobachtung stellt sich heraus, daß der Junge allen visuellen Anforderungen sehr gut nachkommen kann, alles, was dagegen mit verbaler Aufgabenstellung zu tun hat, läßt sein Verhalten regelrecht zerfallen.

Beim Sprachgebrauch fallen Verwechslungen auf wie: »Mein Fuß ist verstaubt (verstaucht)«, oder: Auf die Aufforderung: »Du kommst zur zweiten Stunde!« reagiert er empört: »Was, zwei Stunden soll ich kommen?« Auf die Frage: »Was hast du zum Geburtstag bekommen?« antwortet er: »Onkel und Tante.«

Bei der audiologischen Überprüfung ergab sich folgendes: Die periphere Hörfähigkeit ist normal. Im Freiburger Sprachtest, bei dem jedes Ohr einzeln mit sprachlichem Material getestet wird, kann das Kind bei zwei Versuchen rechts 100 %, links beim ersten Versuch 70 %, beim zweiten Versuch 60 % der dargebotenen Wörter verstehen. Es besteht also eine Hörminderung für sprachliches Material auf dem linken Ohr. Der Dichotische Kindertest von UTTENWEILER (1980) zeigt weiter, daß die Verarbeitung von Sprache durch das rechte Ohr zwar insgesamt besser ist als durch das linke, daß es aber daneben zu Vermischungen einzelner Wörter kommt. Bei einem derartigen Phänomen könnte es sich um eine interhemisphärische Integrationsstörung handeln. Dabei werden ipsilaterale Stimuli nicht genügend gehemmt und/oder die Informationen, die über das Corpus callosum von der rechten Hemisphäre an das Sprachzentrum der linken geleitet werden, sind in irgendeiner Weise beeinträchtigt. Möglicherweise ist das Corpus callosum noch nicht ausgereift, da seine Bahnen spät myelinisieren. Eine derartige zentrale Sprachstörung, und sei sie auch noch so gering, kann das Sprachverständnis und die Sprachbenutzung erheblich beeinflussen und schließlich auch zu Auswirkungen auf das Selbstbewußtsein und das Selbstvertrauen und somit im Verhalten führen.

Offensichtlich war es N. bisher gelungen, diese Beeinträchtigungen mit seiner visuellen Wahrnehmung und den guten kognitiven Fähigkeiten zu kompensieren. Alles, was von ihm in diesem Rahmen erwartet wird, wie Lesen, Schreiben und schriftliches Rechnen entspricht nicht nur den Anforderungen, die an die Klasse gestellt werden, sondern auch seinen eigenen hohen Ansprüchen. Alles, was dagegen nur verbal an ihn herangebracht wird, verunsichert ihn sehr und macht ihn mißtrauisch. Das Entschlüsseln auditiver Informationen ist ungenau und verlangsamt. Er hilft sich, indem er die gegebenen Aufträge entweder überhört oder sie nach seinen eigenen Vorstellungen umfunktioniert. Dieser Mechanismus hat sich im Laufe der Zeit so eingeschliffen, daß er zu einer Haltung geworden ist, die sich nur mühsam umgewöhnen oder ablegen läßt. Es bedarf dafür vom Therapeuten, (im Klassenunterricht alleine ist das nicht zu leisten), großen Einfühlungsvermögens und einer guten Beobachtungsgabe. Es müssen nämlich zuerst Lern- und Spielsituationen angeboten werden, bei denen die visuelle Wahrnehmung im Vordergrund steht. Wenn dazu, bzw. dabei, gesprochen wird, kann diese die Hauptinformation liefern und dem Kind helfen, sein Sprachverständnis und damit seine Sprachbenutzung zu verbessern. Das muß gezielt und systematisch geschehen, um die Defizite im Verständnis, die sich infolge der zentralen Verarbeitungsschwäche gebildet haben, auszugleichen. Pädagogisch reagieren heißt hier, dem Kind möglichst genaue Informationen geben mit zunächst visueller Unterstützung. Heilpädagogisch arbeiten heißt, mit auditiven Programmen, die speziell auf diesen Fall abgestimmt sein müssen, die auditive Differenzierung zu üben und das Sprachverständnis damit zu unterstützen. Das allerdings hat mit sprachlichem Material zu geschehen. Das Differenzieren von Geräuschen ist in diesen Fällen wie auch in vielen anderen, wo Teilleistungsschwächen dieser Art vorliegen, zwecklos. Denn das Problem sind nicht die Geräusche, sondern Laute und sprachliches Material. Da auditive Wahrnehmung auch subkortikal integriert wird, muß hier mit Methoden zur Förderung der sensorischen Integration[32] gearbeitet werden. Zur Anregung des auditiven Apparates eignen sich gute Sprachkassetten, die über Stereokopfhörer gehört werden sollten.

Schließlich muß versucht werden, auch auf der Verhaltensebene Einfluß auf das Kind zu nehmen. Dazu bedarf es zunächst einer tragfähigen Beziehung und die zu einem derart gestörten Schüler herzustellen, ist für einen Klassenlehrer sicher nicht ganz einfach.

Insgesamt darf man bei einer Behandlung nicht mit schnellen Erfolgen rechnen, und man darf selbst seine Erwartungen nicht zu hoch ansetzen. Bei Rückfällen geht es vor allem darum, gelassen zu bleiben und eher kritische Situationen zu vermeiden als wieder die alten Verhaltensmuster zu bekräftigen. Und was für die Lehrer gilt, gilt gleichermaßen auch für andere Bezugspersonen wie die Eltern oder die Erzieherinnen im Hort. Alle müssen informiert und über die Zusammenhänge aufgeklärt und beraten werden.

Wenn das Satzverständnis erschwert ist, ist häufig auch das Sinnverständnis von Texten betroffen. Selbst wenn die Worte mit visueller Unterstützung aufgenommen werden, also zu dem Hören das Sehen hinzutritt, garantiert das nicht in jedem Falle ein besseres Wortverständnis. Die Schwierigkeit, die Klanggestalt eines Wortes mit einem bestimmten Sinngehalt zu verbinden, bleibt, weil die Fähigkeit dazu nur unzureichend erworben wurde. Es ist dabei ähnlich wie beim Erlernen einer fremden Sprache. Ein Wort, dessen Bedeutung ich nicht genau weiß, verschließt mir den Sinn des Satzes und unter Umständen den des ganzen Textes. Es kann mir zwar eine Hilfe sein, das Wort

32 AYRES, 1979

auch noch zu lesen, wenn ich aber die Wortbedeutung nicht herausbekomme, nützt es mir nicht viel.

Kinder mit einer solchen Teilleistungsschwäche fallen im Aufsatzschreiben auf, wenn der Inhalt einer Geschichte nacherzählt oder als Inhaltsangabe wiedergegeben werden soll, und sie haben es schwer, Sachtexte, zum Beispiel aus den Fächern Geschichte, Erdkunde, Biologie und Mathematik voll zu verstehen oder eine sehr »gedrängte« Sprache, wie sie in Tests gebraucht wird, zu entschlüsseln. Sie werden deshalb bei entsprechenden schriftlichen Leistungskontrollen schlechter abschneiden als es ihrem eigentlichen Wissen entspricht[33].

Noch eine Auffälligkeit muß erwähnt werden, weil auch sie einen Hinweis auf eine Teilleistungsschwäche im auditiven Bereich, also im Bereich des Hörens, sein kann. Es gibt nämlich Kinder, die die Angewohnheit haben, eine Frage, die an sie gestellt wurde, nicht gleich zu beantworten, sondern sie erst noch einmal zu wiederholen. Oder sie sagen auffallend oft »wie bitte«, oder, wenn sie weniger gut erzogen sind, einfach »häääh?«. Offensichtlich hat das Kind wirklich nicht richtig verstanden, vielleicht auch nicht richtig gehört. Wenn dieses Nachfragen aber häufig vorkommt, kann es sein, daß das Kind zwar gehört, das Gehörte aber in seinem Sinn nicht voll begriffen hat. So schafft es sich mit der Wiederholung der Frage einfach Zeit. Selbst wenn es nicht noch einmal eine Antwort bekommt, kann das Gehörte doch etwas länger einwirken, bis sozusagen »der Groschen fällt«.

4.2 Beeinträchtigungen der taktil-kinästhetischen Wahrnehmung

Sprache wird nicht nur durch das Hören, das Aufnehmen von Lauten ermöglicht. Das Gehörte muß auch wieder ausgedrückt, also ausgesprochen oder geschrieben werden. Dieser Vorgang ist, was den Mundbereich anbetrifft, äußerst kompliziert und erfordert ein feines Zusammenspiel der Sprechwerkzeuge. Wer als Laie einmal versucht hat, einem Kind, das einen Laut falsch ausspricht, die richtige Artikulation beizubringen, weiß, wie schwer das ist und bekommt eine Ahnung davon, wie komplex die Vorgänge sind, die das Sprechen ermöglichen.

Manchmal weisen wiederkehrende Fehlereigentümlichkeiten auf eine Beeinträchtigung der taktil-kinästhetischen Wahrnehmung hin, wenn zum Beispiel

33 Zweisprachig aufwachsende Kinder haben manchmal dieses Problem, siehe S. 67

r, ch, k und t verwechselt werden. Bei leichteren Formen kommt es zu Vertauschungen oder Auslassungen von l, n, d oder b, m, p. Wenn man diese Laute selbst bildet, merkt man deutlich, daß es nur einer feinen Einstellungsveränderung bedarf, um jeweils das l, das n oder das d zu artikulieren. Da ist auch vorstellbar, daß bereits eine leichte Behinderung einer solchen Feineinstellung zu Verwechslungen führen kann. Beim Sprechen fällt das meist gar nicht so auf. Die Aussprache ist in diesen Fällen nur undeutlich und gerne wird an Wortenden n statt m benutzt (mit meine*n* Vater!). Auch das Lesen ist meist weniger betroffen. Aber im Diktat kommt es zu Fehlern, weil vor dem Schreiben ein inneres Sprechen erfolgt, und wo dieses ungenau ist, wird auch das geschriebene Wort fehlerhaft. Kinder mit derartigen Teilleistungsschwächen werden unter Umständen als Legastheniker in Kursen »behandelt«, was aber meist wenig Erfolg hat, ja eigentlich gar keinen haben kann, weil bei der Behandlung nicht die zugrundeliegende Teilleistungsstörung im Mittelpunkt steht, sondern nur eine Folgeerscheinung dieser Störung. Das Kind schreibt falsch, weil es nicht richtig ausspricht. Der eigentliche Grund für das Rechtschreibproblem ist hier eine Sprachstörung, und die wiederum kann durch eine mehr oder weniger leichte Behinderung der Sprechwerkzeuge verursacht sein. Manchmal ist das feine Zusammenspiel der Bewegungsabläufe betroffen oder das Auffinden der räumlichen Stellungen im Mund, das Erfühlen und Ertasten und das Korrigieren dieser Stellungen oder die Koordination, die Präzision und die Schnelligkeit, mit der die einzelnen Bewegungen ablaufen. Die Zunge scheint etwas schwerfällig zu sein. Sie arbeitet zu weit vorne im Mund, gerät oft zwischen die Zähne und verursacht in einigen Fällen eine Artikulationsstörung im Sinne eines Sigmatismus. Manchmal fällt auch ein vermehrter Speichelfluß auf. Wenn das Kind nicht deutlich genug spürt, daß es schlucken oder die Lippen aufeinander legen müßte, bildet sich ein Spuckepfützchen zwischen den unteren Schneidezähnen und der Unterlippe. Jüngere Kinder kauen nicht gerne. Sie bevorzugen weiche Speisen.

Wenn man andere Bewegungsabläufe aufmerksam betrachtet, werden sich auch hier Schwächen oder Auffälligkeiten zeigen. So zum Beispiel in den feinmotorischen Bewegungen der Hand. Wie hält das Kind den Bleistift, wie sieht die Schrift aus, mit welchem Druck schreibt es? Benutzt es mit Vorliebe ein Lineal und sträubt es sich, wenn es frei zeichnen soll? Auch die Grobmotorik bietet Hinweise auf Störungen der Koordination. Vor allem, wenn es um das Überkreuzen der Mittellinie geht. Weiter kann man im Sportunterricht das Gehen, das Laufen, den Vierfüßlergang, das Krabbeln auf allen Vieren, das Seilspringen oder das Hampelmannspringen beobachten, um nur einige Beispiele für bewegungsdiagnostische Möglichkeiten zu nennen, für die es reichhaltige Literatur gibt.

Allgemein fallen Kinder mit einer Teilleistungsstörung im taktil-kinästhetischen Bereich durch ihre Langsamkeit auf. Ehe sie ihre Schulsachen aus- oder eingepackt haben, sind die Mitschüler längst fertig. Und bei schriftlichen Übungen, insbesondere bei Diktaten, haben sie es schwer, mitzukommen. Häufig geht das Lesen besser als das Schreiben. Nur bei schwierigen Wörtern, bei denen das Kind auf seine behinderte Artikulation zurückgreifen muß, zeigt sich, daß die gelesenen Buchstaben oder Silben nicht korrekt ausgesprochen werden können und der Sinn der Wörter folglich nicht richtig erfaßt wird. Diese Kinder lesen deshalb auch meist lieber leise als laut.

Möglicherweise sind auch die Kinder, denen immer die Nase läuft und die sie sich nie putzen, solche mit einer mangelhaften taktilen Wahrnehmung im Mundbereich. Sie bemerken häufig gar nicht, daß ihnen da etwas die Oberlippe entlangläuft und putzen sich die Nase nur dann, wenn sie dazu aufgefordert werden. Aber auch das ist so ein Problem, denn meist können sie gar nicht richtig schnauben, auch, wenn man es ihnen zeigt. Dieser höchst komplexe Vorgang ist für sie schwierig nachzuvollziehen.

Die taktil-kinästhetische Wahrnehmungsstörung im Mundbereich kann mit Hilfe einer Bildserie überprüft werden. Das Kind wird aufgefordert zu sagen, was auf dem jeweiligen Bild zu sehen ist.

Die Bildwortreihe beginnt mit sprecherisch einfachen Lauten und steigert sich. Lautbildungsfehler werden notiert.

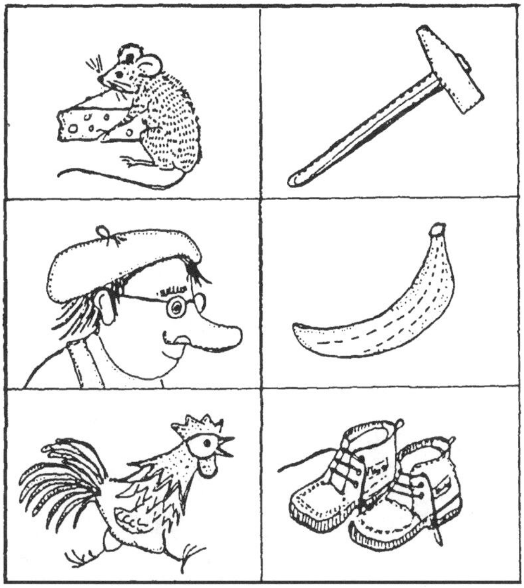

m

Maus
Hammer

n

Nase
Banane

h

Hahn
Schuhe

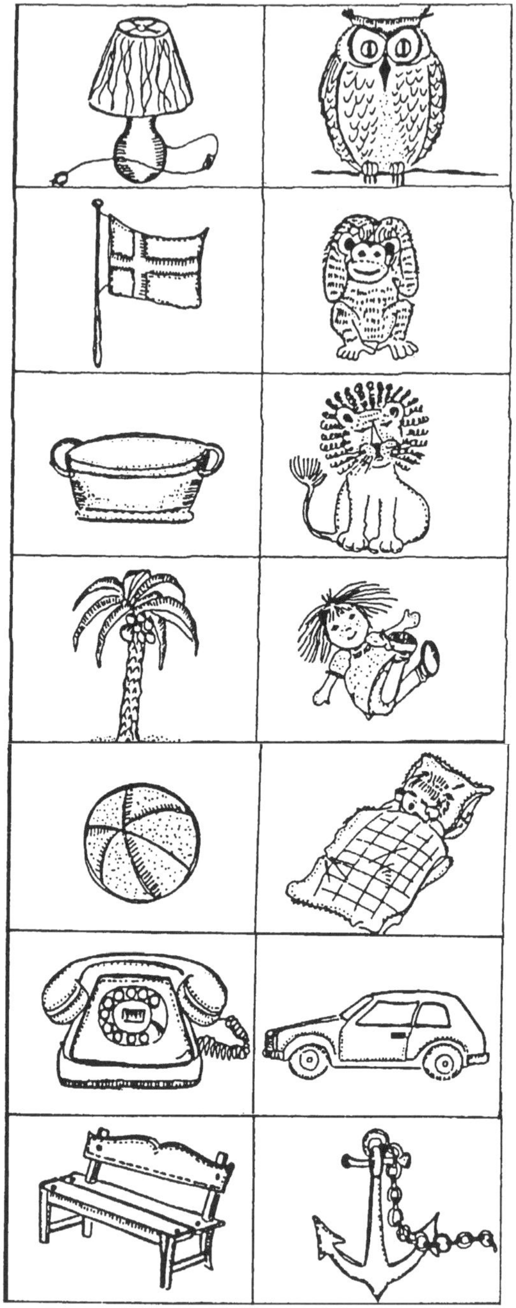

l

Lampe
Eule

f

Fahne
Affe

w

Wanne
Löwe

p

Palme
Puppe

b

Ball
Baby

t

Telefon
Auto

nk

Bank
Anker

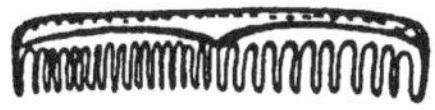
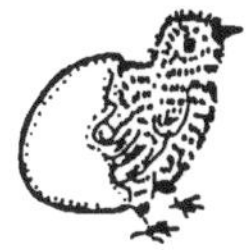

k

Kamm
Küken

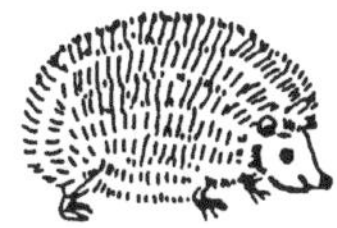

g

Gabel
Igel

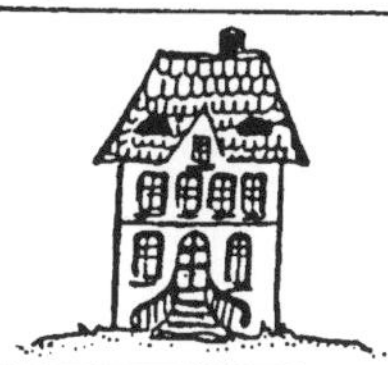
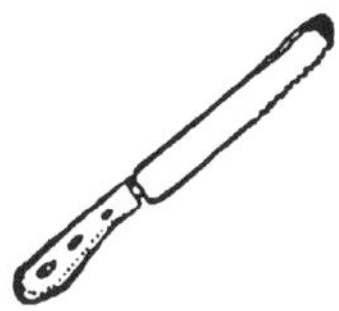

scharfes s

Haus
Messer

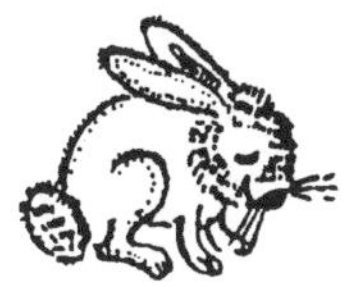
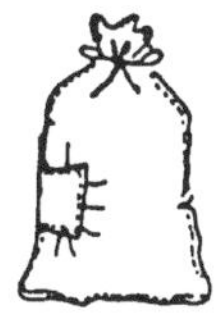

weiches s

Hase
Sack

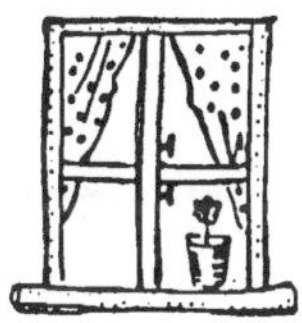
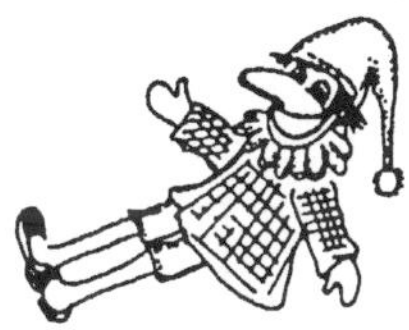

st, sp

Fenster
Kasper

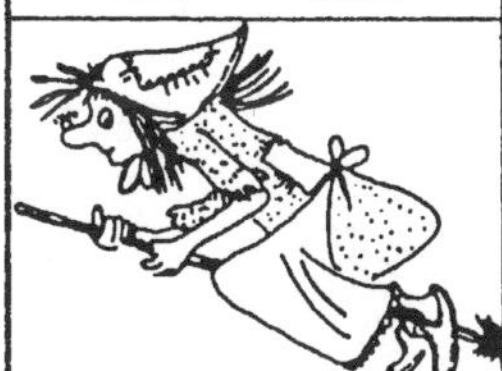
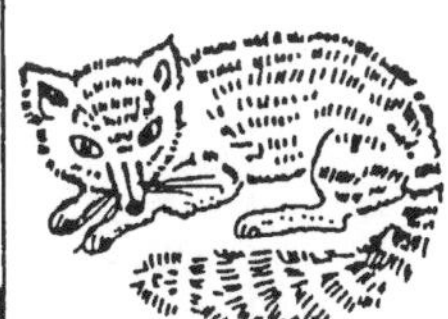

x

Hexe
Fuchs

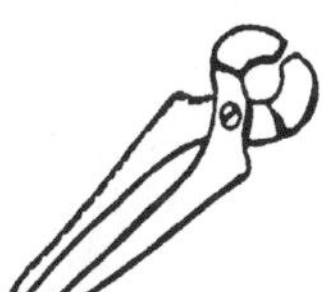
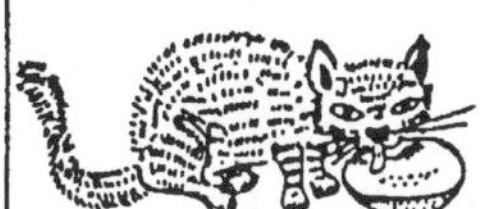

z, tz

Zange
Katze

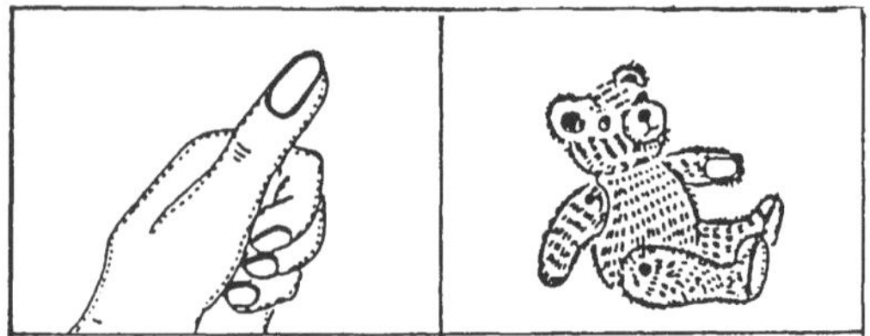

d

Daumen
Teddy

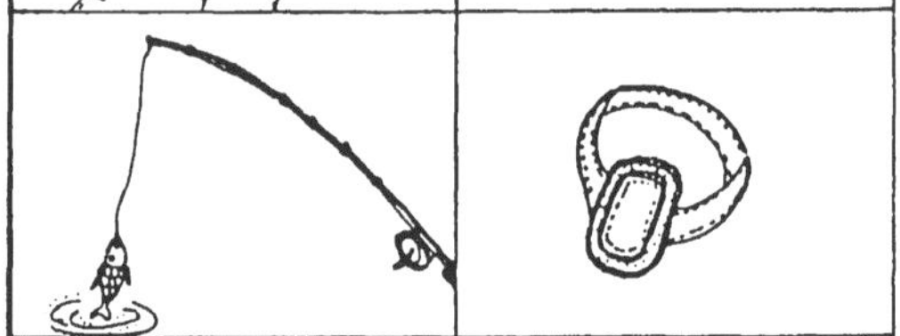

ng

Angel
Ring

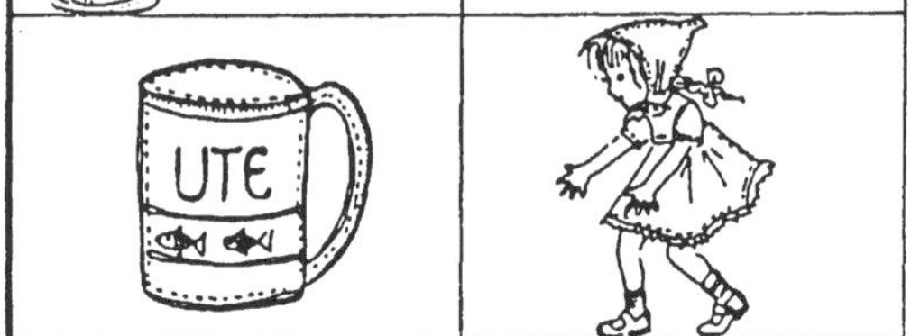

ch$_1$

Becher
Mädchen

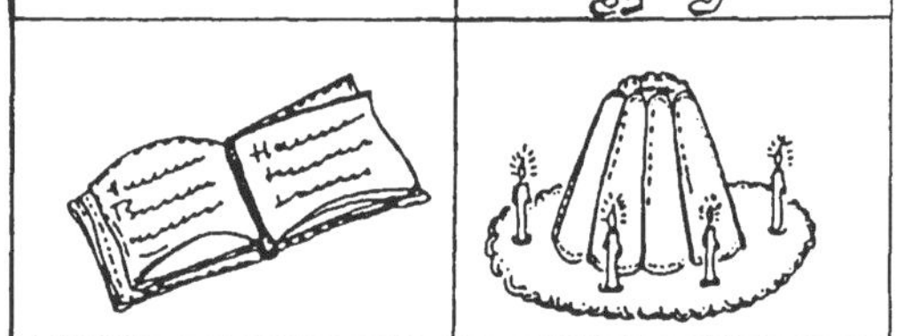

ch$_2$

Buch
Kuchen

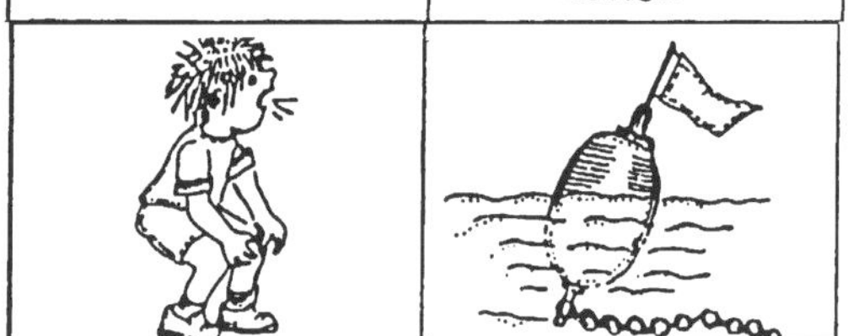

j

Junge
Boje

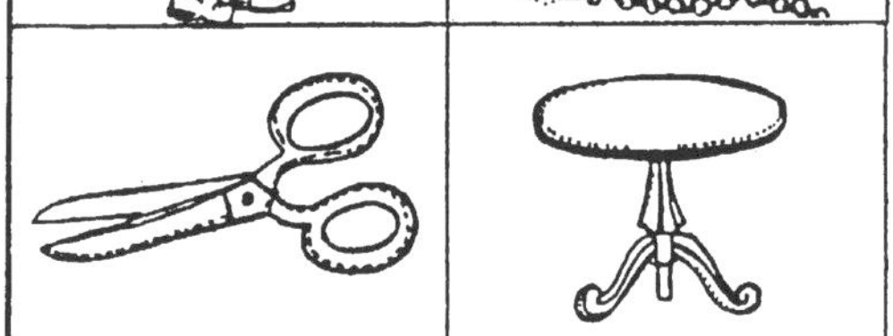

sch

Schere
Tisch

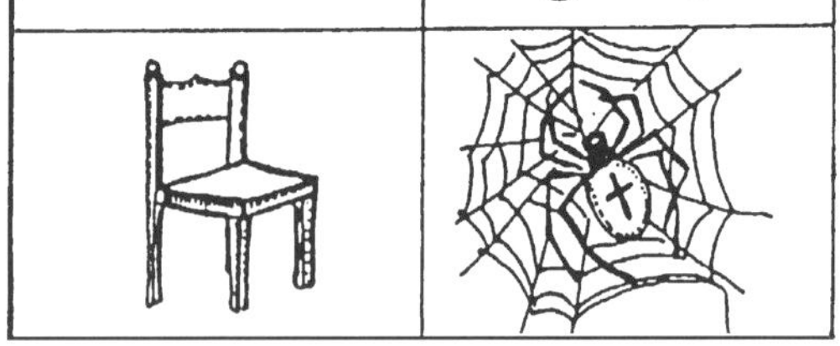

scht, schp

Stuhl
Spinne

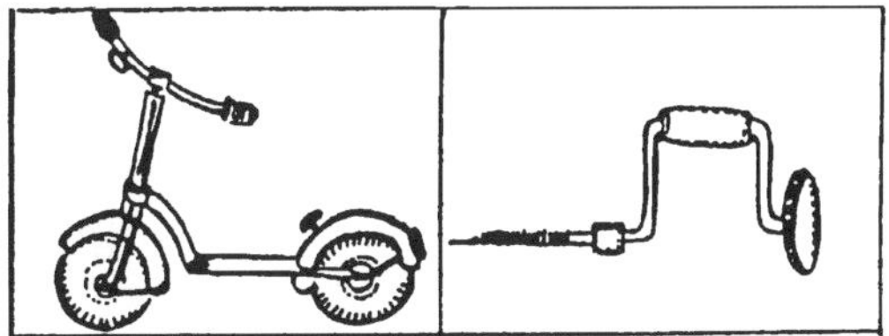

r

Roller
Bohrer

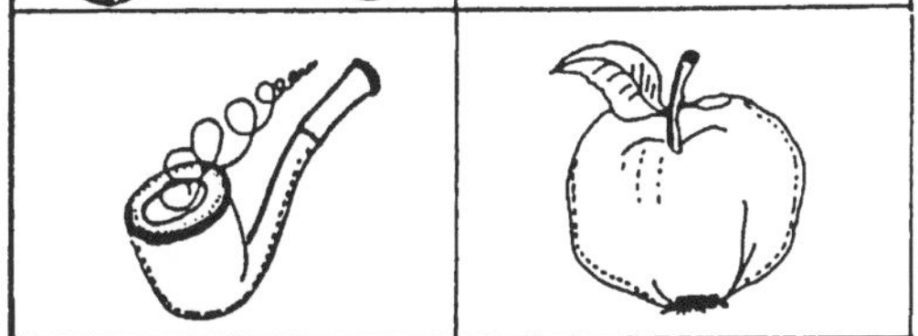

pf

Pfeife
Apfel

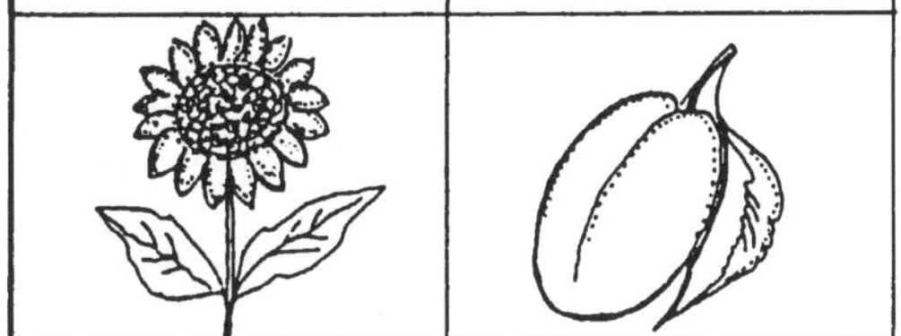

bl, pfl

Blume
Pflaume

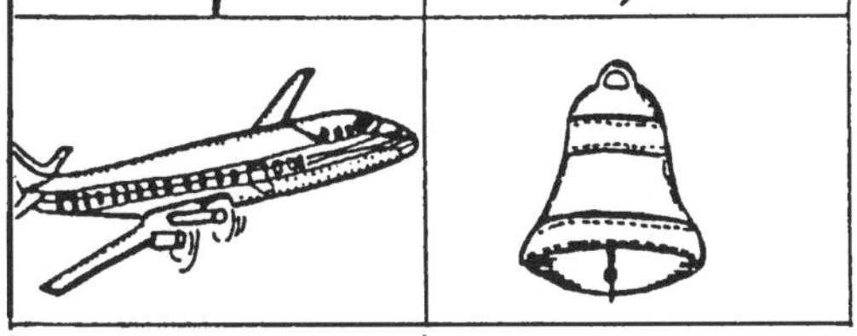

fl, gl

Flugzeug
Glocke

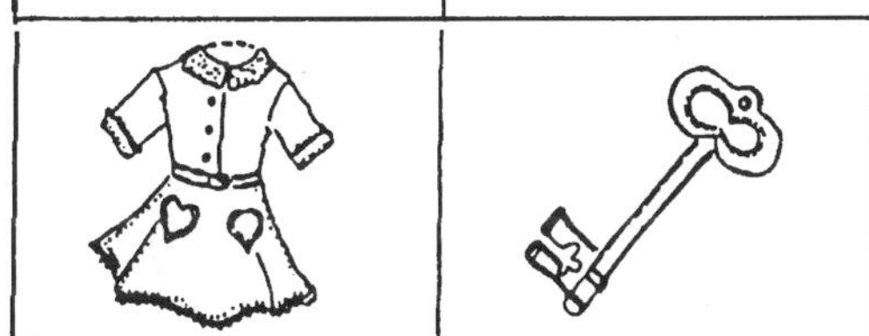

kl, schl

Kleid
Schlüssel

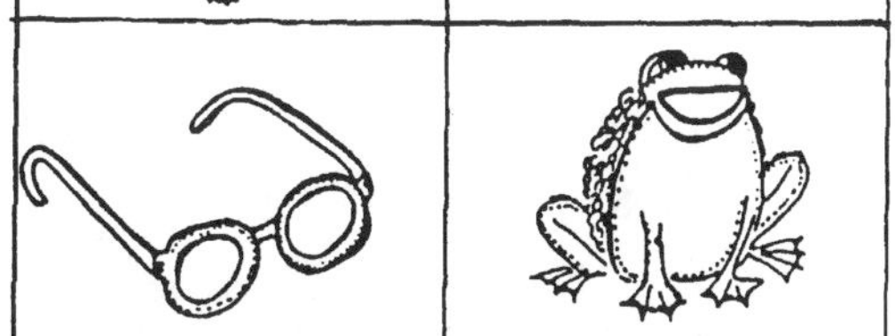

br, fr

Brille
Frosch

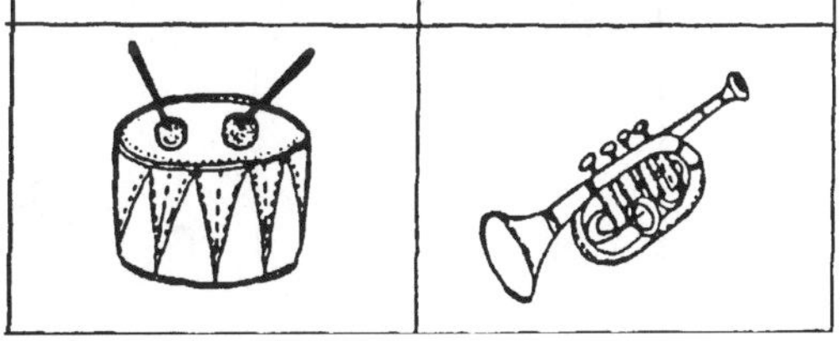

tr

Trommel
Trompete

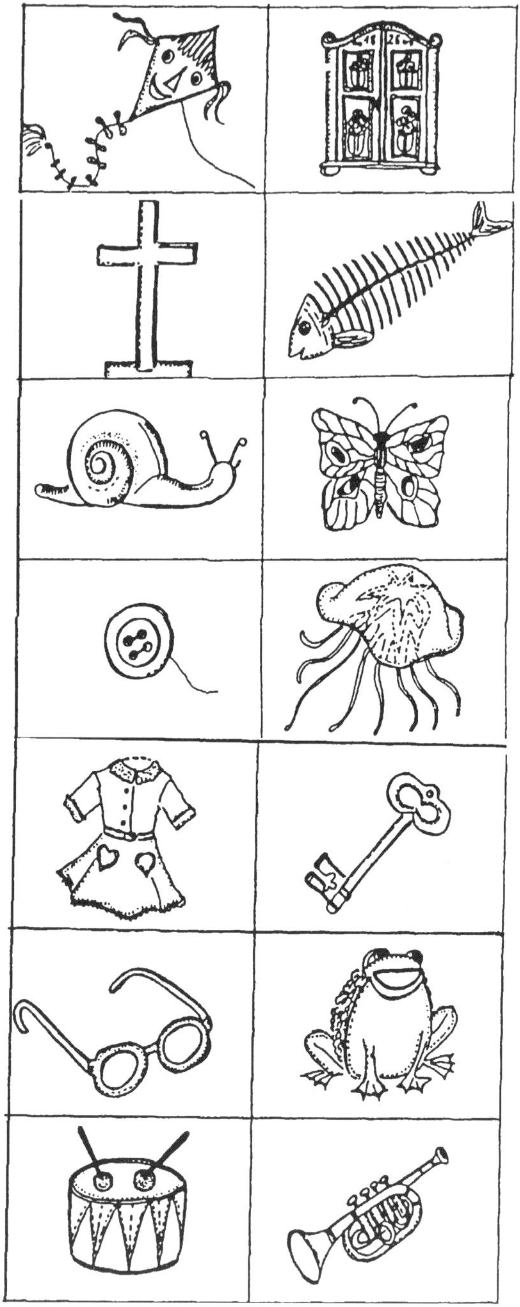

dr, schr

Drachen
Schrank

kr, gr

Kreuz
Gräte

schn, schm

Schnecke
Schmetterlin

kn, kw

Knopf
Qualle

kl, schl

Kleid
Schlüssel

br, fr

Brille
Frosch

tr

Trommel
Trompete

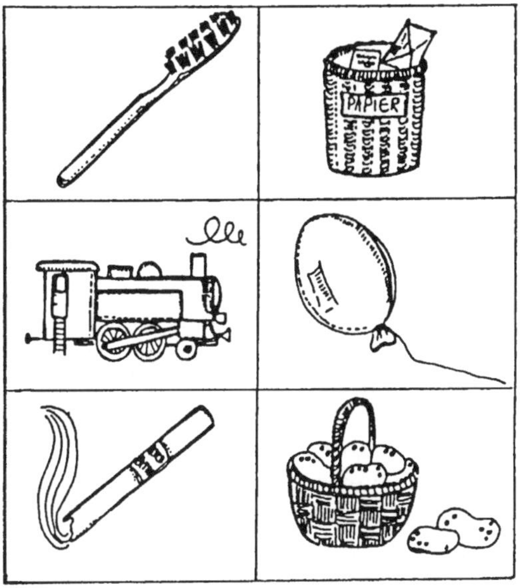

Zahnbürste
Papierkorb

Lokomotive
Luftballon

Zigarette
Kartoffelkorb

4.3 Beeinträchtigungen von Bewegungsabläufen

Zum reibungslosen Sprechen ist aber neben der Bildung der Laute auch das Aneinanderreihen derselben, also der Ablauf einer Handlung in Sequenzen erforderlich. Es geht dabei um Bewegungsakte, die hintereinander ausgeführt werden müssen und die nach bestimmten Mustern zu erfolgen haben. Man kann sie als Bewegungsmelodie bezeichnen. Kinder, die Schwierigkeiten damit haben, können eine einmal begonnene Bewegung nicht anhalten oder schnell genug auf eine andere umschalten. Die einzelnen Elemente beharren einfach, und so kommt es zu keinem fließenden und gleichmäßigen Sprachrhythmus. Läßt man Kinder mit derartigen Schwierigkeiten im Takt gehen, rennen oder klatschen, dann fallen sie sofort auf. Sie kommen aus dem Rhythmus oder gar nicht erst in ihn hinein. Beim Sprechen äußert sich diese Teilleistungsschwäche in Form von Hängenbleiben bis hin zu leichten Stotterformen. Manchmal scheint es so, als ob die Kinder schneller denken als sie sprechen können. Auch den entgegengesetzten Mechanismus kann man beobachten, dann wird das letzte Wort oder werden die letzten Worte eines Satzes mehrmals wiederholt. Das »Tonband« kann nicht angehalten werden.

Das Umsetzen eines Gedankens oder einer Vorstellung in Bewegung erfordert eine Vielzahl integrativer Mechanismen. Nicht nur im Bereich der Sprechwerkzeuge kann es da zu Verzögerungen und Behinderungen kommen. Wie oft fallen Schüler dadurch auf, daß sie begriffsstutzig erscheinen, wenn man ihnen einen Auftrag gibt oder sagt, was sie tun sollen. Und wie häufig werden sie als unwillig oder dumm hingestellt, nur weil es ihnen nicht gelingt, eine Anweisung schnell genug in Bewegung umzusetzen. Diese Kinder stellen eine große Anforderung an die Geduld der Erwachsenen. Und nicht selten kommt es zu Beziehungsstörungen, weil eben diese Geduld nicht aufgebracht wird. Wenn man aber weiß, daß hier eine Teilleistungsschwäche vorliegt, kann man in einfacher Weise helfen.

Man kann nämlich das Kind in die Bewegung »hineinbringen«. Der Lehrer muß dazu die Überleitung, das fehlende Glied in der Übertragung vom Auftrag zur Ausführung, darstellen. Er muß integrieren helfen, wo integrative Funktionen gestört sind, indem er zum Beispiel sagt: »Ich zeig' es dir, du machst es nach«. Oder er fordert auf, beim Nachbarn zu schauen und nachzumachen. Später geht das vielleicht auch, indem das Kind sich mit seiner inneren Sprache selbst leitet, z.B.: »Erst schau ich zu, dann mach' ich nach«. In jedem Falle sollte versucht werden, eine Technik zu vermitteln, mit dieser »Behinderung« fertig zu werden. Meistens wird mit Hilfe der visuellen Wahrnehmung die Teilleistungsschwäche in diesem Bereich ausgeglichen werden können.

Flexibilität in den Bewegungsabläufen kann in hervorragender Weise durch rhythmische Übungen gefördert werden, sei es im Sprechen oder im Bewegen oder in beidem zusammen. Sport, Spielstunden und der Musikunterricht bieten sich hier an. Aber auch die ganz gewöhnliche Unterrichtsstunde kann durch rhythmische Übungen aufgelockert und ergänzt werden.[34]

4.4 Beeinträchtigungen der Gedächtnisfunktionen

Bei Teilleistungsstörungen der Gedächtnisfunktionen unterscheiden wir Schwächen des eigentlichen Kurzzeitgedächtnisses und Beeinträchtigungen im Behalten eines höheren Ordnungsschemas.

Wie sich Störungen im Kurzzeitgedächtnis darstellen, ist leicht vorstellbar. Da werden einzelne Elemente nicht lange genug behalten und sind deshalb nur flüchtig verfügbar. Ein Schüler meldet sich beispielsweise, kommt aber nicht sofort dran, und weg ist, was er sagen wollte. Sind dann andere Kinder an der

34 Frostig empfiehlt Bewegungsspiele innerhalb des Unterrichts. In ihrem Material »Bewegen, Wachsen, Lernen« sind Anregungen auch für die Klassensitutation enthalten. Weitere Anregungen bieten: Glathe, 1973; Grogoir-van Treek, 1990; Naville, 1999; Neikes, 1969; Olbrich, 1994; Steinitz, 1981. Verzeichnis borgmann Dortmund.

Reihe und hat er einen Augenblick Zeit, fällt ihm alles wieder ein. Manchmal ruft er es dann einfach in die Klasse, auch wenn er gar nicht dran ist. Aber wie soll er sich sonst helfen? Wer kennt nicht die Situationen beim Diktatschreiben, wo bestimmte Kinder immer wieder nachfragen müssen, weil sie selbst kurze Satzabschnitte nicht behalten können. Hier gilt es, dem Kind Hilfen anzubieten. Einmal in Form von Übung, denn das Gedächtnis läßt sich trainieren. Zum anderen in Form von Stützen; z.B. Stichwörter aufschreiben oder Zahlen, oder Zeichen, je nachdem, um welche Situation und um welches Material es sich handelt. Kopfrechnen wird bei Kindern mit einer Teilleistungsschwäche in diesem Bereich immer halbschriftliches Rechnen sein müssen, und die Technik dafür muß dem Kind vermittelt werden. In jedem Fall ist herauszufinden, mit Hilfe welcher anderen Modalitäten, mit Hilfe welcher funktionierenden Bereiche kompensiert werden kann. Bei manchen Kindern mag es sinnvoll sein, wenn sie das, was sie behalten sollen, erst einmal nachsprechen, sich also des taktil-kinästhetischen Wahrnehmungsbereiches bedienen, anderen wird man eher mit visuellen Angeboten helfen können. Vielleicht müssen beide Funktionen zur Unterstützung herangezogen werden. Das muß die Beobachtung und Erfahrung mit dem Kind zeigen.

Auch das Erkennen und Behalten auditiver Sequenzen kann betroffen sein. Diese Störung zeigt sich zum Beispiel darin, daß Buchstaben oder Silben vertauscht werden, wie Moli statt Limo oder Bittergett statt Gitterbett. Daneben gibt es eine andere Erscheinung, die häufig nicht als Beeinträchtigung des Kurzzeitgedächtnisses erkannt wird. Bei dieser Störung hält der Kurzzeitspeicher das eingehende Material zu lange fest. Er gibt es nicht weiter und wird dadurch nicht frei für neue Eindrücke. So kommt es, daß das Kind in seiner Aufnahmefähigkeit dauernd hinterherhinkt und den Anforderungen des Augenblicks gegenüber verunsichert wird. Und so verunsichert, ja regelrecht verwirrt, kann es einen dann auch ansehen. Auch in diesem Fall erscheint das Kind »begriffsstutzig«. Und wieder liegt eine ganz spezielle Teilleistungsstörung vor, die genau erkannt werden muß, wenn wir dem Kind helfen wollen.

Die Hilfe wird, ähnlich wie bei der Beeinträchtigung im Ablauf von Bewegungen, vornehmlich ein Flexibilitätstraining sein müssen, bei dem mehrere Sinnesmodalitäten einbezogen werden sollten. Auch hier sind rhythmische Übungen angebracht und zwar solche, bei denen der ganze Körper beteiligt ist. Tanzspiele, Bewegungen mit Scheiblauer-Material, Musizieren mit Orff-Instrumenten sind Möglichkeiten dafür und können als Anregungen für die eigene Phantasie dienen.

Außerdem muß das Kind sich zusätzlich informieren dürfen, etwa beim Nachbarn sehen, was der im Augenblick tut. Und es wird vor allem beim Diktatschreiben einer Sonderregelung bedürfen. Wenn man sich nämlich vorstellt, daß die aufgenommenen diktierten Wörter oder Satzsequenzen zu lange im Gedächtnis beharren, kann man ermessen, in welche Verwirrung ein Kind geraten muß. Es kommt zu Wiederholungen von Wortelementen, Wörtern oder Satzteilen, und das Diktat wird chaotisch. Kinder mit dieser Teilleistungsstörung können aber mit einem Lückentext, in den sie nur Wörter einsetzen müssen, gut fertig werden. Das Überlesen des Zwischentextes löscht dann das zu lange gespeicherte Material und macht aufnahmefähig für das nächste Lückenwort.

Die Diktathilfe bezieht sich sowohl auf Störungen bei der auditiven Aufnahme wie auf Störungen des visuellen Kurzzeitgedächtnisses. Wenn visuelle Elemente zu lange im Kurzzeitspeicher beharren, kommt es, wie aus der Legasthenieforschung bekannt, nämlich gleichermaßen zu Wiederholungen, zu Perseverationen. Auch hier werden Wortelemente und Wörter »mitgenommen oder weitergeführt«. Wenn man diese Perseverationen beeinflussen will, muß der auditive Apparat zu Hilfe genommen werden. Das Kind muß nachsprechen oder mitsprechen oder buchstabieren, was es schreiben soll. Der Schwerpunkt einer Übungsbehandlung wird hierbei aber in einem visuellen Flexibilitätstraining liegen müssen, das sich zwar anderer Modalitäten mitbedient, das aber in erster Linie das Vorstellen und das Umschalten visueller Eindrücke übt. Dafür gibt es eine Reihe von Übungsmaterial im Handel[35]. Wenn der Lehrer aber herausgefunden hat, um was für eine Teilleistungsstörung es sich hier handelt, wird er leicht selber Übungsspiele zusammenstellen können, die dem Kind eine Hilfe sind und der ganzen Klasse Spaß machen.

Eine andere Form der Beeinträchtigung von Gedächtnisfunktionen liegt vor, wenn das Erkennen und das Erinnern von Reihenfolgen, Denkstrukturen oder Aufgabenformen betroffen ist. Dann ist die Fähigkeit vermindert, das Schema, nach dem die einzelnen Elemente abgerufen werden sollen, zu erfassen und beizubehalten. Später machen sich derartige seriale Störungen bei Arbeitsaufträgen deutlich bemerkbar. Immer sind da Schüler, die nicht gleich verstehen. Manchmal muß man etwas so oft erklären, daß man schon ungeduldig werden möchte. Und das Kind selbst beginnt an sich zu zweifeln, weil es deutlich merkt, daß es längere Zeit braucht als die anderen, um die zeitliche Abfolge, die in der Anweisung enthalten ist, zu begreifen. Schließlich reagiert es mit dem Ausspruch: »Das verstehe ich nicht« und schaltet ab. Bei vielen Schülern mit Lernproblemen ist diese Reaktion zu einer Grundhaltung ge-

35 z.B. Kowarik und Kraft, Funktionstraining für lese- und rechtschreibschwache Schüler, Wien 1971

worden. Sie arbeiten nur noch gelegentlich im Unterricht mit, weil sie ein Bemühen zu verstehen aufgegeben haben. Meist stören sie dann, weil sie sich langweilen.

Sehr deutlich macht sich eine Beeinträchtigung im Behalten von Ordnungsstrukturen beim Kopfrechnen bemerkbar. Ehe die Lösungsstrategie erfaßt ist, sind die Zahlenwerte wieder vergessen. Zum Beispiel beim Multiplizieren einer zweistelligen Zahl mit einer einstelligen oder aber beim Lösen einfacher Textaufgaben. Für Kinder mit einer derartigen Teilleistungsstörung kann es eine Hilfe sein, wenn man ihnen beibringt, ein Schema aufzuzeichnen, z.B. nach dem Muster eines Fließdiagramms. Zunächst gibt man ein derartiges Schema vor, damit sich das Kind daran orientieren und danach arbeiten kann. Wenn es darin eingeübt ist, wird es allmählich selbst ein solches Diagramm als Arbeitshilfe aufstellen können und je nach der Schwere der Störung schließlich das Erkennen und Behalten von Strukturen auch in seine Vorstellungen übernehmen können. Immer aber wird man eine derartige Hilfe erlauben müssen, will man die Arbeitslust eines so betroffenen Kindes erhalten.

Die gleiche Hilfe kann auch über die auditive Wahrnehmung gegeben werden. Das Kind lernt dann, sich die einzelnen Schritte vorzusprechen. Allmählich übernimmt die »innere Sprache« die Aufgabe des Lehrers, und das Kind kann, anhand seiner auditiven Vorstellung, ein Ordnungsschema behalten. Hier dienen die Lerntechniken nicht nur dazu, daß das Kind den Anschluß an die Klasse behält, sie sind gleichermaßen ein Funktionstraining für das Gehirn. In jedem Falle brauchen Kinder mit einer derartigen Teilleistungsstörung Unterstützung und Hilfe, und zwar Arbeitshilfe als Mittel zur Selbsthilfe.

Behinderungen der Gedächtnisfunktionen zeigen sich auch beim schnellen Abrufen von Wörtern und Begriffen. Wir sprechen dann von Wortfindungsstörungen. Wer hat es nicht schon erlebt, daß einem zum Beispiel ein Name nicht sofort einfällt. Man hat ihn förmlich auf der Zunge, kommt aber nicht drauf. Nach einer Weile, wenn man gar nicht mehr daran denkt, fällt einem das betreffende Wort plötzlich wieder ein. Manchmal hilft auch angestrengtes Überlegen. Dann ist es, als würde durch das intensive Nachdenken die Erinnerung schließlich »herausgelockt«. Das sind Erfahrungen, die sicher jeder schon einmal gemacht hat. Auffällig und als Teilleistungsstörung zu bezeichnen ist diese Erscheinung nur, wenn sie sehr häufig vorkommt, so daß sich bereits ein Mechanismus entwickelt hat, um diese Wortfindungsstörung auszugleichen. Manche Kinder überspielen sie mit albernen Gesten, fassen sich an den Kopf oder machen Faxen. Andere benutzen Füllwörter wie »Dingsda« oder Füllsilben wie »ah« oder »hm«. Wenn der Lehrer eine derartige Störung zu diagnostizieren weiß, kann er dem Kind darüber hinweghelfen, ehe sich

Verhaltensformen einschleifen, die sich schließlich zu Verhaltensstörungen im Sinne von Kaspereien entwickeln.

Ein Beispiel für Teilleistungsstörungen verschiedener Art, aber auch für Wortfindungsstörungen, gibt das Gesprächsprotokoll eines Schülers aus einer 3. Klasse. Es geht um ein Pinguinkostüm, das für ein Singspiel gebastelt wurde.

Gesprächsprotokoll

S (= Schüler): Also, zuerst haben wir den Luftballon aufgeblasen, und dann haben wir einen Eimer Wasser eingegossen, dann haben wir mit der Zeitung kleingerissen, nicht so groß, sondern etwas klein, und dann haben wir die Zeitung in Wasser eingetaut und den Luftballon, also den ganzen Luftballon rumgedeppt. Und dann haben wir Teile mit Tapeten, Tapetenkleister auch dreimal, also übergedeppt, dann haben wir den trocken gelassen und dann haben wir den durchgeschnitten und dann haben wir den schwarz angemalt, und dann haben wir den Ducker trocken gelassen, und dann haben wir so'n viereckiges Papier orange angemalt, und dann haben wir das trocken gelassen und draufgepeppt, und dann haben wir so'n schwarzen Pullover mit den Flügeln, das haben wir so ausgeschnitten, und dann haben wir es unten zugenäht und ein Loch freigelassen, wo man die Hände raustun kann.

L (= Lehrer): Ihr habt den Pullover auch selber gemacht? Nein, habt ihr euch einen Pullover von zu Hause mitgebracht?

S: Ja. Und dann haben wir so ein ganz großes schwarzes, also so was ganz..., haben wir so ausgeschnitten und...

L: Ach, jetzt weiß ich. Und wie habt Ihr die Ärmel festgemacht?

S: Na so, haben wir hier so drangenäht, und es war noch dran, und es haben wir so drangenäht.

L: An den Pullover habt Ihr die Ärmel drangenäht?!

S: Ja, und dann war das noch so, und dann haben, konnten wir hier den Finger so rausstrecken.

L: Und dann konntet Ihr damit rumlaufen?

S: Nein, wir haben was aufgeführt.

L: Ein Gedicht oder ein Spiel, oder wie war das?

S: Eine..., also so, wie nennt man das denn nochmal? Es ist so Musik, ne!

L: Ein Lied?

S: Ja, und also erst stellt man sich so auf eine Reihe, dann macht man so, und dann macht man so und so, und dann geht's weiter...

L: Alle, in der Reihe?

S: So, und dann wieder so und so rum, dann haben wir eine Gasse freigelassen und dann haben wir den Kopf, also, nach hinten zuerst und dann nach vorn, immer wieder so hin, und dann sind wir weiter vorn gegangen und dann haben wir so ... sich umgebeugt.

L: Ist das vielleicht so etwas Ähnliches wie ein Singspiel?

S: Ja.

L: Hat das auch einen Namen?

S: Ja.

L: Wie heißt es denn? Weißt Du das noch?

S: Ja ... Trampolin. (Es ging um einen Pinguin.)

In den meisten Fällen treten Teilleistungsschwächen nicht so massiert auf wie in diesem Beispiel und auch nicht so isoliert wie im einzelnen dargestellt. Außerdem können bestimmte Verhaltensauffälligkeiten verschiedene und verschieden kombinierte Beeinträchtigungen als Ursache haben.

So kann beispielsweise bei einem Kind, das schlecht artikuliert, eine Hörbehinderung vorliegen oder eine anatomische Veränderung der Sprechwerkzeuge oder eine Störung der taktil-kinästhetischen Wahrnehmung oder eine Schwäche im Ablauf der Bewegungen. Das Kind mag aber auch in einer Umgebung aufgewachsen sein, in der kein Wert auf die Aussprache gelegt wurde, und es konnte deshalb eine richtige Artikulation nicht erlernt werden.

Bei einem Kind, das begriffsstutzig scheint, kann die Fähigkeit beeinträchtigt sein, Gehörtes differenziert genug wahrzunehmen und zu entschlüsseln (wie im Fall N.), oder Gehörtes in Handlung umzusetzen (intermodale Integrationsstörung), oder es liegen Störungen der Gedächtnisfunktionen vor. Das Kind kann aber auch so mit emotionalen Problemen belastet sein, daß es alle Kraft zur Bewältigung (Leugnung, Verdrängung) seiner seelischen Not einsetzen muß und deshalb für kognitive Prozesse nicht genügend Energie zur Verfügung hat.

Ähnliche Ursachenbündel gibt es für andere Erscheinungsformen kindlicher Verhaltens- und Lernauffälligkeiten. Es wird immer einer differenzierten Beobachtung bedürfen herauszufinden, welche Bereiche betroffen sind. Da sich u.U. auch emotionale Störungen als Teilleistungsschwächen darstellen können, ist die Beurteilung von Verhaltensstörungen bei Schulkindern nicht leicht. Es stellt sich die Frage, ob angesichts der zentralen Bedeutung der Sprache als Ausdrucks- und Kontaktmittel und der vielen Kinder, die Auffälligkeiten im Bereich der Sprachbenutzung zeigen, der Wert und die Aufgabe der Sprech- und Spracherziehung nicht neu überdacht werden müßte.

4.5 Falldarstellungen

4.5.1 Der Fall O.

Wie differenziert der Lehrer sehen lernen muß, wenn er einem teilleistungsgestörten Kind gerecht werden will, zeigt das Beispiel des Schülers O. Dieser Junge fiel zunächst nur durch seine Unkonzentriertheit, seine extreme Ablenkbarkeit und seine ständige Unruhe auf. Dabei war er nicht eigentlich unerzogen oder unwillig, wurde aber allmählich durch das dauernde Stören zu einem Problem für alle, die mit ihm zu tun hatten. Es machte den Eindruck, als seien Unaufmerksamkeit und Unkonzentriertheit auch der Grund dafür, daß er nicht richtig zuhörte. Er hörte nicht zu im allgemeinen Unterricht und beim Diktatschreiben auch nicht. Die Leistungen wurden dadurch immer schlechter, und man vermutete einen allgemeinen Begabungsmangel. Als die Schüler der Klasse auf Legasthenie überprüft wurden, hatte O. im Rechtschreibtest RST 1 einen PR von 27, im Intelligenztest CFT 1 einen IQ von 80. War er ein Kind für die Sonderschule? Die Lehrer, die ihn kannten, vermuteten das. Oder war er »nur« verhaltensgestört? Schon bei der Einschulung war er ja der Schulärztin in dieser Richtung aufgefallen. Verhaltensgestört, möglicherweise Sonderschüler! war ihre Beurteilung gewesen.

O. kam zunächst zur Beobachtung stundenweise in die Kleinklasse[36]. Hier wurde allerdings sofort deutlich, daß der Junge wirklich nicht hörte. Offenbar war seine auditive Wahrnehmung in irgendeiner Weise beeinträchtigt, denn als er im Kreis sitzend seinen Namen und die Klasse, aus der er kam, sagen sollte, sah er zunächst nur verständnislos um sich und begriff nicht, was von ihm erwartet wurde. In seinem Diktat fanden sich, neben Verwechslungen von Konsonanten, Wiederholungen von Wörtern und Satzteilen, und das auch, nachdem der Text noch einmal geübt worden war. Auffallend waren Vertauschungen von sch und ch, sowie von r und ch, was auf eine Hörschwäche schließen lassen könnte. Die Wiederholungen aber waren offensichtlich ein Zeichen für ein Beharren der Sprachelemente im Kurzzeitgedächtnis. Die ausreichenden Leistungen im Rechtschreibtest RST 1 wären gegenüber den un-

36 Einrichtung in Hessen für Verhaltensgestörte

genügenden Leistungen im Diktat dann folgendermaßen zu erklären: Bei Lückentexten wie dem RST 1, wenn es nur darum geht, akustisch aufgenommene Wörter einzusetzen, reicht die auditive Konzentration aus, das Gehörte wiederzugeben. Die Perzeption ist hier nur auf ein Wort ausgerichtet und wird nicht durch andere akustische Eindrücke abgelenkt.

Beim Diktieren eines Sprachganzen ist diese Konzentration für O. nicht in dem Maße aufzubringen, wie es erforderlich gewesen wäre. Diese Überlegungen hatten sich alleine aus Beobachtungen ergeben. Wie aber kann einem Kind wie O. nun weiter geholfen werden? In jedem Fall muß eine ärztliche Untersuchung des Hörvermögens durchgeführt werden[37]. So geschah es auch hier. Es wurde eine Hörschwäche auf dem rechten Ohr von 30 Dezibel festgestellt. Um weiter eine Lernbehinderung im Sinne der Sonderschulbedürftigkeit auszuschließen, sollte die Intelligenz des Kindes mit Hilfe des HAWIK untersucht werden. Die in der Schule üblicherweise durchgeführten Tests eignen sich für Kinder mit Teilleistungsstörungen weniger gut. Um die Intelligenz dieser Schüler einigermaßen objektiv festzustellen, sind vielfältigere Fähigkeiten zu überprüfen, als dies mit den schulüblichen Verfahren geschehen kann. Der Zeitaufwand von zwei Schulstunden, den es erfordert, den HAWIK durchzuführen, lohnt sich. Man erhält neben der Feststellung des IQ ein Leistungsprofil, das eine diagnostische Hilfe beim Aufstellen eines Behandlungsplanes sein kann (auch wenn die Eignung zur differenzierten Diagnose mancherorts angezweifelt wird).

Im Fall O. ergab sich folgendes Testresultat: Während bei der Untersuchung mit dem CFT 1, zur Feststellung einer Legasthenie ein IQ von 80 erreicht worden war, brachte der HAWIK einen Gesamt-IQ von 108 (Handlungs-IQ 110, Verbal-IQ 104). Es handelte sich hier also offenbar nicht um ein Kind mit einer allgemeinen Lernbehinderung. Den Lern- und Verhaltensproblemen lagen vielmehr partielle Lernstörungen, also Teilleistungsschwächen zugrunde, die wiederum mit der beeinträchtigten auditiven Wahrnehmung erklärt werden konnten.

Wie sehr sich eingeschränktes Hörvermögen auf den allgemeinen Sprachgebrauch und das allgemeine Sprachverständnis auswirken kann, zeigt die genauere Betrachtung einiger Untertests des HAWIK[38].

---

37 Nicht immer ist allerdings eine Schwäche sprachlicher Perzeption im Audiogramm nachzuweisen! Bei vermuteter linksseitiger Sprachdominanz kommt einer Hörschwäche ausgerechnet auf dem rechten Ohr eine besondere Bedeutung zu, da nach dem heutigen Stand der Erkenntnisse das kontralaterale Ohr dem Sprachzentrum die intensive und wesentliche Stimulation gibt (GADDES, 1980).

38 Es handelt sich um die alte Ausgabe. Die revidierten Ausgaben waren noch nicht im Handel.

Untertest »Allgemeinwissen«

Frage	Antwort	Interpretation
Wieviele Ohren hast du?	Zwei	
Wie heißt dieser Finger? (Daumen)	Daumen	
Wieviele Beine hat ein Hund?	Kalle, Kralle, vier	Von dem inhaltlichen und visuellen Eindruck »Daumen« hat das Kind auf Krallen geschlossen und kommt erst auf diesem Umweg auf die vier Beine.
Welches Tier gibt uns Milch?	Katze, Hamster	Hier reagiert das Kind auf zwei herausgelöste Wörter und verbindet diese mit bekannten Vorstellungen. Es nennt Tiere, die Milch trinken.
Was mußt du tun, damit das Wasser kocht?	Backofen anmachen, Pfannkuchen	Wieder wird nur auf ein herausgelöstes Wort reagiert – kocht – und gesagt, was gerade dazu einfällt.
In was für einem Laden kaufen wir Zucker	Tut man in Kaffee und Tee, Schade, Toom – (zwei Supermärkte)	Wieder der gleich Vorgang, aber nach einer Weile nennt das Kind doch 2 Geschäfte.
Wieviele Tage hat hat die Woche?	Wie bitte? (Danach) jede Woche, Mittwoch	Hier wird nur noch der Klang eines Wortes behalten und in anderer Verbindung wiedergegeben.
Wo geht die Sonne unter?	Wasser	Das Kind reagiert auf untergehen im Sinne von Ertrinken (im Wasser geht man unter).

Untertest »Allgemeines Verständnis«

Frage	Antwort	Interpretation
Was sollst du tun, wenn du dich in den Finger geschnitten hast?	Brot schneiden, schießen – weiß nicht – der Jäger tut schießen das Tier	Zunächst gibt es eine Assoziation zu schneiden, das Kind hat aber gemerkt, daß die Antwort nicht richtig war und sucht weiter. Es verbindet geschnitten mit schießen – geschnitten – offenbar für O. klangähnlich –. Erst nach Hilfe kommt das Kind auf Pflaster.

Untertest »Wortschatztest«

Auch hierbei zeigen sich auditive Wahrnehmungsschwächen. Das Kind soll auf ein einzelnes Wort reagieren und es erklären. Der Versuchsleiter fragt: »Was ist ...?«

Was ist ...?	Antwort:
Knecht	Da krabbelt man so. (Das Kind hat wohl kriecht verstanden.)
Kino	Timo? (Kind aus der Fibel) Pinguin, der hüpft, kann auch weit springen.
Pflanzen	Die Katze miaut, die kann springen.
Kranz	Die miaut doch, hast du schon mal gefragt.

Diese Beispiele sollen für diesen Untertest genügen. Sie zeigen deutlich, zu wieviel mehr und schwereren Mißverständnissen es kommt, wenn das Kind nur ein Wort hört und sich so nicht durch einen größeren Sinnzusammenhang wenigstens etwas helfen kann.

Die Beeinträchtigung der auditiven Wahrnehmung kann, wie in diesem Fall gezeigt, vielfältige Auswirkungen haben[39].

Sie drückt sich nicht alleine im Bereich der Sprachbenutzung aus. Sie betrifft darüber hinaus auch das Erkennen von Sinnzusammenhängen, die in Serien oder Sequenzen dargeboten werden. Und dabei muß es sich nicht einmal um eine verbale Aufgabe handeln. Der Untertest »Bilderordnen« beispielsweise zeigte das deutlich. Hier konnte O. zwar die Bedeutung der einzelnen Bilder verstehen. Er war aber nur unzureichend in der Lage, die Bilder der inhaltlichen Reihenfolge nach zu ordnen.

Trotz der beschriebenen Auffälligkeiten lag aber das Testergebnis an der obersten Grenze eines (nach HAWIK-Interpretation) durchschnittlichen IQ, und damit scheint die Behandlung der Teilleistungsschwächen Aussicht auf Erfolg zu haben. Allerdings muß dazu gezielt vorgegangen und mit dem Kind auf zwei Ebenen gearbeitet werden.

Einmal ist die Hörschwäche zu berücksichtigen und zu behandeln, sofern das möglich ist. Zum anderen muß eine Lautschulung mit gleichzeitiger Schulung des Sprechens, des Artikulierens (der taktil-kinästhetischen Wahrnehmung) vorgenommen werden.

---

39 Sie selbst kann aber auch zu einer komplexen Beeinträchtigung gehören, zu einem »Syndrom« und nur ein Symptom desselben darstellen.

Die Praxis zeigt aber, daß zunächst gar nicht so viel notwendig ist, um einem Kind wie im Falle O. im Rahmen des Unterrichts weiterzuhelfen und die gröbsten Verhaltensauffälligkeiten abzubauen. O. bekam als erstes einen günstigeren Sitzplatz, von wo aus er die Lehrerin und die Mitschüler besser hören und sehen konnte. Dann wurde bewußt darauf geachtet, ob er das, was gesagt wurde, auch verstand. Wie weit diese Maßnahmen bereits sein Hören und Verstehen verbessern konnten, ist nicht nachzuprüfen. Aber offensichtlich hat ihm das Bewußtsein: »Die kümmern sich um mich«, gut getan, denn er wurde arbeitsfreudiger und aufmerksamer. Durch die Testergebnisse ist er auch nicht mehr 'sonderschulverdächtig'. Man gibt sich wieder Mühe mit ihm, das merkt er, und das beeinflußt sein Verhalten.

Seine Teilleistungsschwächen sind dadurch noch nicht behoben, das wird wohl auch nicht so schnell zu schaffen sein. Aber es ist ein Anfang gemacht.

Erwähnenswert sind die Begleitumstände zu dem Fall, weil sie deutlich machen, wie wichtig das Erkennen und Verstehen von Teilleistungsschwächen bei Schulkindern ist und wie dringend Lehrer über dieses Phänomen informiert werden müssen.

O. besuchte den Kinderhort, der der Schule angeschlossen ist. Natürlich war er auch dort verhaltensauffällig, und da die Erzieherinnen noch weniger Ahnung hatten, was mit O. los war, als die Lehrer, »zwangen« sie die Eltern, sich und das Kind einer psychotherapeutischen Behandlung zu unterziehen, andernfalls würden sie den Jungen nicht länger im Hort behalten. Unter dieser Drohung machten sich die Eltern auf den Weg in eine psychologische Praxis, wo O. als Legastheniker diagnostiziert wurde. Auch die Eltern erhielten Beratungsgespräche. Die Therapie wurde aber nach einer gewissen Zeit abgebrochen. Und das ist eine Erfahrung, die man immer wieder machen kann: Wenn Eltern schon die Hemmschwelle überwinden und psychologischen Rat suchen oder gar eine Therapie beginnen, so wird diese in vielen Fällen wieder abgebrochen. Um so wichtiger ist es, die Not der Kinder vor Ort, nämlich in der Schule, zu erkennen und »Erste Hilfe« zu leisten. Sicher sind an den kindlichen Verhaltensstörungen meistens auch Beziehungsprobleme innerhalb der Familie mitbeteiligt, sie entziehen sich aber unserer Einflußnahme. Deshalb sollte der Anteil von Verhaltensauffälligkeit, der durch Teilleistungsschwächen verursacht wurde oder zu erklären ist, im schulischen Rahmen berücksichtigt und behandelt werden.

Teilleistungsstörungen im Bereich der Sprachbenutzung und hier in besonderer Weise im Bereich der auditiven Wahrnehmung kommen häufiger vor, als wir annehmen, nur werden sie meist nicht als solche erkannt. Aufgrund unzureichender und ungenauer psychologischer Diagnose wird eher eine allgemeine Lernbehinderung vermutet und, wie im Falle O., der Besuch einer Sonderschule für Lernbehinderte erwogen. Daß damit dem Kind wenig geholfen ist, braucht nicht besonders erwähnt zu werden. Es läßt sich sogar vermuten, daß die Verhaltensauffälligkeiten sich eher verschlimmern, wenn ein sonst gut begabtes Kind in weiten Bereichen seiner intellektuellen Fähigkeiten unterfordert wird.

4.5.2 Der Fall T.

Den Eltern von T. wurde von der Vorklassenleiterin eine heilpädagogische Behandlung für den Jungen wegen seines hyperkinetischen Verhaltens empfohlen. T. ist 6 Jahre alt und scheint körperlich altersgemäß entwickelt. Von der Mutter ist zu erfahren, daß er mehr oder weniger regelmäßig einnässe und im übrigen sehr schwierig sei. Sie wisse sich nicht mehr zu helfen.

T. ist ein Adoptivkind. Die Eltern leben in ständigen persönlichen Spannungen. Die Mutter ist mit dem Jungen gerade aus der gemeinsamen Wohnung ausgezogen. Sie hat große Ängste, daß der Vater ihr das Kind wegnehmen will. Der Junge selbst ist in der Beratungssituation in hohem Grade verhaltensauffällig. Er zeigt sich extrem unruhig und kann sich mit den angebotenen Materialien keine Minute beschäftigen. Er fordert die ständige Aufmerksamkeit seiner Mutter und macht ein Gespräch mit ihr fast unmöglich. Auf den ersten Eindruck hin, scheint es ein Kind zu sein, dem es gut täte, eine Weile dem elterlichen Spannungsfeld entzogen zu sein, möglicherweise z. B. durch einen Aufenthalt in einer kinderpsychiatrischen Einrichtung.

In der ersten Stunde zum Kennenlernen und zu diagnostischen Beobachtungen zeigten sich im Szenospiel massive Aggressionen. T. hatte das Krokodil die Mutter beißen lassen und bekam davon solche Angst, daß er zu weinen begann und zur Mutter wollte. Während des Spiels war mir seine Art zu sprechen aufgefallen. Die Sätze waren unvollständig. Sie bestanden aus wenigen Wörtern, manchmal nur aus einem Wort. Ich hatte den Eindruck, daß er nicht richtig hörte. Er fragte häufig nach und konnte mich nicht verstehen, wenn ich etwas leiser sprach. Mir fiel weiter, auch unabhängig von diesem Szenospiel, der fragende und oft ängstliche Augenausdruck auf, so daß ich es für notwendig hielt, Informationen vom Kinderarzt einzuholen, um mehr über den körperlichen Zustand und u. U. über das emotionale Befinden des Jungen zu erfahren.

Von ihm, der den Jungen seit der Neugeborenenzeit kannte, war zu hören, daß es sich hier um ein hyperkinetisches Kind handele, aus dem, (so wörtlich), »nie etwas werden werden wird«. Er sei schon immer auffällig gewesen, bereits als Baby bei ihm vom Wickeltisch gefallen, auf dem Spielplatz der Schreck aller Kinder und im Kindergarten auch nicht zu ertragen gewesen. Es sei im übrigen ein Kind für die Sonderschule. Es sei alles untersucht worden, Sehen und Hören auch. Alles sei in Ordnung. Ja, das Hören auch. Bei dem

Kind könne man nichts weiter machen. – In der Tat ist mit T. bereits manches unternommen worden. Auch Ritalin war gegeben worden, aber statt zu »beruhigen« hatte dieses Medikament bei T. eher die gegenteilige Wirkung gezeigt.

Ungeachtet dieser Auskünfte empfahl ich, T. in der pädaudiologischen Abteilung der Universitätsklinik untersuchen zu lassen. Es wurden ihm zwei Hörgeräte verordnet!!!

Auf den Gedanken einer Hörbeeinträchtigung war ich durch die Beobachtung von Ts. Verhalten gekommen, seinem ängstlichen Gesichtsausdruck und der Information durch die Mutter, daß T. seit seiner Babyzeit unter Erkältungskrankheiten gelitten habe, die immer von Mittelohrentzündungen begleitet gewesen waren. Nach Auskunft von Dr. P. Gabriel, HNO-Arzt in Göttingen, der sich insbesondere mit Auswirkungen früher Erkrankungen im Bereich des akustischen Apparates auf die Sprachverarbeitung und Sprachbenutzung beschäftigt, können Mittelohrentzündungen, die in der Säuglings- und Kleinkindzeit gehäuft auftreten, nicht nur spätere Sprachprobleme begünstigen sondern auch Verursacher von Beeinträchtigungen der räumlichen Wahrnehmung und vor allem massiver Verhaltensstörungen sein.

Diese Kenntnis war ein Schlüssel zum Verständnis des Jungen und eine wichtige Grundlage für die neuropsychologisch-heilpädagogische Behandlung. Nun war zu verstehen, warum T. Gegenstände nicht aus der Hand *legen* konnte sondern *werfen* mußte. Das Hören beim Hinlegen ist nämlich zusätzlich zur taktil-kinästhetischen Empfindung als Rückmeldung an dem Vorgang des Ablegens beteiligt. Jetzt, seit T. Hörgeräte trägt, kann er seine Handlung auch über das Gehör kontrollieren und legt nun die Gegenstände behutsam hin. Das Geräusch beim Hinwerfen ist als Bestätigung nicht mehr wichtig.

Auch manche seiner Verhaltensauffälligkeiten lassen sich auf dem Hintergrund der Hörbeeinträchtigung erklären. So hat T. große Probleme, eine Anweisung, die ihm gegeben wird, in Handlung umzusetzen. Er funktioniert Aufträge häufig nach seinem Willen um und es macht dann den Eindruck, als *wolle* er nicht ge *horchen*. Möglicherweise ist dieses Verhalten aber im Laufe der kindlichen Entwicklung eine Art von Selbsthilfe gewesen. Ehe er gar nicht weiß, was und wie er etwas tun soll, hilft er sich damit, daß er das, was er verstanden hat, in seinem Sinne ausführt. Mit der Zeit können solche Selbsthilfen zu Haltungen werden, die das Zusammenleben erheblich erschweren. Freilich werden immer noch andere Bedingungen an derartigem Verhalten beteiligt sein, wie hier in diesem Falle auch. Zum einen waren sich die Eltern in ihrem Erziehungsstil in keiner Weise einig. Zum anderen trugen sie ihre Konflikte, ohne es zu wollen und sich dessen bewußt zu sein, über den Jungen aus.

Es wäre sicher noch einiges zu diesem Kind und seinen Problemen im Lernen und Verhalten zu sagen. Aber das würde den Rahmen dieser Fallbeschreibung zu sehr ausdehnen. Nur so viel zum Stand der augenblicklichen Entwicklung:

T. zeigt, daß er ein zumindest durchschnittlich begabtes Kind ist. Er wird eine Sprachheilschule besuchen aber das nicht so sehr wegen Sprachauffälligkeit, – die Sprache hat sich nach der Verordnung der Hörgeräte sehr bald gebessert –, sondern darum, weil diese Schule kleine Klassen hat. Die Bedürfnisse eines Kindes mit Wahrnehmungsstörungen können in einer kleinen Klasse und in einer Schule mit therapeutischen Angeboten besser befriedigt werden als in einer »Normalschule«.

Die Eltern, denen das Kind sehr am Herzen liegt, sind bemüht, ihr Verhältnis zueinander zu klären und dem Kind einen haltgebenden Rahmen zu bieten. Insgesamt ist T. ein anderes Kind geworden. Er ist auf einem guten Weg, wenngleich er sicher noch eine Weile heilpädagogische Hilfe braucht.

4.6 Auswirkungen der Zweisprachigkeit auf die Sprachbenutzung

Wie schwierig in einzelnen Fällen die Beurteilung der Leistungsfähigkeit eines Schülers und seiner partiellen Lernschwächen sein kann und wie gründlich bei einer Untersuchung dabei vorgegangen werden muß, wird auch bei teilleistungsschwachen zweisprachig aufwachsenden Kindern deutlich.

Kinder mit Teilleistungsschwächen im Bereich der Sprachbenutzung können durch das zu frühe Erlernen einer zweiten Sprache zusätzlich belastet werden. Während ein Kind mit einem gut konstituierten Gehirn problemlos mehrsprachig aufwachsen kann und im allgemeinen nur Vorteile davon hat, wird ein teilleistungsschwaches Kind keine Sprache richtig lernen. Es mag dann zwar so scheinen, als spräche und verstehe es die Umgangssprache wie seine Muttersprache, genaueres Beobachten weist aber aus, wie eingeschränkt das Verständnis in beiden Bereichen ist.

Zum gegenwärtigen Zeitpunkt wird das zu einem Problem für die Schulpädagogik in vielen Ländern. Allerdings wird es in seinem ganzen Umfang noch gar nicht gesehen. Wir ermöglichen zwar für die betroffenen Kinder zusätzlichen Unterricht in der Landessprache oder in anderen Fällen in der Muttersprache, aber das reicht bei weitem nicht aus, es sei denn, das häusliche Umfeld bietet genügend Sprachanregung und Sprachförderung. Das ist jedoch nur bei einem kleinen Teil der zweisprachig aufwachsenden Kinder der Fall, und selbst dann hängt der Erfolg von vielerlei Voraussetzungen ab.

In den USA ist man dazu übergegangen, nicht-englisch-sprechenden Kindern das Lesen und Schreiben in ihrer Muttersprache beizubringen. Englisch wird als Zweitsprache gelehrt. Nach den Erfahrungen mit teilleistungsgestörten zweisprachig aufwachsenden Kindern erscheint dieses Vorgehen sinnvoll.

4.6.1 Der Fall H.

Daten aus der Lebensgeschichte

Familie: Beide Eltern sind zwischen 30 und 40 Jahre alt. Ihre Sprache ist Deutsch mit österreichischem Akzent. Beide sind Akademiker. In der Familie des Vaters kommt gehäuft Linkshändigkeit vor, der Vater selbst ist Linkshänder, schreibt aber rechts.

Schwangerschaft und Geburt: Die Schwangerschaft war ohne Komplikationen verlaufen, die Geburt erfolgte zum errechneten Termin. Wegen schwacher Wehentätigkeit und unregelmäßiger Herztöne des Kindes wurde ein Kaiserschnitt vorgenommen. Die Hautfarbe des Neugeborenen war auffallend blaß.

Säuglings- und Kleinkindzeit: H. war sehr lebhaft und hat wenig und unruhig geschlafen. Er lief mit 11 Monaten. Mit 1 1/2 Jahren hatte er eine Allergie, mit 3 Jahren mehrere Mittelohrentzündungen Als H. mit 4 Jahren in den Kindergarten kam, war er dort im Vergleich zu den anderen Kindern in seiner geistigen Entwicklung voraus. H. hat eine 3 Jahre jüngere Schwester.

Sprachentwicklung: H. wurde in New York geboren. Danach lebte er mit seinen Eltern in Marokko. Von 1 1/2 bis 4 Jahren betreute ihn ein arabisches Kindermädchen, das mit ihm Arabisch und Französisch sprach. Die Eltern sprachen mit ihm Deutsch. In Marokko besuchte H. einen amerikanischen Kindergarten, danach eine amerikanische Schule, nach der Umsiedlung der Eltern nach Österreich auch dort eine amerikanische Schule. Mit 9 Jahren wurde er in eine süddeutsche Schule umgeschult, da die Eltern nun für längere Zeit in der BRD bleiben wollten.

Verhaltensbeobachtungen durch die Eltern[40]

Sprachauffälligkeiten	Mögliche Interpretation
H. Spricht zu schnell und undeutlich, verschluckt Wortendungen; wiederholt Wörter und Satzteile öfter, wie, um erst zu überlegen, was er eigentlich sagen will oder, wie der Satz weitergehen soll; wird daher oft schlecht verstanden.	Taktil-kinästhetische Beeinträchtigungen im Mundbereich; das Verschlucken von Wortenden liegt u.U. auch daran, daß diese auditiv nicht differenziert genug wahrgenommen werden; durch ungenaue Aufnahme von Sprache erfolgt ungenaue Speicherung, und so kann es zu Abrufschwierigkeiten kommen.

40 Anhand eines Informationsbogens (Anhang)

Motorische Ungeschicklichkeit

H. ist geschickt bei den »meisten« Tätigkeiten, vor allem, wenn sie technischer Natur sind; auffallend dagegen fahrige und nicht richtig abgeschätzte Handbewegungen, besonders bei Tisch; (um seinen Platz herum ist es stets unordentlich). H. wirft häufig etwas um, der Mund ist immer verschmiert.

Taktil-kinästhetische Wahrnehmungsstörung von Hand und Auge; Auge-Hand-Koordination beeinträchtigt vor allem bei mittlerer Distanz. Kleinräumige Tätigkeiten gelingen, Bewegungen, die mehr Raum erfordern, werden fahrig.

Schlafstörungen

H. schläft seit jeher unruhig, wirft sich im Schlaf hin und her.

Angstzustände

H. hat Angst vor dem Versagen in der Schule oder vor Klassenkameraden.

Intelligente teilleistungsschwache Kinder leiden besonders unter ihrem partiellen Versagen und darunter, daß sie nicht den ihnen gemäßen Platz in der »Rangordnung« der Klassenkameraden einnehmen können.

Bedrückte Stimmungslage

H. weint an manchen Tagen besonders leicht, ist dann auch sehr reizbar- und generell unzufrieden. Offensichtlich ist dieser Zustand wesentlich von der sozialen Anerkennung durch seine Klassenkameraden abhängig, so wechselnd wie diese Situation ist auch seine Stimmungslage.

Einordnungssschwierigkeiten

H. ordnet sich einerseits zunächst sehr leicht ein. Die Lehrer fühlen sich aber häufig durch ihn gestört, da er Dinge »nicht im Gleichtakt« macht, tanzt gerne aus der Reihe, kommt nach der Pause manchmal zu spät in den Unterricht.

Beeinträchtigungen im Verstehen von Aufträgen und Umsetzen von Anweisungen in Bewegung; Kinder mit Teilleistungsschwächen in diesem Bereich suchen sich Gründe, mit denen sie ihre Verzögerungen legitimieren.

Übertriebene Eifersucht

H. steht in ständiger Rivalität zu seiner Schwester.

Geschwisterrivalität ist ein bekanntes Phänomen bei Kindern, die nur wenige Jahre auseinander sind. Kinder mit Teilleistungsstörungen zeigen eine geringere Belastbarkeit in bezug auf Konkurrenz mit einem nachgeborenen Geschwister als »normale« Kinder.

Übertriebene Kontaktsuche	
H. spricht ungehemmt Leute an, auch Fremde.	Hier fehlen möglicherweise Antizipation und Phantasie, um die Wirkung des eigenen Verhaltens einschätzen zu können.
Übergefügigkeit, Weichheit, Unfähigkeit, sich durchzusetzen	
Hier gehen die Meinungen der Eltern auseinander, nach Aussagen der Mutter hat H. viele gute Ideen, gibt originelle Anregungen beim Spielen, ordnet sich aber sehr leicht den Wünschen und dem Verlangen anderer Kinder unter. Setzt seine Wünsche nicht durch, vermeidet den Kontakt mit Kindern, die sich immer durchsetzen wollen, spielt am liebsten mit Jüngeren.	Selbstvertrauen und Selbstbewußtsein sind nicht genügend entwickelt.

Psychologische Untersuchungen: In einer Erziehungsberatungsstelle war der Hamburg Wechsler Intelligenztest HAWIK (alte Form) durchgeführt worden. Er wies in allen Untertests gute bis überdurchschnittliche Leistungen aus, allein das Rechnerische Denken war im Verhältnis zu den übrigen Ergebnissen nur durchschnittlich. Im Verbalteil erreichte H. 110 und im Handlungsteil 118 Punkte. Die Rechtschreibleistungen ergaben nach dem DRT 3 für die Altersnorm einen Prozentrang von 16 bis 20. Die Werte müssen aber im Verhältnis zu der Umschulung bzw. dem kurzzeitigen Besuch einer deutschsprachigen Schule gesehen werden.

Diagnostische Beobachtungen und Beurteilung

Auffallend sind leichte Beeinträchtigungen feinabgestimmter senso-motorischer Leistungen im Hand- und Mundbereich, die auf eine Schwäche der taktil-kinästhetischen Wahrnehmung schließen lassen. So werden feine Unterschiede in der Mund- und Zungenstellung bei ähnlich zu bildenden Lauten (wie i und e) nicht immer deutlich genug gefühlt, an Wortenden häufig ein n statt m benutzt (mit einen Schlauch). Der Mund steht meistens etwas offen und zwischen Zähnen und Lippen bildet sich ein Spuckepfützchen. Möglicherweise ist die verminderte taktil-kinästhetische Wahrnehmung auch dafür der Grund. Das Kind fühlt nicht deutlich genug, ob es den Mund offen hat oder die Lippen geschlossen sind[41].

41 Bei dieser Vermutung sollte eine Erschwerung der Nasenatmung (evtl. durch Polypen) abgeklärt und ausgeschlossen sein.

Die Feinmotorik der Hand und die Auge-Hand-Koordination sind ebenfalls beeinträchtigt. H. hat Schwierigkeiten, beim Schreiben auf der Zeile zu bleiben, Anfang und Ende einer Zeile werden nicht beachtet, Zahlen passen nicht in die Rechenkästchen hinein. Die Größen der Buchstaben werden nicht eingehalten. Rundungen machen Mühe. Das Kind bedient sich, wenn es darf, mit Vorliebe der Computerschrift, weil es dadurch seine graphomotorischen Schwierigkeiten umgehen kann. Außerdem wird, wann immer es geht, ein Lineal benutzt und freies Zeichnen vermieden.

Auch im auditiven Bereich zeigen sich feine Störungen, die besonders die Lautdifferenzierung betreffen. Sie sind aber so geringfügig, daß eine Untersuchung beim HNO-Arzt ohne Befund ist. Möglicherweise wurden sie durch häufige Mittelohrentzündungen im Alter des Spracherwerbs begünstigt. Außerdem mußte das Kind in diesem Zeitraum 4 Sprachen lautlich unterscheiden lernen. Ein funktionelles System mit einem auditiven Apparat, der nicht einwandfrei »funktioniert« und wo zusätzlich im sprechmotorischen Bereich noch taktil-kinästhetische Störungen vorliegen, wird damit überfordert. Die Überlastung der »sprachlichen Kanäle« führt schließlich zu einer Abrufschwäche, und es hat den Anschein, als ob der Groschen eine Weile braucht, um zu fallen oder auf dem umgekehrten Weg ein Wort oder ein Satz nicht schnell genug abgerufen werden kann.

Das Überkreuzen der Mittellinie wird vermieden. H. dreht beim Zeichnen ständig das Blatt und zieht Striche am liebsten von oben nach unten.

Das Selbstvertrauen, die Selbständigkeit und das Selbstbewußtsein dieses Jungen waren stark von dem Gefühl einer Unterlegenheit anderen Kindern gegenüber beeinflußt. H. spürt seine Teilleistungsschwächen sowohl im Bereich des schulischen Lernens wie im sozialen Kontakt. Auch die Distanzlosigkeit Fremden gegenüber kann eine Folge fehlender »Feineinstellung« sein. Die kommunikativen Signale werden nicht richtig wahrgenommen und nicht richtig eingeschätzt. Das Verhalten erscheint dementsprechend häufig unangemessen. Vor diesem Hintergrund ist auch die Eifersucht gegenüber der jüngeren Schwester zu verstehen, die alle diese Schwierigkeiten nicht hat und zudem noch in der Position der Jüngeren bevorzugt erscheint.

Wenngleich sich die Probleme dieses Kindes bereits in der amerikanischen Schule abzuzeichnen begannen, traten sie mit dem Wechsel in die deutsche Schule deutlicher hervor. Leider hatte die Lehrerin für dieses Kind und seine besonderen Schwierigkeiten überhaupt kein Verständnis. Sie verstärkte diese eher noch durch erhöhte Anforderungen und gelegentliches Bloßstellen. Die Stärken, die H. durch seine vielseitigen internationalen Erfahrungen auch aufzuweisen hatte, konnte sie weder für den Unterricht nutzbar machen und noch weniger, um das Kind aufzubauen und zu stützen. Der Junge zeigte mehr und mehr depressive Verstimmungen, die schließlich der Anlaß für eine therapeutische Beratung wurden.

Was konnte für H. getan werden? Immer sind eigentlich zwei Maßnahmen notwendig: Einmal muß entlastet werden, sofern das geht, und zum anderen muß aufgebaut werden. Letzteres auch wiederum in zwei Bereichen: dort, wo sensorisch-motorische oder sensorisch-integrative Dysfunktionen vorliegen mit Hilfe entsprechender Übungsangebote oder Übungsgelegenheiten, und wo sich bereits emotionale Auswirkungen zeigen, muß zunächst über eine tragfähige Beziehung das Selbstvertrauen und das Selbstbewußtsein entwickelt oder gefestigt werden.

Zur Entlastung für H. wurde zunächst eine schulorganisatorische Maßnahme getroffen. Der Junge wurde in ein ihm vertrautes Milieu gebracht, nämlich in eine private amerikanische Schule. (Die örtlichen Gelegenheiten und die finanzielle Lage der Eltern machten das möglich.) Dort konnte er auf dem aufbauen, was er bisher gelernt hatte. Zwar wird in dieser Schule nicht gerade wenig verlangt, aber der Unterricht ist sehr individualisiert, so daß es immer Bereiche gibt, in denen das Kind einen Ausgleich finden und seinen Möglichkeiten entsprechend Leistungen erbringen kann.

Als therapeutische Maßnahme zum Aufbau der Persönlichkeit und der Förderung von Wahrnehmungsbereichen, in denen Teilleistungsschwächen vorliegen, wurde eine Behandlung bei einer Krankengymnastin begonnen. Allerdings handelt es sich hierbei nicht um Krankengymnastik im eigentlichen Sinne. Die Therapeutin hat eine Ausbildung als Diplom-Pädagogin, in Psychotherapie (Individualtherapie) und in Funktioneller Entspannung[42] und bringt so, zum Glück für diesen Jungen, Voraussetzungen mit, die Bewegung und Wahrnehmung im Sinne von Psychomotorik ganzheitlich verbinden. Für alle weiteren sensorisch-integrativen Übungen wurde die Mutter angeleitet, dem Kind »Übungen des täglichen Lebens« (ein Ausdruck MONTESSORIS) zu ermöglichen. Das bedeutet, Erfahrungen durch Tun und Mithelfen, z.B. im Haushalt und Garten machen zu lassen und dem Kind nicht alles abzunehmen, was nach praktischer Arbeit aussieht. Häufig werden die Kinder in unserer technisierten Welt um die konkreten Erfahrungen aus ihrer nächsten Umgebung und damit um sensomotorische Übungen gebracht und verkümmern in diesem Bereich, während sie kognitiv überladen werden. So verlieren sie die Beziehung zu ihrem Körper, zu den »Objekten«, und Selbstvertrauen, Selbstbewußtsein und Selbstkontrolle können sich weniger gut entwickeln. Folglich wird jegliche zusätzliche Belastung, auch solche aus dem sozialen Umfeld, schlecht vertragen.

---

42 Funktionelle Entspannung nach FUCHS

Zusammenfassend läßt sich sagen, daß bei diesem Jungen mehrere ungünstige Faktoren zusammenkommen, welche die Auffälligkeiten im Lernen und Verhalten erklären können:

1. Die Komplikationen während der Geburt,
2. der Umgang mit vier Sprachen während des Spracherwerbs,
3. die Mittelohrentzündungen im 3. Lebensjahr,
4. die Wahrnehmungsstörungen im taktil-kinästhetischen Bereich von Hand und Mund,
5. die Geburt einer Schwester,
6. der mehrfache Wohnwechsel und der mehrfache Schulwechsel.

Vorsichtig ausgedrückt könnte man annehmen, daß die Komplikationen während der Geburt sich nicht in dem Maße in Form von Teilleistungsstörungen hätten auswirken müssen, wäre das Kind einsprachig aufgewachsen. Für H. waren die 2., 3. und 4. Sprache zu einem so frühen Zeitpunkt eine zusätzliche und zu große Belastung. Scheinbar konnte er aufgrund seiner Intelligenz diese Belastung eine Zeitlang durchstehen, aber an seinem Verhalten zeigte sich nun, daß er seelisch litt und in depressive Verstimmungen auswich. Die Teilleistungsstärken, die er z.B. durch seine vielfältigen internationalen Erfahrungen auch aufzuweisen hatte, konnte er im Rahmen der deutschen Schule nicht nutzen. Sie sonderten ihn eher aus, als daß sie zum Aufbau seines Selbstbewußtseins beitrugen. Ein weiterer wichtiger Faktor ist sicher die Geburt der Schwester. Kinder mit Teilleistungsschwächen sind anfälliger in bezug auf Konkurrenz. Die Geburt eines Mädchens in der Zeit, wo der Junge nach psychoanalytischem Denkansatz mit dem Vater um die Gunst der Mutter wetteifert, kann zusätzlich belastend wirken. Durch den mehrfachen Orts- und Schulwechsel mußte sich H. häufig umstellen. Das Aufnehmen von Beziehungen zu Gleichaltrigen und Gleichsprachigen konnte nicht genügend eingeübt werden. Überall war er der Andere und stand wieder in Konkurrenz.

Die günstigen Umstände für H. waren, daß er in einer Familie lebt, die sensibel genug ist, die Bedrücktheit des Kindes wahrzunehmen und sich Rat zu holen und die die finanziellen Mittel hat, eine Umgebung für das Kind zu schaffen, die ihm hilft.

Die therapeutischen Maßnahmen, die getroffen wurden, hatten offensichtlich Erfolg. Bei einem Gespräch 2 Jahre später äußerte sich die Mutter, daß die Probleme im Bereich der Sprachbenutzung zwar nicht restlos beseitigt wären, H. sich aber in der Schule wohlfühle und »zum Zuge komme«. Durch einen

Wohnungswechsel habe er nun auch Kontakte zu Gleichaltrigen und er wäre ganz zufrieden.

4.6.2 Der Fall J.

Daten aus der Lebensgeschichte

Familie: Beide Eltern sind zwischen 30 und 40 Jahre alt. Der Vater ist Deutscher, von Beruf Arbeiter. Die Mutter ist Spanierin, von Beruf Friseuse, umgeschult zur Kontoristin. Für den Vater ist es die 2. Ehe. Ein erwachsener Sohn aus erster Ehe lebt außer Haus. J. hat zwei ältere und einen jüngeren Bruder, der zur Zeit J.'s Einschulung geboren wurde. Die Familie lebt in einem geräumigen, modernen, eigenen Haus. Der Vater ist unregelmäßig beschäftigt, zeitweise alkoholabhängig, die Mutter berufstätig.

Schwangerschaft und Geburt: Die Schwangerschaft verlief normal. Die Geburt erfolgte 3 Wochen vor dem errechneten Termin, aber ansonsten ohne Komplikationen.

Säuglings- und Kleinkindzeit: Vom 3. bis 9. Monat mußte J. wegen einer Hüftgelenksdysplasie eine Spreizhose tragen. Er war täglich längere Zeit im Laufstall. Beim Laufenlernen gab es offensichtlich Probleme, denn es wurde ein Gehstuhl benutzt. J. war sehr ängstlich. Mit 15 Monaten kam er nach Spanien zu seinen Großeltern, die Großmutter soll Deutsch sprechen. Die Umstellung fiel ihm schwer. Er hat vor dem Einschlafen viel geschrien. Während des dreimonatigen Aufenthaltes kam es mehrmals zu Mittelohrentzündungen mit hohem Fieber. Mit 18 Monaten kam J. nach Deutschland zurück zu den Eltern. Über Tag versorgte ihn eine Pflegemutter. Wenn sie ihn zu sich abholte, sei er »sehr zornig« gewesen.

Mit 2,7 Jahren wurde J. für 4 Monate wieder zur Großmutter geschickt und besuchte dort unter täglichem aber nutzlosem Protest den spanischen Kindergarten. Nach diesem Aufenthalt hat er wieder eingekotet.

Mit 3 Jahren kehrte er zurück zu den Eltern. Bei einem 4-tägigen Krankenhausaufenthalt wegen Entfernung der Polypen ist den Schwestern aufgefallen, daß sich das Kind merkwürdig verhielt und daß es die deutsche Sprache weder verstehen noch sprechen konnte. Im Kindergarten, gegen den er sich wieder verzweifelt wehrte, fiel er als verhaltensgestört auf.

Sprachentwicklung: J's Vater spricht hessischen Dialekt, die Mutter Deutsch mit Akzent und grammatischen Fehlern[43]. Zumindest die Mutter kann nicht

43 Auch im Gespräch über J. ergibt sich bisweilen der Eindruck, als verstünde sie nicht immer genau.

als Sprachvorbild für den Jungen angesehen werden. Aus der Entwicklungsgeschichte geht hervor, wie bis zum 3. Lebensjahr der Erwerb der Sprache durch den ständigen Wechsel verschiedensprachiger Bezugspersonen beeinträchtigt wurde. Das hat zu einer Sprachentwicklungsverzögerung geführt, die in ihrem Ausmaß von keiner Seite erkannt, geschweige denn behandelt wurde.

Da vom sozialen Umfeld her wenig Anregung für die intellektuelle Entwicklung kam, konnte sich das geistige Potential J's nicht entfalten. Das zeigte sich sehr deutlich nach dem Besuch der Vorklasse im 1. Schuljahr. Es bestand ein erheblicher Rückstand in der Sprachentwicklung, dem »Umweltwissen« und dem begrifflichen Denken. Lehrer wie Erzieherinnen des Kinderhortes hielten den Jungen für lern-, wenn nicht sogar geistig behindert.

Die Mißverständnisse und Fehlinterpretationen, die es bei einem derart eingeschränkten Sprachverständnis geben kann, prägen einen großen Bereich des gesamten Verhaltens und können durchaus zum Erscheinungsbild einer Lernbehinderung führen. Und da Sprache immer Kommunikation bedeutet und gestörtes Sprachverständnis gestörte Kommunikation bedingt, kann ein so verhaltensauffälliges Kind für Elternhaus, Hort und Schule zu einer erheblichen Belastung werden. Es ist verständlich, wenn versucht wird, mit einer Überweisung in die Sonderschule für Lernbehinderte das Problem für den Lehrer zu lösen. Ob sich damit auch das Problem für das Kind löst, ist die Frage. Dieses war auch der Anlaß für das Gespräch mit der Mutter und die weiteren psychologischen, sprachheilpädagogischen und medizinischen Untersuchungen.

Verhaltensbeobachtungen von seiten der Mutter und der Lehrerin	*Mögliche Interpretation*
Einnässen	
J. war bis zum Ende des 8. Lebensjahres Bettnässer. Eine 6-wöchige Kur brachte keinen Erfolg. Das Bettnässen wurde schließlich mit einer Klingelhose beseitigt.	Aus den Verhaltensbeobachtungen geht hervor, wie nachhaltig sich die vielen Orts- und Personenwechsel auf die emotionale Entwicklung des Kindes ausgewirkt haben.
Allgemeine Ängstlichkeit	
Angstzustände	
J. ist als Kleinkind sehr ängstlich gewesen, zur Zeit nur noch bei besonderen Gelegenheiten, wie z.B. Trennungssituationen.	

Einordnungsschwierigkeiten

Aufsässigkeit, Trotz

J. tyrannisiert die ganze Familie, besonders die Mutter.

Übertriebene Eifersucht

Diese bezieht sich besonders auf den jüngeren Bruder.

Starke Aggressivität

Das Verhalten gegenüber Mutter und jüngerem Bruder wird von ihr als unerträglich geschildert (von der Fürsorgerin bestätigt).

Aufgrund der häufigen Trennung von der Mutter ist die Beziehung zwischen ihr und J. nicht belastbar. Meinungsverschiedenheiten, die womöglich zu sprachlichen Mißverständnissen führen, können nicht angemessen ausgetragen werden. Die Situation lädt sich affektiv auf und Auseinandersetzungen geraten außer Kontrolle. Die Mutter fühlt sich schuldig, hat auch eine kurzzeitige Therapie in einer Erziehungsberatung durchgeführt, aber wieder abgebrochen. Sie ist der Auseinandersetzung mit dem Kind nicht gewachsen.

Erhöhte Reizbarkeit

Geringe Frustrationstoleranz

Die Verhaltensbeobachtungen in der Schule stehen im Gegensatz zu denen der Mutter. J. zeigt sich arbeitsfreudig und in jeder Weise willig und einsichtig. Er ist dankbar für die Zuwendung. Die Verhaltensprobleme entstehen meist durch die beeinträchtigte Sprachbenutzung.

Allgemeines Schulversagen

J. hatte die Vorklasse besucht und die 1. Klasse wiederholt.

Sprachstörungen

Siehe psychologische Untersuchungen.

Schwierigkeiten, einen verbalen Auftrag in Handlung umzusetzen.

J. braucht immer erst eine Weile, bis er den Auftrag verstanden hat. Ist das Sprachverständnis gesichert, geht das Umsetzen in Handlung ohne Probleme vor sich.

Psychologische Untersuchungen

Der Hamburg Wechsler Intelligenz Test HAWIK wies in den meisten Untertests unterdurchschnittliche Ergebnisse auf außer im Verbalteil im Untertest Rechnerisches Denken und im Handlungsteil im Zahlensymboltest. Insgesamt ergaben sich folgende Werte: Verbalteil IQ 80, Handlungsteil IQ 96, Gesamtwert IQ 85.

Im Psycholinguistischen Entwicklungstest PET fielen alle Untertests unterdurchschnittlich aus bis auf den Untertest Gegenstände beschreiben und Objekte finden. Auffallend sind die Ergebnisse: Laute Verbinden, Wörter Ergänzen, Grammatiktest, Sätze Ergänzen und Symbolfolgen-Gedächtnis mit jeweils Prozentrang 0.

Im Frostig Entwicklungstest der visuellen Wahrnehmung FEW waren alle Ergebnisse durchschnittlich bis überdurchschnittlich außer dem Untertest Beziehungen im Raum.

Folgende Beeinträchtigungen lassen sich aus den obigen Untersuchungen vermuten:

Beziehungen im Raum:	als Ergebnis im FEW und im Mosaik-Test des HAWIK
Verbales Gedächtnis:	als Ergebnis des Zahlennachsprechens im HAWIK und im Zahlenfolgen-Gedächtnis im PET
Seriale Leistungen:	als Ergebnis im Untertest Symbolfolgen-Gedächtnis und Zahlenfolgen Gedächtnis im PET, Bilderordnen im HAWIK
Sprachbenutzung:	als Ergebnis in den Untertests Allgemeines Wissen, Allgemeines Verständnis, Gemeinsamkeiten finden und Bilderordnen im HAWIK. Wortverständnis, Wörter Ergänzen und Laute Verbinden im PET.

Die Auffälligkeiten im sprachlichen Bereich wurden durch eine Sprachüberprüfung durch einen Sprachheillehrer ergänzt, um die Möglichkeit einer Umschulung auf die Sprachheilschule abzuklären.

Die Überprüfung ergab: Regelrechte Lautbildungen bei der Einzelwortprüfung. In der Spontansprache Verstammelungen mehrsilbiger Wörter, Vertauschungen oder Verwechslungen ähnlichgebildeter Laute, den Gebrauch ähnlichklingender für eigentlich passende Wörter wie z.B. verschüttelt statt verschüttet.

Dysgrammatismus

Unsichere Lautunterscheidungsfähigkeit bei m/n, g/k, d/t, sch/s/f. Vertauschung oder Ersetzung ähnlichgebildeter Laute bei der Nachsprechprobe sinnfreier Silben, vermutlich aufgrund einer phonematischen Differenzierungsschwäche.

Obwohl die Ergebnisse der Sprachüberprüfung auf die Notwendigkeit einer Sprachheilbetreuung hinwiesen, wurde von einer Übernahme in die Sprachheilschule zunächst abgesehen. Die Ergebnisse von HAWIK und PET, wenngleich beeinflußt durch die Beeinträchtigung der Sprachbenutzung, wurden als Grenzwerte zur Lernbehinderung interpretiert, und so sollte vorerst unter der Voraussetzung außerschulischer und schulischer Betreuung die weitere Entwicklung des Kindes abgewartet werden, zumal die Mutter zu einer Umschulung derzeit nicht bereit war.

Medizinische Untersuchungen

Ergänzend wurde J. von einem Kinderarzt neurologisch untersucht. Dabei stellte sich heraus, daß das Kind bereits zu einem früheren Zeitpunkt wegen Unruhezuständen kinderpsychiatrisch untersucht worden war. Dabei hätten sich keine Auffälligkeiten ergeben. Auch eine EEG-Ableitung und ein Computer Tomogramm seien ohne Befund gewesen. Unterlagen darüber waren jedoch von der Klinik nicht zu erhalten. Der Befund der derzeitigen Untersuchung ergab: Geringe neurologische Auffälligkeiten mit angedeuteten mangelnden Gleichgewichtsreaktionen und gering gestörter Feinmotorik, fehlerhafte Satzbildung und Dysgrammatismus, insgesamt den Verdacht auf eine minimale cerebrale Dysfunktion.

Interpretation der Untersuchungsergebnisse und der Lebensgeschichte

Alle Testergebnisse deuten auf eine zentrale Hörschwäche hin, aufgrund derer es zu einer Beeinträchtigung der Sprachbenutzung gekommen ist. Diese Hörschwäche in Verbindung mit mangelhaften Sprachvorbildern und der sprachlich häufig wechselnden Umgebung zur Zeit des Spracherwerbs kann zu einer Sprachschwäche und schließlich zu einer Sprachentwicklungsverzögerung geführt haben.

Wie weit emotionale Störungen dabei mit eine Rolle spielen, läßt sich nur vermuten. Wir wissen nicht, ob das Kind erwünscht war, wie sich die ersten 15 Monate zwischen Mutter und Kind abspielten und auch nicht, wie weit die Mutter durch die Familie und den zeitweise alkoholabhängigen Mann seelisch belastet war.

Sie selbst macht sich Vorwürfe. Sie leidet unter dem derzeitigen Verhalten des Jungen, auch darunter, daß es Probleme im schulischen Lernen gibt. Sie sucht Hilfe bei allen zur Verfügung stehenden Stellen wie Jugendamt, Erziehungsberatung und Schulpsychologen, damit die Kosten für eine Behandlung übernommen werden. Die Beziehung zwischen ihr und dem Jungen scheint schwer gestört zu sein, zumal noch der jüngere Bruder da ist, der für J. eine große Konkurrenz bedeutet. J. würde von sich aus gerne in ein Heim gehen.

Im krassen Gegensatz zu seinem Verhalten in der Familie steht sein Verhalten in der Schule. Er fühlt sich dort wohl und ist eifrig und lernbegierig.

Die Beeinträchtigung der auditiven Wahrnehmung, die sicher nicht nur die zentrale Verarbeitung, sondern während katarrhalischer Erkrankungen vermutlich auch das periphere Hören betrifft, wirkt sich, wie beschrieben, in so vielfältiger Weise aus, daß die gesamte intellektuelle Entwicklung davon betroffen sein kann. Da J. sich weitgehend selbst überlassen war und wegen der emotionalen Blockaden auch die Anregungen des Kindergartens nicht ausschöpfen konnte, zeigt er in vielen Bereichen seiner kognitiven Entwicklung große Lücken. Die Testergebnisse könnten deshalb auch auf eine allgemeine Lernbehinderung hinweisen.

Ob sich bei J. die Beeinträchtigungen der auditiven Wahrnehmung auch auf die Wahrnehmung der Beziehungen im Raum auswirken, kann nicht mit Sicherheit gesagt werden. Im allgemeinen wird die Raumwahrnehmung ganz wesentlich vom Hören mitbeeinflußt. In jedem Fall ist ein funktionsfähiges Vestibularsystem mit seinen Verbindungen zum Kleinhirn für die Wahrnehmung der Beziehungen im Raum entscheidend. Wenn im Befund des Kinderarztes von angedeuteten mangelhaften Gleichgewichtsreaktionen die Rede ist, könnten leichte Dysfunktionen in diesem System vermutet und damit die Störungen der Raumbeziehung erklärt werden.

Raumbeziehung ist Beziehung zwischen Objekten. Sie entwickelt sich aus den frühesten Beziehungen, die ein Kind eingehen kann, der Beziehung zur Mutter und dann der Beziehung zu sich selbst. Wo hier Störungen vorliegen, kann es auch zu Störungen von Beziehungen im Raum kommen.

Sie könnten ihre Ursache aber auch darin haben, daß J. zu wenig Gelegenheit hatte, den Raum zu erobern und Beziehungen zwischen Objekten hinreichend genug wahrzunehmen.

Der Fall J. zeigt, wie das Zusammenspiel und die Wechselwirkung mehrerer ungünstiger Faktoren schließlich zu einer Beeinträchtigung des schulischen Lernens und Verhaltens führen. Als verursachende Faktoren konnten angesehen werden: 1. Der vorzeitige Geburtstermin mit Auswirkungen auf 2. die neurologische Organisation im Sinne sensorisch-integrativer Dysfunktionen, 3. häufige Mittelohrentzündungen, 4. Hörschwäche, 5. mangelhafte Sprachvorbilder, 6. mangelhafte Sprachentwicklung, 7. Trennung von der Mutter und wechselnde Sprachumgebung, 8. emotionale Störungen.

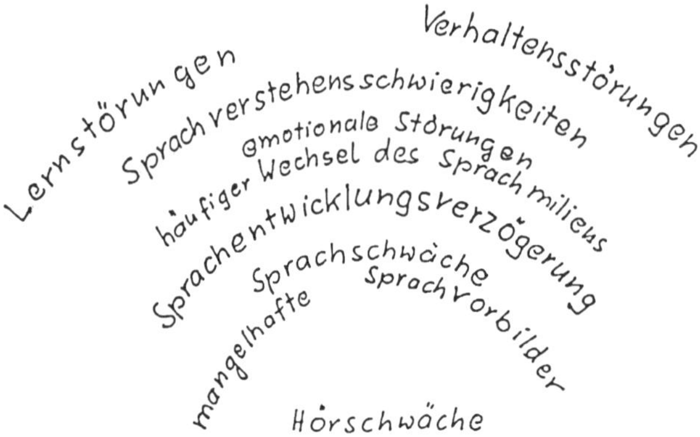

Schema nach Anregung von MEIXNER

Schulische und therapeutische Maßnahmen

Um abzuklären, ob die Lernprobleme des Kindes als Folge der Sprachentwicklungsverzögerung anzusehen seien oder ob generell eine Lernbehinderung vorlag, ließ man J. die 1. Klasse wiederholen, (obgleich er durch den Besuch der Vorklasse ohnehin schon 1 Jahr älter als die Mitschüler war). Er kam zu einer sehr verständnisvollen Lehrerin und konnte den Anforderungen des Unterrichts gut folgen. Unterrichtsbegleitend erhielt er Einzelstunden zur Förderung der phonematischen Differenzierung. Zur Verbesserung des Sprachverständnisses, der Ausdrucksfähigkeit und des sozialen Verhaltens nahm er an einer Spielgruppe teil. Daneben ermöglichte das Jugendamt eine Sprachbehandlung durch einen Sprachheillehrer. Diese Maßnahmen insgesamt haben den Rückstand in der Sprachentwicklung verringert und J. konnte den Anforderungen bis zum Ende der 2. Klasse ausreichend nachkommen. Die immer noch bestehenden Sprachverstehensprobleme werden aber weiterhin ein individuelles Eingehen auf das Kind erforderlich machen. Wie er auf lange Sicht den schulischen Anforderungen gewachsen sein wird, muß abgewartet werden.

Nach elf Jahren

Wie es mit J. weitergegangen ist, konnte durch eine zufällige Begegnung mit der Mutter erfahren werden.

J. war schließlich doch in die Sonderschule für Lernhilfe überwiesen worden.

Er ist jetzt in ständiger psychiatrischer Behandlung teils stationär, teils in einer betreuten Wohngruppe. Am sichersten fühlt er sich aber auf der Station.

Nach Aussage der Mutter wird das Krankheitsbild als Schizophrenie bezeichnet.

Fragen und Überlegungen:

Steht der Ausbruch der Krankheit mit der Lebensgeschichte des jungen Mannes in Zusammenhang?

Haben die Beeinträchtigungen der Sprachverarbeitung und Sprachbenutzung einen Anteil an der Verursachung der Krankheit?

Welche Rolle spielt die familiäre Situation bei der Entwicklung der Krankheit?

Das Krankheitsbild der Schizophrenie ist vielschichtig. Neben neurologisch-organischen Veränderungen werden immer auch Beeinträchtigungen der Kommunikation mit der Familie und dem engeren sozialen Umfeld in Erwägung gezogen. (In der Praxis der Verfasserin ist es der 3. Fall, der den Verdacht eines Zusammenhanges zwischen Beeinträchtigungen im Sprachverständnis und in der Sprachbenutzung im Kindesalter und späterer psychotischer Erkrankung aufkommen läßt.) Von kinderpsychiatrischer Seite wird nicht ausgeschlossen, daß neuropsychologische Beeinträchtigungen (Lempp spricht von Teilleistungsstörungen. Dieser Begriff wurde von der Verfasserin in *neuropsychologische Beeinträchtigungen* geändert, siehe Kap. 3) in weitem Bereich ein Schlüssel zum Verständnis nicht nur von Schulleistungsstörungen sondern auch von Verhaltensstörungen und Neurosen, ja unter Umständen sogar von Psychosen sein können.

5. Teilleistungsschwächen im Bereich der geschriebenen Sprache

Sprachbenutzung bezieht sich auf gesprochene und (in den meisten Kulturkreisen) auf geschriebene Sprache. Das heißt, nach dem Spracherwerb muß die Fähigkeit entwickelt werden, ein visuelles. Symbolsystem, das dem der Sprache übergeordnet ist, zu verstehen und zu benutzen. Wenn es bei gesprochener Sprache neben der taktil-kinästhetischen ganz wesentlich um die auditive Perzeption geht, so ist es beim Lesen und Schreiben die visuelle Perzeption, der besondere Bedeutung zukommt. Und wenn wir den Stellenwert berücksichtigen, den das Erlernen der Kulturtechniken in den Schulen einnimmt, wird deutlich, in welchem Ausmaß die Funktionstüchtigkeit der visuellen Wahrnehmung eine Rolle für die Schulleistung eines Kindes spielt.

Noch immer ist aber der Zusammenhang zwischen Wahrnehmungsstörungen und Lernauffälligkeiten zu wenig bekannt. Eltern werden erst dann aufmerksam, wenn ihr Kind trotz echten Bemühens in der Schule nicht vorankommt. Oft ist es so, daß zunächst dem Lehrer, seinem Unterricht oder seiner Einstellung dem Schüler gegenüber die Schuld am Versagen gegeben wird, da dieser ja sonst nicht »dumm« zu sein scheint. Wenn schließlich die Versetzung gefährdet ist, wird Rat beim Schulpsychologen gesucht und um Hilfe gebeten. Nur ist der Zeitpunkt für eine Behandlung dann meist reichlich spät und häufig, wenn überhaupt, nur noch unter großem Einsatz mit einem Erfolg zu rechnen.

In anderen Fällen ist es der Lehrer, der die Ursache des Lernversagens darin sieht, daß die Eltern sich nicht genug um das Kind kümmern und mit ihm üben. Sicher trifft auch das bisweilen zu. Dem Kind ist aber mit den gegenseitigen Schuldzuweisungen nicht geholfen. Es gerät nur noch mehr unter Druck und in seelische Not und reagiert am Ende mit emotionalen Störungen.

Im Grunde genommen ist es nicht die Aufgabe der Eltern, über die Ursachen partieller Lernstörungen Bescheid zu wissen. Es ist die Aufgabe der Schule, darüber aufzuklären und Hilfen anzubieten, wie das z.T. für Legastheniker bereits geschieht, wenn auch oft nicht mit der erforderlichen Kenntnis und dem nötigen Einsatz. Heute dürfte es nicht mehr vorkommen, daß sich Kinder bis zum vierten Schuljahr, manchmal auch ihre gesamte Schulzeit über, mit unerkannten visuellen oder auditiven Wahrnehmungsstörungen abplagen und an ihren eigenen Fähigkeiten und ihrem Verstand, vielleicht auch an der Liebe der Eltern, zweifeln müssen. Es dürfte auch nicht mehr vorkommen, daß solche Kinder noch zusätzlichen Belastungen ausgesetzt werden, etwa dadurch, daß auch der Lehrer an ihrer Lernfähigkeit zweifelt und im schlimmsten Fall durch Bemerkungen, die das Kind »aufrütteln« sollen, es nach seinem Verständnis eher abqualifizieren und vor den Klassenkameraden bloßstellen.

Die Briefe eines Mädchens (3. Schuljahr Grundschule) an seine Klassenlehrerin zeigen, wie so einem Kind zumute sein kann.

Liebe Frau R., ich möchte, daß ich versetzt werde. Aber ich weiß, daß ich nicht versetzt werde. Ich werde von nun an immer brav sein.

Liebe Frau R., es tut mir leid, daß ich nicht rechnen kann. Aber, wenn Sie es für richtig halten, dann streng ich mich an.

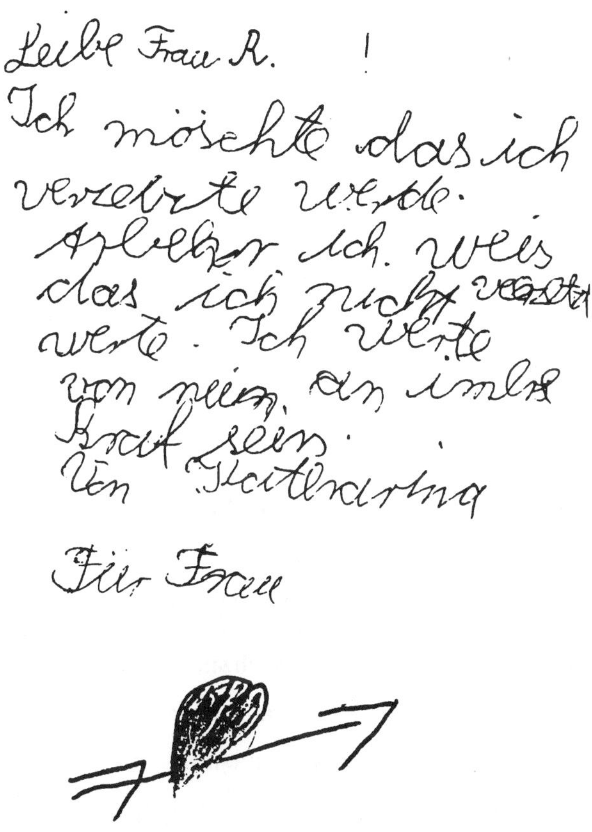
Leibe Frau R. !
Ich möschte das ich
[illegible] werde.
[illegible] ich weis
das ich nicht versetzt
werte. Ich werte
von nein an [illegible]
[illegible] sein.
Von Katharina

Für Frau

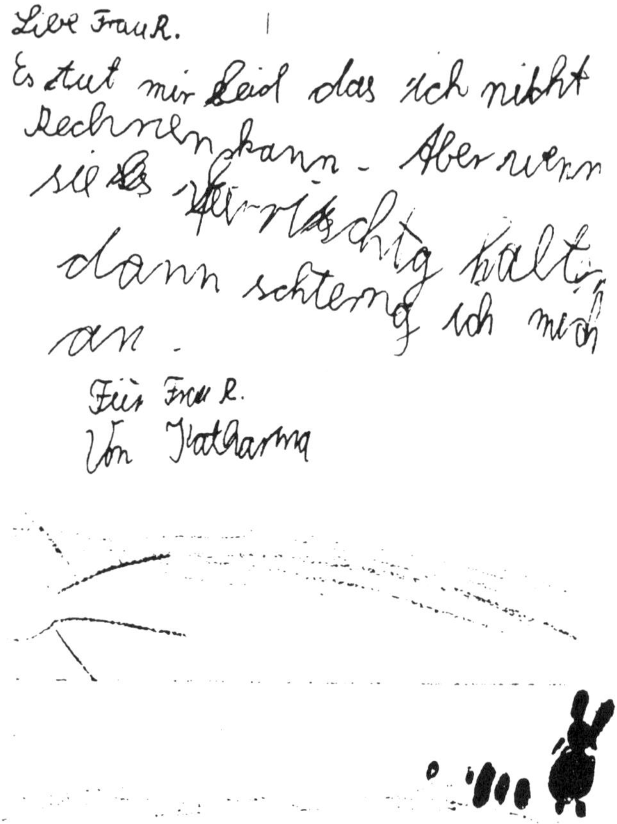

5.1 Geschriebene Sprache: Entwicklung und Funktion

Die Entwicklung von geschriebener Sprache kann unter verschiedenen Gesichtspunkten betrachtet werden. Sie widersprechen sich nicht, sondern stellen Ergänzungen dar, welche die Komplexität der Thematik zu erfassen versuchen. Für den heilpädagogischen Bereich sind drei Sichtweisen hilfreich:

I. Geschriebene Sprache und ihre Voraussetzungen

II. Sprache unter dem Aspekt des Verhaltens

III. Geschriebene Sprache: Aufnahme, Verarbeitung und Ausdruck

Zu I. Geschriebene Sprache (AFFOLTER, 1975)[44]

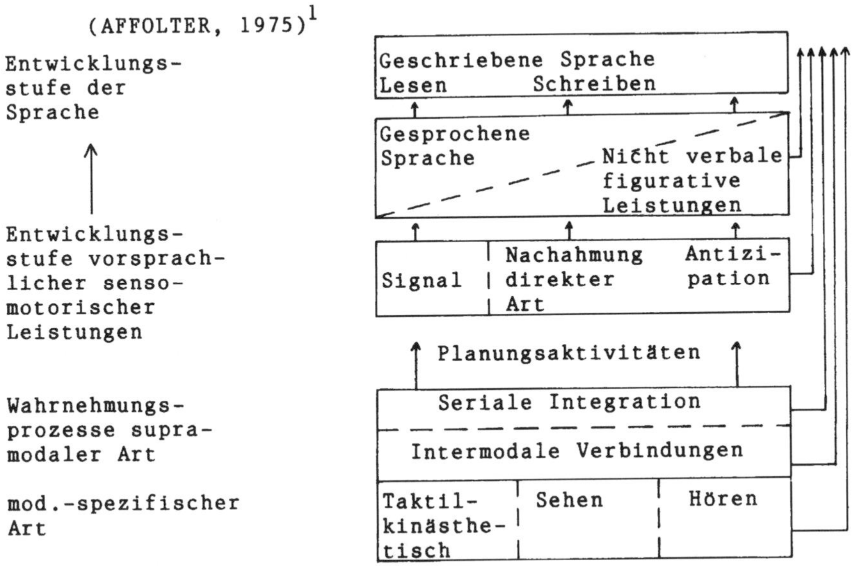

Nach AFFOLTER läßt sich veranschaulichen, wie es über den stufenweisen Aufbau von zunächst elementaren Wahrnehmungsfunktionen intramodaler und intermodaler Art über die Stufe der serialen Integration zur Entwicklung vorsprachlicher und schließlich sprachlicher Fähigkeiten zur geschriebenen Sprache, dem Lesen und Schreiben kommt.

Zu II. Geschriebene Sprache unter dem Aspekt des Verhaltens[45]

MYKLEBUST (in GADDES, 1980) stellt die Entwicklung von gesprochener und geschriebener Sprache ebenfalls in einem hierarchischen Aufbau dar. Die Entwicklung und Aneignung beginnt mit bedeutungsvollen auditiven Erfahrungen und schreitet fort zu motorisch-ausdrucksvollem Verhalten. Im einzelnen unterscheidet er folgende Stadien:

Von der Geburt bis zum 9. Monat hört das Kind Sprache und beginnt ganz allmählich, sie zu verstehen. Es entwickelt eine innere Sprache oder ein begreifendes Verstehen, das im wesentlichen nonverbal ist.

44 Erweitert um geschriebene Sprache, Antizipation und Planungsaktivitäten
45 Ausdrucksweise von GADDES

Bis zum 12. Monat entwickelt sich die Fähigkeit zur auditiven Sprachverarbeitung. Das Kind lernt Gesprochenes zu verstehen und beginnt um den 9. Monat herum, bestimmte Wörter nachzuahmen (gewöhnlich mah-mah, muhmuh und ähnliche).

Vom 12. Monat bis zu 7 Jahren lernt es, sich sprachlich auszudrücken. Dieses Stadium schließt die auditive Sprachverarbeitung von Wörtern sowie deren motorische Nachahmung ein. Dies ist die Periode der Entwicklung von gesprochener Sprache und eines passiven Wortschatzes von ungefähr 3000 Wörtern.

Von 6 Jahren an aufwärts lernt das Kind, Sprache auch visuell zu verarbeiten (lesen). Mit Eintritt in die Schule muß es die Beziehungen erlernen zwischen Lauten und ihren graphischen Symbolen, zwischen dem, was es auditiv erkennt und der gedruckten oder geschriebenen Repräsentation von Sprache. Das erfordert eine intermodale Integration.

Von 6 Jahren an aufwärts erlernt das Kind ebenfalls Sprache graphisch auszudrücken (buchstabieren und schreiben). Während das Lesen ein rezeptiver, verarbeitender Vorgang ist, in dem das Kind Buchstaben und Wörter erkennt und ihnen auditive Bedeutung zuordnet, ist das Schreiben der umgekehrte Prozeß. Hierfür muß es einen verbalen Gedanken in ein gesprochenes Wort umformen, dieses phonetisch analysieren und in Schreibbewegungsmuster umsetzen. Und die müssen sozial verstehbar sein, d.h. das Kind muß sich graphischer Symbole bedienen, die in seinem Kulturkreis benutzt werden.

MYKLENBUST betont, es sei wichtig zu bedenken, daß der gesamte perzeptive, motorische und integrative Prozeß verstärkt wird durch die Bedeutung, welche die Sprache übermittelt: LENNENBERG (1964) hat uns daran erinnert, daß »das Verstehen wichtiger für die Sprachentwicklung ist als die Fähigkeit, Sprachlaute zu produzieren«.

Damit wird auch von dieser Seite wieder auf die Vermittlung von Bedeutsamkeitserlebnissen für das Kind hingewiesen. Förderung in diesem Bereich heißt dann auch: Alles, was an das Kind herangebracht wird zum Zwecke der Verbesserung gesprochener und geschriebener Sprache, sollte dem Kind etwas »bedeuten«.

Zu III. Geschriebene Sprache: Aufnahme, Verarbeitung (Verständnis), Ausdruck

Voraussetzung: (Im allgemeinen) gesprochene Sprache; Intaktheit des auditiven Sinnessystems; (äußeres Ohr und Gehörgang, Mittelohr, Innenohr und Rezeptoren, Hörbahn, Hörfelder der Großhirnrinde); Intaktheit des visuellen Sinnessystems (Auge, Sehbahn, optische Rindenfelder), Intaktheit der Sehfunktion bzw. des funktionellen Systems für geschriebene Sprache (Funktionsfähigkeit von Splenium und Gyrus angularis, des sensorischen und motorischen Schreibzentrums, des sensorischen und motorischen Sprachzentrums), funktionsfähige Sensomotorik im Mund- und Handbereich, sensorische Integration, Motivation, Emotion und Gedächtnis.

Motivation — Emotion — Gedächtnis (↕)

Aufnahme	Erfassen von graphischen Symbolen: funktionsfähige Okulomotorik, Abtasten visueller Stimuli in kontinuierlicher Folge von links nach rechts.	
Verarbeitung	Visuelle Teilfunktionen am Buchstaben: Figur-Grund-Unterscheidung; Erfassen, Differenzieren und Behalten von Buchstabengestalten; Formkonstanz-Beachtung; Erkennen der Raumlage und der Raumbeziehung	
	Visuelle Teilfunktionen am Wort: Figur-Grund-Unterscheidung; Analyse und Synthese graphischer Symbole; Erkennen und Behalten von Lage und Position graphischer Symbole im Wort; Erfassen von Ganzheiten z.B. ganzheitlicher Wortgestalten; Erfassen von Teileinheiten wie Morphemen, Signalgruppen	
	Visuelle Teilfunktionen am Satz: Erfassen von Sequenzen	
	Auditive Teilfunktionen: Figur-Grund-Unterscheidung; auditive Differenzierung (Analyse); auditive Raum-Lage-Fixierung; Laut-Klang-Durchgliederung; auditive Synthese; Erfassen der Reihenfolge von Gehörtem (Seriation)	
	Integrative Teilfunktionen: Zeichen-Laut-Beziehung; akustomotorische Integration; visuo-motorische Integration; visuoakustische Integration; visuo-akusto-motorische Integration	
	Kognitive Teilfunktionen: Sinn- und Worterwartung; Assoziation von gelesenem Wort und seinem Sinn; Sinnentnahme im Satz, Bedeutungsgebung	
Ausdruck	Lesen: wie bei gesprochener Sprache (taktil-kinästhetische Wahrnehmung im Hand-Mundbereich auditive Rückmeldung, Korrektur)	Schreiben: visuelle Vorstellung, Auge-Hand-Koordination, Auge-Folge-Bewegungen, taktil-kinästhetische Wahrnehmung im Hand- und Mundbereich

Es würde über den Rahmen des hier gestellten Themas hinausgehen, Aufnahme, Verarbeitung und Ausdruck und die Entwicklung von geschriebener Sprache weiter auszuführen[46]. Es geht auch nicht darum, den Lese- oder Schreiblernprozeß im einzelnen darzustellen und zu analysieren. Es soll lediglich gezeigt werden, in welchem Bezugsrahmen manche Lernstörungen zu verstehen und entsprechend auch zu behandeln sind.

Auch die nachfolgenden Beschreibungen von Teilleistungsschwächen in einigen Bereichen der geschriebenen Sprache haben das gleiche Ziel. Mit den dargestellten Methoden zur Berücksichtigung von Lateralität, Okulomotorik, visueller Funktionen (nach FROSTIG und AYRES), der Beurteilung von Handschrift und Zeichnungen und der Beobachtung des Verhaltens im Unterricht und außerhalb desselben sollen Hilfen angeboten werden, mit denen ein großer Bereich von Teilleistungsschwächen für den Lehrer zu erfassen ist.

5.2 Beeinträchtigungen der visuellen Verarbeitung

Voraussetzung für Aufnahme und Verarbeitung visueller Reize ist die Funktionstüchtigkeit des visuellen Systems. Dazu gehören als sensorischer Teil: das Auge, die Verbindung vom Auge zum Sehzentrum und das Sehzentrum, bzw. die Sehfelder. Als motorischer Teil gehören dazu: die Augenmuskeln, Hirnnerven, welche die Augenbewegungen ermöglichen, Blickzentren, welche die Impulse für die Aktivität der Hirnnerven steuern sowie vielfältige Verbindungen der einzelnen Bereiche untereinander und auf verschiedenen Ebenen der neurologischen Organisation.

Wenn kein klares und deutliches Bild auf der Netzhaut erscheint, wenn die Bewegungen beider Augen nicht aufeinander abgestimmt werden können oder nicht geschmeidig erfolgen, kann keine eindeutige visuelle Verarbeitung im Gehirn stattfinden. Dabei ist zu bedenken, daß sich die Sehschärfe im Laufe der ersten beiden Lebensjahre entwickelt und Sehhilfen so früh wie möglich gegeben werden sollten. Aber so wenig wir mit auditiven Beeinträchtigungen bei einem Kind in der Regelschule rechnen, vermuten wir unkorrigierte Sehfehler. Die Kinder werden meist zum Zeitpunkt der Einschulung auf ihre Sehtüchtigkeit hin untersucht, und so geht der Lehrer davon aus, daß diese nicht beeinträchtigt ist. Die Erfahrung zeigt jedoch, daß wir uns nicht in jedem Fall darauf verlassen können. Immer wieder kommt es vor, daß Sehfehler erst im Laufe der Schulzeit erkannt und mit einer Brille ausgeglichen werden. Und gleichermaßen können wir erleben, daß manche Kinder, die zu

46 Weitere Informationen darüber z.B. in GADDES, 1980; JOHNSON u. MYKLEBUST, 1976; RADIGK, 1979, 1982; FROSTIG u. MÜLLER. 1981; LURIA, 1992.

einem späten Zeitpunkt (angenommen, die Fehlsichtigkeit bestünde schon seit der Kindergartenzeit oder davor) eine Brille bekommen, diese nicht oder nicht gerne aufsetzen. Manchmal liegt das daran, daß die Brille nicht paßt, und das kommt häufiger vor, als man vermuten sollte. Es kann aber auch sein, daß das Kind an seine »persönliche Art« zu sehen so gewöhnt ist, daß es sich nur mit Mühe umstellen mag. Oft sind es die »leichten« Beeinträchtigungen die nicht erkannt werden, wie eine geringfügige Hornhautkrümmung (Astigmatismus), oder eine leichte Schielstellung, oder nur ein Abrutschen der Augen bei Ermüdung, aber selbst, wenn diese Beeinträchtigungen nur geringfügig sein sollten, sie erschweren es dem Kind, über einen längeren Zeitraum aufmerksam und konzentriert visuell wahrzunehmen. Sie ermüden schneller!

Kinder mit leichten Sehstörungen, auch, wenn diese durch eine Brille korrigiert sind, werden oft durch die Sitzordnung in der Klasse zusätzlich belastet. Wenn der Blick zur Tafel oder zu einem Demonstrationsobjekt nicht frontal ausgerichtet ist, muß der Kopf ständig kleine Dreh- und Wendebewegungen machen, um die Stellung zu finden, bei der optimales Sehen möglich ist. Bei Brillenträgern ist das nur ein kleiner Bereich um den Brennpunkt der Linse herum. Die Randbereiche verzerren etwas, und die Rahmen und das seitliche Gestell schränken das Blickfeld ein. Wenn dann noch von der Tafel abgeschrieben, also der Blick auf die Tafel und im Wechsel auf das Heft gelenkt werden soll, sind diese Kinder mehr beansprucht als Normalsichtige. Das geht meist auf Kosten von Aufmerksamkeit und Konzentration, und die Abschrift wird fehlerhaft.

Bei dem geringsten Verdacht auf eine Sehstörung, wie auch bei den noch zu besprechenden Beeinträchtigungen, sollte eine gründliche Untersuchung durch den Augenarzt erfolgen. In einzelnen Fällen wird durch Übungen bei einer Orthoptistin (Sehschule) geholfen werden können, in anderen Fällen werden gezielte Maßnahmen im Unterricht erforderlich sein, um die Teilleistungsschwächen zu berücksichtigen.

5.3 Beeinträchtigungen der Lateralisation[47]

Im allgemeinen wird der Sitzordnung in der Klasse nicht die Bedeutung beigemessen, die sie für teilleistungsschwache Kinder haben kann. Wie immer es dem Lehrer vorteilhaft erscheint, richtet er die Tische frontal aus oder stellt sie in Hufeisenform oder in Gruppen zusammen. Dann und wann wird gewechselt. Welche Auswirkungen die Blickrichtung zur Tafel für ein Kind haben kann, sollen die folgenden Überlegungen zeigen. Um die tieferen Zu-

47 Vornehmlich des Auges

sammenhänge, um die es dabei geht, verstehen zu können, muß noch einmal auf die Ausführungen zu dem Thema »Neuropsychologische Voraussetzungen für Lernen und Verhalten« (Kap. 1) hingewiesen werden.

Unter diesem Abschnitt wurden drei Entwicklungsebenen der neurologischen Organisation angenommen[48]: Es wurde ausgeführt wie 1. Sehen, Hören und auch die Bewegungen von Armen und Beinen beim Säugling zunächst homolateral (einseitig) geschehen, wie 2. auf der Entwicklungsebene der bilateralen Integration das Kind im Überkreuzmuster zu krabbeln beginnt, und wie 3. schließlich das Zentralnervensystem so weit entwickelt ist, daß komplexe Funktionen möglich werden.

Auf der homolateralen Stufe bewegt das Kind die Hände in seinem Greifraum von seiner Körpermitte nach außen zu: die rechte Hand von der Mitte nach rechts und die linke Hand von der Mitte nach links. Der Greifraum ist so im wesentlichen in zwei Greiffelder geteilt. Es ist die Hand, die einen Gegenstand erfaßt, und das Auge folgt ihr. So lange die visuelle Wahrnehmung und die Okulomotorik noch nicht ausgereift und die einzelnen Bereiche noch nicht miteinander integriert sind, ist es die Hand, die das Auge lenkt. Bevorzugt das Kind nun den rechten Greifraum, wird auch durch das rechte Auge mehr Information über diesen Greifraum aufgenommen und umgekehrt. Ein Überkreuzen der Körperlängsachse für die Hände wie für die Augen wird erst auf der nächsten Entwicklungsstufe, der Stufe der bilateralen Integration, möglich. Mit der Ausreifung der Hirnrinde kommt es schließlich zu einer funktionellen Asymmetrie der beiden Hirnhemisphären und zur Ausbildung der Lateralität, der Bevorzugung eines Auges, eines Ohres, einer Hand und eines Beines.

Über die Bedeutung, die ausgeprägte Lateralität für das Bewußtsein des eigenen Körpers hat (Körperschema – Körpervorstellung – Raumwahrnehmung – Raumbeziehung),[49] bestehen keine Zweifel. Wie ausgeprägt die jeweilige einseitige Bevorzugung im einzelnen Fall und in den einzelnen Bereichen (Modalitäten) erscheint, ob sie entwicklungsabhängig und geschlechtsspezifisch auftritt, welchen Einfluß gekreuzte Lateralität von Auge und Hand auf Lernen und Verhalten haben kann, darüber gibt es verschiedene Meinungen und Untersuchungen[50]. Sie differieren je nach Untersuchungsansatz und sollen hier nicht diskutiert werden. Hier soll es um die Frage gehen, ob

48 Diese Modellvorstellung ist nur eine grobe Vereinfachung von vielfältigen und komplexen neuronalen Prozessen, die nicht nur hierarchisch aufgebaut vorzustellen sind, sondern auch untereinander funktional und strukturell Verbindungen aufweisen.

49 Frostig, 1975; Kephard, 1977; Milz, 1982

50 Deegener; 1978; Gazzaniga, 1983; Remschmidt u. Schmidt, 1981; Spreen et al., 1984

Verzögerungen in der Hirnreife auch Auswirkungen auf die Bevorzugung eines Auges haben können und ob sich daraus Folgen für Lernen und Verhalten ergeben.

Wenn man davon ausgeht, daß im Zuge der neurologischen Organisation sich mit dem *Begreifen* durch die Hand auch das *visuelle Erfassen* durch das Auge entwickelt und Reifung über Homolateralität und Bilateralität zur Hemisphärenasymmetrie und damit zur Lateralisation einzelner Funktionen führt, dann zeigen Kinder mit Teilleistungsschwächen gewisse Verhaltensweisen, die auf Dysfunktionen der sensorischen Integration schließen lassen. So kann man beobachten, daß sie häufig noch nicht in der Lage sind, unbewußt und mechanisch ihre Körpermitte zu überkreuzen. Z.B. benutzen sie beim Tafelabwischen die linke Hand auf der linken Seite ihrer Körperlängsachse und die rechte, wenn sie in ihren rechten Greifraum kommen. Sie wechseln dabei den Schwamm wie selbstverständlich von einer Hand in die andere. Beim Schreiben umgehen sie das Überqueren der Mittellinie, indem sie, anstatt mit der rechten Hand (beim Rechtshänder) in den Greifraum nach links überzugreifen, entweder das Heft nach rechts rücken oder, was häufiger vorkommt, den Körper nach links drehen. Sie sitzen dann völlig verbogen da. Beim Malen oder Zeichnen vermeiden sie, eine waagerechte Linie von links nach rechts auszuführen. Sie drehen das Blatt und ziehen lieber den Strich von oben nach unten. Fordert man das Kind auf, das Blatt liegen zu lassen, verdreht es wiederum den Oberkörper, damit es mit seiner Tätigkeit in seinem einseitigen Greifraum bleiben kann. Was für die Hand gilt, gilt auch für den Kopf, nur fällt das weniger auf. Und noch weniger fällt es auf, daß offenbar für die Augen das gleiche Problem existiert. Hier kann man beobachten, daß, wenn die Augen einen Gegenstand, der in Armeslänge vor ihnen hin- und herbewegt wird, verfolgen sollen, sie beim Überqueren der Körpermittellinie zögern und dann springen«[51]. Im Extremfall sind die Augenbewegungen, die dabei gemacht werden, generell grobschlägig. In leichteren Fällen zeigen sich die Sprünge nur beim Überkreuzen.

Wenn das Überkreuzen der Mittellinie erschwert ist, könnte das ein Zeichen dafür sein, daß der Balken (Corpus callosum), der mit seinen zahlreichen Nervenbahnen eine Hirnhemisphäre mit der anderen verbindet, noch nicht ausgereift ist[52], und daß dadurch der interhemisphärische Austausch von Informationen von einer Hirnhälfte zur anderen nur unzureichend und verlangsamt erfolgt. Das wiederum könnte auch die Aufnahme und Verarbeitung von visuellen Reizen beeinträchtigen und damit das Erlernen von Lesen und Schreiben.

---

51 Siehe auch 5.4

52 Nach der schematischen Darstellung in MARTINIUS (1981) myelinisiert das Corpus callosum relativ spät.

Auf den Sitzplatz des Kindes und die Blickrichtung zur Tafel übertragen hieße das: Wenn es dem Kind schwerfällt, mit seinen Augen die Mittellinie zu kreuzen, sollte der Sitzplatz so gewählt werden, daß der Blickwinkel derart ausgerichtet ist, daß das bevorzugte Auge möglichst wenig kreuzen muß. Bei einem rechtsäugigen Kind wäre das der Fall, wenn die Tafel im rechten Blickfeld (Greifraum) liegt und umgekehrt. Nicht umsonst haben sich Verkaufspsychologen in Warenhäusern diese und ähnliche Wahrnehmungsstrategien zwecks Umsatzsteigerung zunutze gemacht. Warum sollten wir uns nicht der gleichen Erkenntnisse bedienen, um den »Lernumsatz« bei teilleistungsschwachen Kindern zu fördern.

Ähnliche Überlegungen könnten für das Schreiben angestellt werden. Hierbei läßt sich feststellen, daß wir den Kopf in eine schräge Lage und das bevorzugte Auge dadurch in einen etwas größeren Abstand zum Blatt bringen. So hält der Rechtshänder seinen Kopf leicht nach links geneigt, und der Linkshänder umgekehrt. Das bevorzugte Auge sucht sich automatisch die Stellung, bei der möglichst viele visuelle Reize auf die Makula, den Punkt höchstmöglicher Sehschärfe, treffen. Kinder, bei denen sich noch keine Bevorzugung ausgebildet hat, wechseln mit der Kopfhaltung hin und her. Die Augen können noch nicht die Mittellinie überkreuzen. Während die Hand das u.U. bereits gelernt hat, wird für das Sehen als führendes Auge jeweils dasjenige benutzt, welches das größere Gesichtsfeld freigibt, und das ist beim Kopfneigen nach links das rechte und beim Neigen nach rechts das linke Auge.

Hierbei kann noch ein anderes Problem entstehen, das leider in seiner Auswirkung auch bei Augenärzten viel zu wenig bekannt ist und deshalb bei LRS-Kindern selten Berücksichtigung findet. Es handelt sich dabei um funktionelle Skotome, die den Lese- und Schreiblernprozeß, vor allem aber das Erlernen der Rechtschreibung erheblich beeinträchtigen können. Auch bei dieser Störung ist noch kein bestimmtes Auge das ständig führende. Es findet ein wechselseitiges Führen des einen oder des anderen Auges statt und dabei kommt es zu einem kurzzeitigen »Verschwinden« einzelner Bildteile. Beim Lesen und Schreiben betrifft das einzelne Buchstaben, die »wegrutschen« wodurch es zue Auslassungen oder Vertauschungen kommen kann.[53]

Möglicherweise kann das ständige Wechseln der Kopfhaltung auch einen Hinweis darauf geben, daß bei dem Kind auch noch keine eindeutige Händigkeit entwickelt ist. Vielleicht ist es beidhändig, oder es wurde von links nach rechts »umtrainiert«. Was auch immer der Grund sein mag, so ist auch hier zu überlegen, ob sich daraus Hinweise für Ursachen von Teilleistungsschwächen finden lassen. Während bei einem Kind mit einem ansonsten gut konstituierten Gehirn keinerlei Probleme daraus entstehen müssen, weil es anderweitige

53 KIPHARD, 1979; SCHUHMACHER, 1989, 1991; RABETGE, 1989;

Möglichkeiten zur Kompensation hat, scheint es so, als ob derartige integrative Dysfunktionen einen Faktor darstellen, der in ursächlichem Zusammenhang mit partiellen Lernstörungen gesehen werden muß. Da sich u.U. die Bevorzugung der rechten oder linken Hand bzw. des rechten oder linken Auges auch auf die Leserichtung[54] auswirkt (die Leserichtung verläuft bei »linksäugigen« Kindern von rechts nach links!), kann unausgeprägte Bevorzugung oder Linksäugigkeit zu erheblichen Störungen im Lesen und Schreiben führen.

5.3.1 Feststellung des bevorzugten Auges[55]

Grundsätzlich muß zunächst die Sehtüchtigkeit beider Augen abgeklärt und berücksichtigt werden. Ansonsten läßt sich ziemlich einfach überprüfen (bei Brillenträgern mit Brille), welches Auge bevorzugt benutzt wird. Das sollte für Fern- und Nahsicht getrennt geschehen, denn es kommt durchaus vor, daß sich dabei Unterschiede ergeben.

Das bevorzugte Auge für Fernsicht im binokularen Sehen überprüfen wir, indem wir mit beiden Augen offen durch eine Röhre (zusammengedrehtes DIN A 4 Blatt), die mit ausgestreckten Armen gehalten wird, ein entferntes Ziel anvisieren lassen. Die Röhre wird, ohne das Ziel aus dem Auge zu verlieren, langsam zum Gesicht hingeführt und kommt schließlich bei dem Auge an, welches das bevorzugte ist.

Für das monokulare Sehen überprüfen wir die Fernsicht, indem wir durch ein bleistiftdickes Loch in einem Papier (z.B. DIN A 5 Blatt) bei ausgestreckten Armen ein entferntes Ziel anvisieren lassen. Das Blatt wird an das Gesicht geführt, ohne das Ziel aus den Augen zu verlieren. Es kommt an dem Auge an, welches das bevorzugte ist.

Die Überprüfungen werden mit drei verschiedenen Zielen durchgeführt. Wenn nicht jeweils alle drei Versuche eindeutig sind, ist auch keine eindeutige Aussage über die Bevorzugung eines Auges zu machen.

Die Nahsicht wird ebenfalls im binokularen und monokularen Sehen überprüft, dazu sitzt das Kind am Tisch. Der Abstand zur Tischplatte soll ca. 30 cm betragen. Für das binokulare Sehen wird ein kleines Röhrchen (zusammengerollte DIN A 6 Karteikarte) über ein Kreuz gehalten, das auf ein Blatt gezeichnet wurde. Dieses Kreuz wird mit beiden Augen offen durch das Röhrchen anvisiert und das Röhrchen, ohne das Kreuz aus den Augen zu verlieren, an das Gesicht geführt. Das Auge, bei dem es in drei Versuchen hintereinander ankommt, ist das bevorzugte.

---

54 Milz, 1982
55 nach Delacato, 1973

Die Überprüfung des monokularen Sehens geht in der gleichen Weise vor sich. Das Kreuz wird aber durch ein bleistiftdickes Loch in einer Karteikarte anvisiert und die Karte an das Gesicht geführt. Das Auge, an dem das Loch ankommt, ist das bevorzugte.

Auch bei der Überprüfung der Nahsicht ist eine eindeutige Aussage hinsichtlich der Bevorzugung eines Auges nur dann zu machen, wenn bei allen Versuchen immer das gleiche Auge bevorzugt wurde.

5.3.2 Folgerungen aus der Feststellung des bevorzugten Auges

Für die Fernsicht

In welcher Weise das bevorzugte Auge im Hinblick auf die Tafel oder Demonstrationsobjekte berücksichtigt werden sollte, wurde bereits beschrieben. Bei Linksbevorzugung sollte sich die Tafel im linken, bei Rechtsbevorzugung im rechten Blickfeld befinden. Sofern keine eindeutige Lateralisation für Fernsicht entwickelt ist, sollte das Kind frontal zur Tafel sitzen, jedoch nicht zu nah, damit das Blickfeld nicht zu sehr eingeschränkt ist.

Für Nahsicht

Bei Rechtsbevorzugung sollte das Kind das Heft in seinem rechten, bei Linksbevorzugung in seinem linken Greifraum zu liegen haben. In amerikanischen Schulen werden die Kinder angehalten (je nach Händigkeit bzw. Äugigkeit), das Heft in einem Winkel von ungefähr 30° von der Waagerechten aus zu drehen. Auf diese Weise wird das jeweilige Sehfeld gut ausgenutzt. Sofern sich noch keine eindeutige Bevorzugung eines Auges ausgebildet hat, kann mit Psychomotorik und Übungen aus der Bewegungs- und Wahrnehmungsförderung versucht werden, den Prozeß der Lateralisation zu unterstützen[56].

Wenn linksäugige Kinder auch mit der linken Hand schreiben, sollten die Empfehlungen, die NAVILLE allgemein für Linkshänder gibt, beachtet werden:

1. Gerade sitzen, d.h. gleichmäßig auf dem ganzen Gesäß, Gewicht nicht nur auf eine Seite verlagern.

2. Heft oder Schreibblatt nicht zu nahe an den Bauch ziehen. Unterarm bleibt auf dem Tisch liegen. Ellbogen oder Handgelenk dürfen weder hochgehoben noch abgewinkelt werden.

3. Das Heft oder Blatt liegt von der Körpermitte nach links.

---

56 AYRES, 1979/1984; DELACATO, 1973; EGGERT, 1975; FROSTIG, 1975/1977; KEPHART, 1977; KIPPHART u. HUPPERTZ, 1977

4. Das Heft oder Blatt liegt bei Linkshändern nicht in einem bestimmten Winkel zur Tischkante, da man bei einem linkshändig schreibenden Kind die Schriftneigung nicht bestimmen sollte. Im Fall ein Lehrer auf der Neigung besteht, dann muß sie 30-45° nach oben gehen, d.h. gerade in der entgegengesetzten Diagonale wie bei Rechtshändern.

5. Der Linkshänder »stößt« die Schrift. Die Bewegung geht von außen nach innen, d.h. zur Körpermitte. Dazu bleibt die Hand in der geraden Linie des Unterarmes, wenn möglich auch unter der Schreiblinie. Die Schreibbewegung muß daher viel stärker aus den Fingern kommen. Es sieht so aus, als ob die Finger nach »oben« schreiben müßten. Nur so kann vermieden werden, daß die Hand das eben Geschriebene verdeckt oder verwischt.

6. Für eine flüssige Schrift ist es unumgänglich, einen speziellen Füllfederhalter für Linkshänder zu kaufen, oder einen harten, feinen Filzstift.

7. Jeder Linkshänder braucht mehr Schreibtraining als ein Rechtshänder, um zu einer flüssigen Schrift zu kommen. Es ist anzuraten, die Lineatur des Schreibheftes möglichst groß zu wählen.

8. Ein Linkshänder, der trotz dieser Hilfen nicht schreiben lernt, ist möglicherweise ein Linkshänder mit kompensatorischer Händigkeit (evtl. Rechtshänder mit minimalster, cerebraler Bewegungsstörung rechts), oder ein Kind mit beidseitiger Feinkoordinationsschwäche. Seine Handdominanz und seine Handgeschicklichkeit (feinmotorischer Entwicklungs- und Übungsstand) müssen mit speziellen Testverfahren geprüft werden (Testkasten NAVILLE).

9. Es ist wichtig, daß der Lehrer die Schreibhaltung und die Bewegungsabläufe beim Schreiben, neben dem Kind sitzend, auch mit seiner linken Hand vorzeigt (NAVILLE, 1980).

5.4 Beeinträchtigungen der Okulomotorik

An Untersuchungen von normallesenden Kindern, langsamen Lesern und Dyslektikern stellte PAVLIDIS[57] erhebliche Unterschiede in den Augenbewegungen fest. Während gute Leser die Wörter in rhythmischer Bewegung und gleichmäßiger Folge abtasteten und bei den langsamen Lesern zwar ein verlangsamter aber ebenfalls kontinuierlicher Rhythmus beibehalten wurde, waren die Augenbewegungen bei Dyslektikern völlig unrhythmisch, und es bestand keine Kontinuität. Diese Beobachtungen kann man auch ohne elektrische Aufzeichnungen bei leseschwachen Schülern machen, z.B. wenn

57 PAVLIDIS, 1980

Vertauschungen innerhalb der Buchstabenreihenfolge stattfinden. Da die Augen sich beim Abtasten des Wortes nicht geschmeidig bewegen, überspringen sie Buchstaben, wechseln die Leserichtung und können so das Wort nicht analysieren[58].

Sakkadische Augenbewegungen erschweren u.U. auch das Aufnehmen und Wiedererkennen einer Gestalt. Zunächst geschieht das im Laufe der Entwicklung mit Hilfe der taktil-kinästhetischen Wahrnehmung der Hände. Sie befühlen einen Gegenstand und die Augen folgen und »begreifen«. Mit zunehmender Reife sind die Augen allmählich in der Lage, mehr Informationen in kürzerer Zeit zu verarbeiten. Und schließlich wird nach »handelnder« Vorerfahrung ein Körper, eine Form und später auch ein Symbol, wie z.B. ein Buchstabe, rein visuell wahrgenommen. Geschieht das in kontinuierlicher Bewegung von einem Reizmerkmal zum anderen, können diese Reizmerkmale zentriert, zu einem Eindruck zusammengefaßt, gespeichert und vorgestellt werden. »Das Erforschen mit dem Blick ist (dann) leichter als mit der Hand, denn eine visuelle Zentrierung umfaßt viel mehr gleichzeitige Elemente als eine taktile Zentrierung« (PIAGET, 1975). Wo dagegen das visuelle Abtasten ohne »System« (unter sakkadischen Augenbewegungen) vor sich geht, wird der Eindruck ungenau und kann dementsprechend auch nur diffus gespeichert werden. Wenn PIAGET feststellt, daß »dieser Mangel an Erforschung oder Wahrnehmungsaktivität auch die Schwierigkeiten beim Zeichnen erklärt« (PIAGET, 1975), dann erklärt er vermutlich auch die Schwierigkeiten beim Erfassen und Wiedergeben graphischer Symbole.

Die Wahrnehmungsaktivität im Sinne von PIAGET ist ein sehr komplexes Geschehen. Immer spielt die Bewegung dabei eine entscheidende Rolle. Ob es die Bewegung des ganzen Körpers ist oder die der Augen, ob es die feinen Bewegungen am Ziliarkörper sind, welche die Krümmung der Linse bestimmen oder ob es sich um die Verengung oder Erweiterung der Pupille handelt, stets ist Bewegung am Wahrnehmungsprozeß mitbeteiligt. Wo sie beeinträchtigt ist, kann es zu Teilleistungsschwächen kommen.

5.4.1 Überprüfung der Augenfolgebewegungen[59]

Die Überprüfung geht auf drei Ebenen vor sich:

Auf der ersten wird beobachtet, wie das Kind mit jedem Auge einzeln der jeweiligen gleichseitigen Hand folgt (entsprechend der homolateralen Stufe der neurologischen Organisation); auf der zweiten, wie beide Augen bei der glei-

58 nach DELACATO
59 nach DELACATO

chen Aufgabenstellung reagieren (entsprechend der Stufe der bilateralen Integration bzw. der Hand-Auge-Koordination); auf der dritten, wie die Augen unabhängig von der Führung durch die eigene Hand einen bewegten Gegenstand verfolgen (entsprechend der Stufe der serialen Integration bzw. der Auge-Hand-Koordination).

Durchführung der Untersuchung

Ebene 1: Es wird überprüft, ob das Kind mühelos mit dem rechten Auge der rechten Hand und mit dem linken Auge der linken Hand folgen kann. Dazu verdeckt es mit der linken Hand sein linkes Auge. In der rechten hält es mit ausgestrecktem Arm einen Gegenstand und bewegt ihn in verschiedenen Richtungen: vertikal, horizontal, diagonal und kreisförmig. Der gleiche Vorgang wird mit der anderen Seite wiederholt. (Das Kind kann auch die Seite, mit der es beginnen will, selbst wählen. Wir bekommen damit gleichzeitig einen Hinweis auf das bevorzugte Auge bzw. die bevorzugte Hand.) Der Kopf soll dabei stillgehalten werden.

Bei den Bewegungen des Auges ist zu beachten: Wie geschmeidig folgt es der Hand? Schießt es über das Ziel hinaus? Sind die Bewegungen grobschlägig oder zeigen sich nur kleinere Sprünge? Gibt es besondere Auffälligkeiten beim Überkreuzen der Mittellinie? Daneben kann man die Art beobachten, mit der das Kind seine Armbewegungen ausführt. Sind sie großräumig genug, daß sie das ganze Blickfeld ausfüllen oder bleibt das Kind mit kleinen Bewegungen innerhalb des Greifraumes auf einer Seite? Das könnte ein Hinweis auf eine Beeinträchtigung der Großmotorik, wie auch der Kinästhesie, evtl. auf eine Dyspraxie sein. Manche Kinder muß man führen, weil sie alleine nicht in der Lage dazu sind, ihre Arme so zu bewegen, wie es für diesen Zweck erwünscht ist. Dabei kann man Informationen über den Tonus von Arm und Hand erhalten. Versteift der Arm oder erschlafft er? Kann der Kopf still gehalten werden oder muß er die Bewegungen mitmachen? (Assoziierte Bewegung?)

Ebene 2: Die Überprüfung wird in der gleichen Weise und nach den gleichen Kriterien vorgenommen, nur geht es jetzt um die gleichzeitige Bewegung beider Augen, die nun beobachtet werden soll.

Ebene 3: Bei dieser Aufgabe soll das Kind mit beiden Augen einen Gegenstand verfolgen, den der Untersucher in etwa 60 cm Abstand vom Kind in verschiedenen Richtungen hin und her bewegt.

Bei allen Aufgaben behält das Kind, falls es eine Brille trägt, diese auf. Es gilt zu beobachten, ob sich die Augen unter den verschiedenen Bedingungen gleichmäßig und rhythmisch mitbewegen. In besonderer Weise ist darauf zu achten, wie sie die Mittellinie überkreuzen und ob es dabei Sprünge gibt.

5.4.2 Behandlung sakkadischer Augenfolgebewegungen

Zur Behandlung sakkadischer Augenbewegungen gibt es im Rahmen der Psychomotorik vielfältige Anregungen (EGGERT, 1975; FROSTIG, 1975/1977; KEP HART, 1977, KIPHARD, 1975). Auch jede Art von Ballspielen, die mit der Hand auszuführen sind, können hilfreich sein. Will man aber gezielt vorgehen, empfiehlt es sich, Übungen nach DELACATO durchzuführen, und zwar nach dem gleichen Prinzip wie die Untersuchungen. Die Erfahrung zeigt, daß es vorteilhaft ist, damit auf der untersten Ebene zu beginnen. Man läßt das Kind mit ausgestrecktem Arm die Hand mit hochgestelltem Daumen großräumig bewegen und das jeweilige Auge den Bewegungen des Daumens folgen. Dreimal am Tag sollte das mit jedem Auge jeweils eine Minute geschehen. Man kann das sogar im Rahmen der Klasse durchführen lassen. Die Kinder haben Spaß daran und können sich, falls nötig, auch gegenseitig die Hand führen. Nach gewisser Zeit, die u.U. individuell festzulegen ist, geht man zu Übungen der nächsten Ebene über. Im Einzelfall wird minimal vier Wochen und maximal sechs Wochen zur Übung auf einer Ebene empfohlen. Es ist erstaunlich, welche Erfolge dabei erzielt werden[60].

5.5 Die Bedeutung des FEW (FROSTIGS Entwicklungstest der visuellen Wahrnehmung)[61] für das Erkennen und Behandeln von Teilleistungsschwächen

Für die Arbeit mit teilleistungsgestörten Kindern lassen sich einige Bereiche der visuellen Wahrnehmung mit Hilfe des FEW überprüfen:

I. die visuo-motorische Koordination (VM)

II. die Figur-Grund-Unterscheidung (FG)

III. die Formkonstanz-Beachtung (FK)

IV. das Erkennen der Lage im Raum (LR)

V. das Erfassen räumlicher Beziehungen (RB).

Da es sich hierbei um einen Gruppentest handelt, der vom Lehrer durchgeführt werden kann, sollen im folgenden die Untertests interpretiert und Hin-

60 Beobachtungen, die in einer Therapieeinrichtung an einer Grundschule gemacht wurden, mit Kindern, die Probleme im Lesenlernen hatten.

61 Dieser Test ist 1996 in der 8. Auflage erschienen mit erweiterten Auswertungs- u. Interpretationsmöglichkeiten. Die einzelnen Subtests können nun korrekt verglichen und in einer Tabelle graphisch dargestellt werden.

weise gegeben werden, wie Teilleistungsschwächen in den einzelnen Bereichen zu verstehen sind und welche Auswirkungen sie auf das schulische Lernen haben können. Um im Einzelfall eine genauere Diagnose stellen zu können, werden auch Aufgaben aus dem SCSIT (Southern California Sensory Integration Tests, AYRES, 1983) einbezogen. Hierbei handelt es sich allerdings um einen Einzeltest, für dessen Interpretation die Zusammenhänge sensorisch-integrativer Funktionen bekannt sein sollten[62].

Für die Behandlung visueller Wahrnehmungsstörungen hat FROSTIG im Zusammenhang mit ihrem Test ein Förderungsprogramm entwickelt, zu dem sie in einem Handbuch genauere Anweisungen für die Durchführung gibt (REINARZT, 1974). Dabei sind die vorgeschlagenen Papier- und Bleistiftübungen als ein Teilbereich, eingebettet in ein umfassenderes Programm zur Bewegungs- und Wahrnehmungsförderung, zu verstehen. Nur in diesem Rahmen und in Verbindung mit Sprache ist nach ihrer Meinung mit einem Erfolg zu rechnen.

Im allgemeinen ist das Frostig-Programm im Vorschul- und Sonderschulbereich bekannt; auch der Test wird benutzt. Ob allerdings eine gezielte Förderung damit möglich ist, hängt wohl von schulorganisatorischen Voraussetzungen ab und davon, wie weit Lehrer bereits mit der Materie vertraut sind. Im Grundschulbereich ist der Test wenig und das Förderprogramm fast nicht bekannt. Es gibt aber eine Reihe von Kindern in den ersten Schuljahren, die Beeinträchtigungen in den Bereichen der visuellen Wahrnehmung aufweisen. Sie könnten mit Hilfe des FEW erfaßt und mit geeigneten Mitteln behandelt werden.

In besonderer Weise wird auf das Montessori-Material verwiesen. Vor allem eignet sich das Kinderhaus- und Vorschulmaterial zur Förderung und Unterstützung neuro-psychologischer Prozesse. MONTESSORI bezeichnete es als Schlüssel zur Umwelt. Auch ein Schulkind mit Teilleistungsschwächen braucht Hilfen, die ihm die Umwelt begreiflicher und erfaßbarer machen und damit die Grundlage für kognitive Funktionen bereitstellen. Das Sinnesmaterial, aber auch die Materialien, die für den Schulgebrauch vorgesehen sind, können je nach Schwerpunkt der Teilleistungsschwächen eingesetzt werden. Wenn im Zusammenhang mit der Thematik »visuelle Wahrnehmung« die Verwendung des Materials hierzu speziell unter diesem Gesichtspunkt betrachtet wird, dient es selbstverständlich gleichermaßen der Sprachförderung. Die Spracherziehung hat bei Montessori einen besonderen Stellenwert.

Es würde allerdings über den Rahmen des hier gestellten Themas hinausgehen, alle Möglichkeiten, die das Material zur Behandlung von Teilleistungsschwächen bietet, darzustellen. Die Anregungen müßten anhand der Literatur vertieft und erweitert werden (z.B. Montessori-Material Teil I, 1978).

---

62 AYRES 1979, 1984; BRAND u.a., 1985

5.5.1 Interpretation des Untertests »Visuomotorische Koordination« (VM)

Dieser Test überprüft die Koordination von Auge und Hand. Das Kind soll innerhalb verschieden enger Begrenzungen sowie ohne Begrenzung Linien von einem Ausgangspunkt zu einem Zielpunkt ziehen.

Zwei Aufgaben aus Subtest I des FEW »Visuomotorische Koordination«

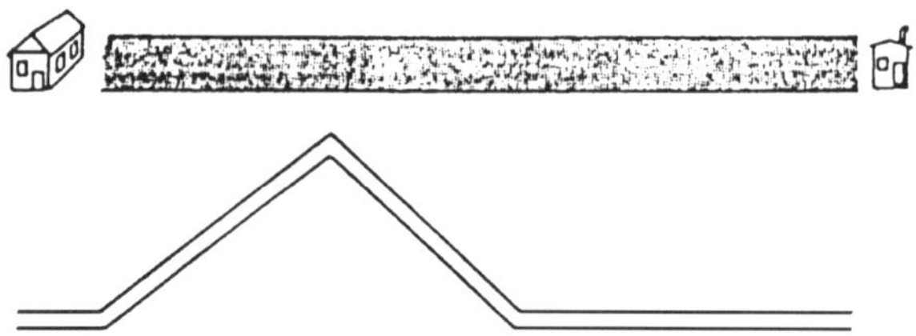

An der Fähigkeit, die Bewegungen von Auge und Hand zu koordinieren bzw. die Informationen, die aus verschiedenen Wahrnehmungsbereichen kommen, zu integrieren, sind mehrere Funktionen beteiligt. Einmal ist es das Auge, das ein Ziel anvisieren und von einem Ausgangspunkt zu einem Zielpunkt führen muß. Wenn hier Störungen vorliegen (wie bereits beschrieben), wird das nur unzureichend gelingen. Der Strich kann dann nicht in einem Zuge ausgeführt werden. Die Hand muß mehrmals anhalten, um neue Informationen durch das Auge zu bekommen. Zum anderen ist es die Hand, die sich dem Auge folgend, einer vorgestellten Linie entlang bewegen muß. Dazu bedarf es der taktil-kinästhetischen Wahrnehmung und der ständigen Rückmeldung darüber, wo die Hand sich befindet und auch bereits der Vorstellung einer gedachten Linie. Wenn das nicht oder nur unzureichend möglich ist, wird die Hand die Begrenzungen nicht berücksichtigen oder bei den Punkt-zu-Punkt-Aufgaben neben dem Ziel ankommen, was einige Kinder dadurch zu korrigieren versuchen, daß sie den Strich abwinkeln und so doch noch den Punkt treffen.

Ayres überprüft in einem Untertest ihres SCSIT annähernd die gleichen Funktionen (allerdings für jede Hand gesondert) unter dem Begriff »Motor Accuracy« (MA), »Motorische Genauigkeit«. Läßt man beide Tests durchführen, kann man die Erfahrung machen, daß Kinder, die im FEW VM auffallen, im Ayres-Test MA u.U. gute Leistungen erbringen. Der Grund dafür liegt darin, daß beim Ayres-Test einer deutlich gekennzeichneten Linie nachgefahren wird. Das Auge braucht nur kurze Distanzen zu führen, die Hand hat es leichter, auf dem gekennzeichneten Weg zu bleiben. Gemessen werden die Abweichungen und die Zeit, die benötigt wird. Bei Frostig muß sich der Stift in einem immer engen werdenden Zwischenraum bewegen. Er darf Begrenzungen nicht überschreiten. Und ohne Leitlinie muß bei den Punkt-zu-Punkt-Aufgaben die Verbindung zwischen ihnen vorgestellt werden, was entwicklungsmäßig eine höhere psychische Funktion beansprucht als nur das Verfolgen einer vorgegebenen Linie.

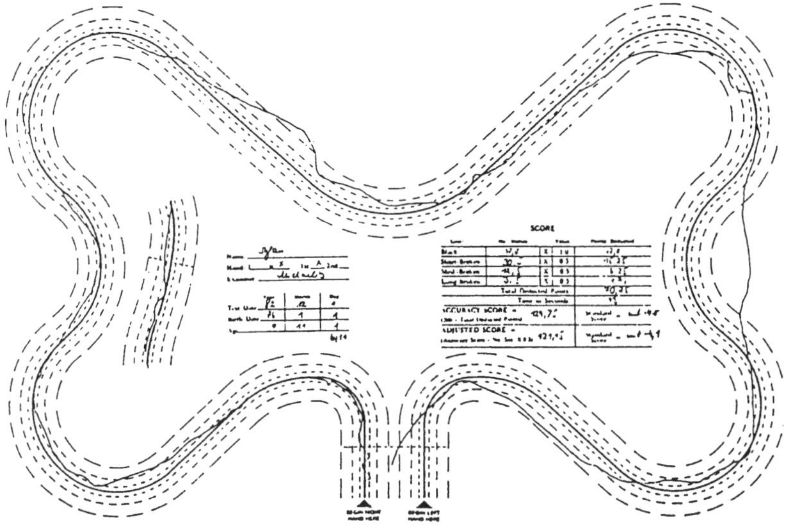

Untertest MA des SCSIT; Abb. aus BRAND et al., 1985

5.5.1.1 Teilleistungsschwächen im Bereich der visuomotorischen Koordination

Teilleistungsschwächen im Bereich der Auge-Hand-Koordination können durch Beeinträchtigungen beim Fixieren, der Augenfolgebewegungen, der Kinästhesie oder der Bewegungsplanung hervorgerufen werden. Sie zeigen sich z.B. in einer verkrampften oder schlechten Schrift. Manchmal ist die Stifthaltung auffällig; Zeilen oder Kästchen können nicht eingehalten werden; Buchstaben geraten nicht gut genug, besonders solche, die Rundungen aufweisen. Ein Schüler versuchte, dieses Problem dadurch zu umgehen, daß er sich eine Buchstabenschablone mitbrachte und damit »schreiben« wollte. Ein anderer half sich mit »Computerschrift«, um so die Rundungen zu vermeiden. Manche Kinder drücken mit ihrem Schreibgerät so stark auf, daß man den Abdruck durch mehrere Seiten hindurch feststellen kann. Andere wieder brechen ständig ihre Bleistifte ab. Die taktil-kinästhetische Wahrnehmung erhält dann nicht genügend Rückmeldung, um den Druck angemessen zu dosieren. Auffallend langsames aber auch zu schnelles Schreiben kann an einer Beeinträchtigung der Auge-Hand-Koordination liegen. Jedes Kind versucht auf seine Weise, mit den Schwierigkeiten fertig zu werden. Im Sport oder beim Spielen fällt auf, daß es auch beim Ballfangen Probleme gibt, oder daß Spiele, bei denen sich die Hände einem bewegten Gegenstand anpassen sollen, generell vermieden werden. Fragt man die Eltern, wie geschickt sich das Kind zu Hause verhält, bekommt man auch von dieser Seite Hinweise auf Störungen der Auge-Hand-Koordination. Der Eßplatz sieht meist unordentlich aus, weil das Kind häufig kleckert oder etwas umwirft. Es schüttet oder gießt daneben, wenn es sich selbst bedienen will, und stellt sich ungeschickt beim Brotschmieren an. Und da die taktil-kinästhetische Wahrnehmung im Hand- *wie* im Mundbereich beeinträchtigt sein kann, ist auch der Mund verschmiert, und das Kind merkt es nicht einmal.

Alle diese Beeinträchtigungen können Hinweise auf Störungen der visuomotorischen Koordination geben, speziell auf eine Beeinträchtigung der taktilkinästhetischen Wahrnehmung der Hand, aber auch des Mundes. Sprech- und Schreibmotorik sind eng miteinander verknüpft, deshalb sind Auffälligkeiten in beiden Bereichen zu beachten.

Im schulischen Lernen können Kinder mit derartigen Teilleistungsschwächen auch Probleme in der Rechtschreibung und im Lesen bekommen und zwar aus folgendem Grund: Beim Schreiben eines Buchstabens oder Wortes wird mit Hilfe der taktil-kinästhetischen Wahrnehmung der Hand die Buchstabengestalt oder die Buchstabenfolge über das »Muskelgedächtnis« gespeichert und kann auf diesem Wege behalten, vorgestellt und auch wieder abgerufen werden. Wir erinnern uns vielleicht an Beispiele aus der eigenen Schulzeit, daß wir, wenn wir uns bei der Schreibweise eines Wortes nicht sicher waren, dieses einfach zur Probe hinschrieben, ohne dabei eine genaue visuelle Vorstellung einzugeben. Die Hand schrieb nach dem »motorischen« Gedächtnis drauf los. Und das Auge überprüfte, ob die Schreibweise so oder so vertrauter aussah, und danach entschieden wir dann.

Wenn Buchstaben oder Buchstabenfolgen über die Auge-Hand-Koordination schlecht gespeichert sind, beeinflußt das auch den Leseprozeß. Eine Schülerin des 4. Schuljahres, die große Probleme im Lesen hatte, weil sie Wörter nur ganzheitlich speichern konnte, versuchte sich dadurch zu helfen, daß sie, um ein Wort zu entschlüsseln, es sich mit dem Finger auf den Tisch schrieb, abschreiben konnte sie. Manchmal tat sie das ganz schnell und unauffällig mit dem kleinen Finger. So analysierte sie sich taktil-kinästhetisch die Wörter, die sie visuell nicht ganzheitlich gespeichert hatte und deshalb nicht aus der Erinnerung wiedererkennen konnte. Interessant ist, daß dieses Mädchen, obwohl sonst rechtshändig, zu diesem Zweck die Bewegungen mit dem kleinen Finger der linken Hand ausführte. Vielleicht war sie ursprünglich links geschickter oder beidhändig gewesen. Das würde auch zu ihrer Fähigkeit passen, ganzheitlich und damit rechtshirnig visuell wahrzunehmen und weiterhin zu der Tatsache, daß ihr analytische, also linkshirnige Leistungen schwer fielen. Es könnte aber auch sein, daß ein Wandel in der größeren Sensitivität der Hand von der dominanten zur nichtdominanten stattgefunden hat. Nach GHENT (1961) in AYRES (1979) soll das bei Mädchen im Alter von fünf und bei Jungen im Alter von 11 Jahren beobachtet worden sein.

5.5.1.2 Behandlung von Teilleistungsschwächen im Bereich der visuomotorischen Koordination

Wie bereits mehrfach betont, müssen wir uns auch hier wieder vergegenwärtigen, daß sich die Auge-Hand-Koordination aus der Hand-Auge-Koordination entwickelt. Für eine Therapie bedeutet das: Zurück zu elementareren Entwicklungsstufen. Wir müssen die Hand wieder führen und das Auge folgen lassen. Das kann auf direkte Weise geschehen, wie bei der Behandlung sakkadischer Augenbewegungen beschrieben, und mit Papier-Bleistiftprogrammen, wenn sie, wie von FROSTIG empfohlen, in Bewegungsspiele einbezogen werden. Liegen schwerere Beeinträchtigungen im Sinne einer Entwicklungsdyspraxie vor, sollte eine Behandlung durch eine Beschäftigungstherapeutin, die in sensorischer Integration ausgebildet ist, vorgenommen werden.

Die folgenden Beispiele zeigen, wie die Auge-Hand-Koordination mit Hilfe von Montessori-Material gefördert werden kann.

Verwendung der geometrischen Körper[63]

Zum Material gehören

ein Korb, ein Tuch, zehn blaue geometrische Körper: Kugel, Ellipsoid, Ei, Zylinder, Kegel, Quader, Kubus, quadratische Pyramide, dreieckige Pyramide, dreiseitiges Prisma; ein Kasten Grundflächentäfelchen: drei Quadrate, zwei Kreise, zwei Rechtecke, ein gleichseitiges Dreieck, ein spitzwinkliges Dreieck, drei Ständer für die gekrümmten Körper.

Zur Verwendung im Kinderhaus wird angegeben

als *direktes* Ziel:	Aufmerksammachen auf geometrische Körper und deren Merkmale;
als *indirektes* Ziel:	Vorbereitung der Stereometrie
als Altersbereich:	etwa drei Jahre.

63 Angaben über Ziele und Altersbereich beziehen sich auf die Verwendung der Materialien im Kindergarten. Einige von ihnen werden auch in Montessori-Grundschulen verwendet.

Bei der Verwendung zur Behandlung von Teilleistungsschwächen werden folgende Bereiche angesprochen: Auge-Hand-Koordination, manuelle Formwahrnehmung, Vorbereitung zur Figur-Grund-Differenzierung.

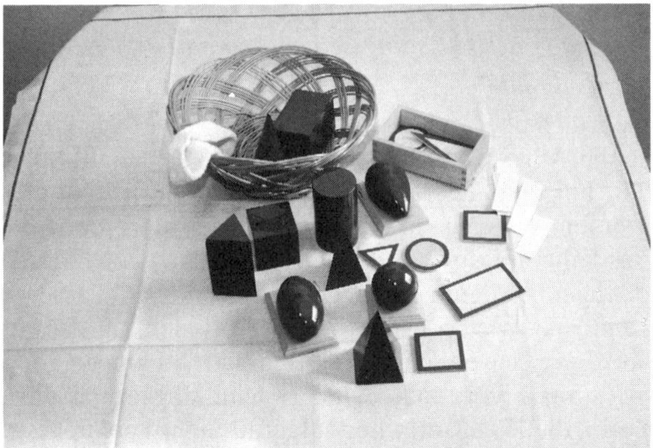

Geometrische Körper

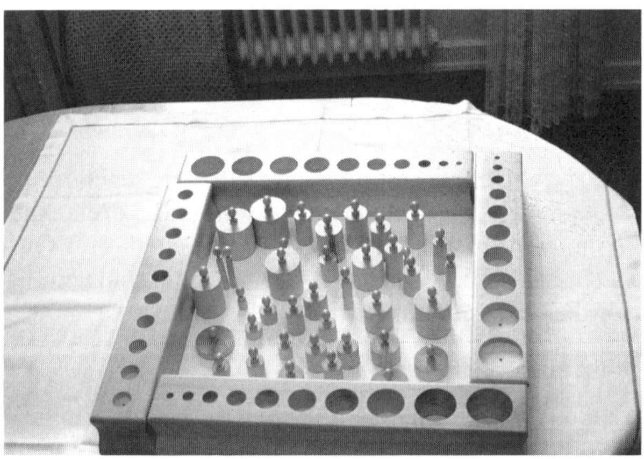

Einsatzzylinder

Wir beginnen mit dem Ertasten und Erfühlen der geometrischen Körper und gehen damit zurück auf eine sehr frühe Stufe der Wahrnehmungsentwicklung, auf der hauptsächlich propriozeptive und taktile Stimuli verarbeitet werden. So wie das Baby mit seinen Händen die Brust der Mutter oder die Flasche, seinen eigenen Körper oder ein Spielzeug ertastet, so lassen wir den »stereognostischen Sinn«[64] üben, indem alle Aufmerksamkeit des Kindes auf der Führung der Hand liegt. Dabei können die Augen zunächst offen, dann auch geschlossen sein. Erst auf einer weiteren Übungsstufe wird bewußt mit offenen Augen gearbeitet, um sie im Folgen der Hand zu trainieren. Da wir es in der Praxis aber nicht mehr mit Babys zu tun haben, können wir auch nicht nur auf Babyweise Funktionen nachentwickeln. Bei Schulkindern werden wir andere Bereiche einbeziehen, z.B. die Sprache. Wir werden Begriffe einführen, wie die Namen der Gegenstände, und wir werden auf Eigenschaften aufmerksam machen, die die Körper charakterisieren. Je nach der Teilleistungsschwäche, um die es sich bei dem einzelnen Kind handelt, werden wir schwerpunktmäßig vorgehen.

Zu den zehn verschiedenen geometrischen Körpern gehören die dazu passenden Grundflächen bzw. Ständer. Die Hand-Auge-Koordination wird geübt, indem die Hand die Kanten oder Flächen entlanggleitet und das Auge der Bewegung folgt. Wenn die Körper auf ihre entsprechenden Grundflächen gesetzt werden sollen, kann, bei geschlossenen Augen, die Hand diese Aufgabe alleine ausführen. Dadurch wird die manuelle Formwahrnehmung entwickelt, die das visuelle Formerkennen unterstützt, was für die Wahrnehmung der Formkonstanz aber auch die Figur-Grund-Differenzierung von Bedeutung ist. Sind die Augen bei dieser Übung offen, werden wechselseitige Prozesse ablaufen. Entweder es führt die Hand, oder es kommt zur Auge-Hand-Koordination.

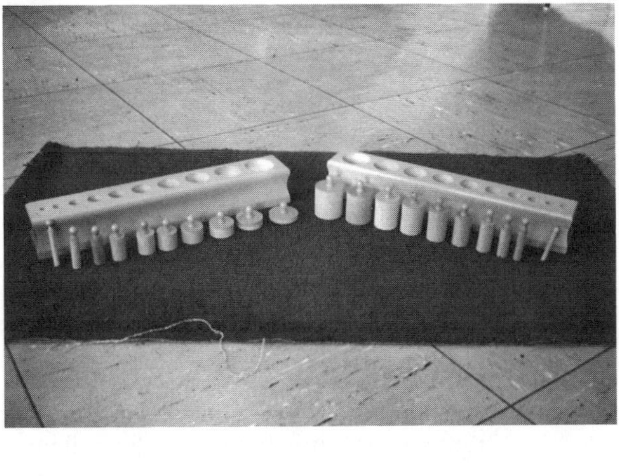

64 Ausdruck Montessoris und Piagets

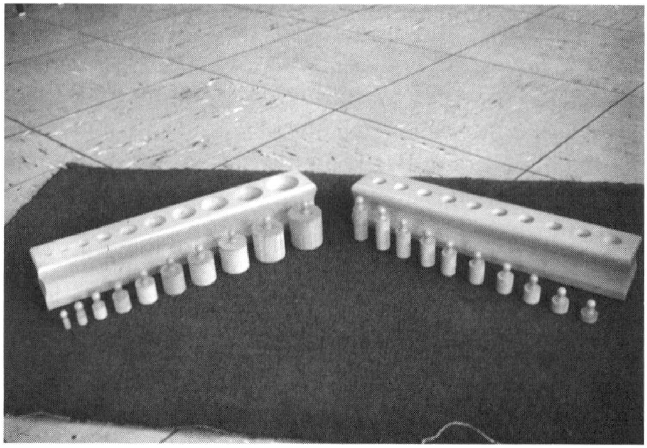

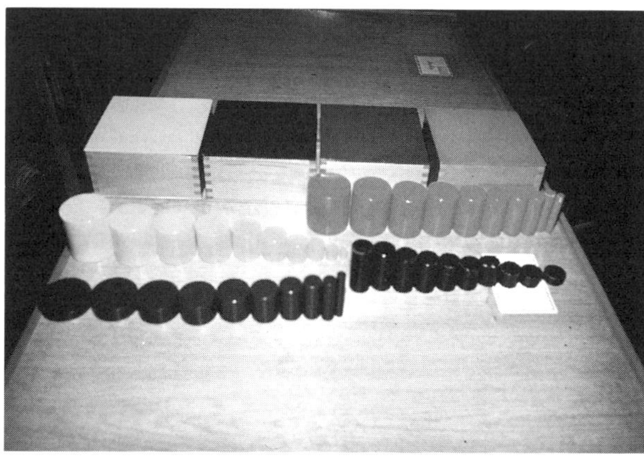

Verwendung von Einsatzzylindern

Zum Material gehören 4 hölzerne Blöcke mit verschieden dimensionierten Aussparungen, für je 10 Holzzylinder. Zur Verwendung im Kinderhaus werden angegeben

als *direkte* Ziele:	Erkennen von Dimensionsunterschieden bei gleichbleibender Form; Erkennen, wie Hohlraum und Körper einander entsprechen;
als *indirekte* Ziele:	Ausbildung der Feinmotorik der Schreibhand; Vorbereitung der Stifthaltung beim Schreiben; Bildung von Ordnungssstrukturen im Bereich der Dimensionen.
als Altersbereich	ab 2 Jahre

Bei der Verwendung zur Behandlung von Teilleistungsschwächen werden die propriozeptive und die taktil-kinästhetische Wahrnehmung gefördert, sowie die Auge-Hand-Koordination; die Wahrnehmung der Lage im Raum, der Raumbeziehungen, der Größenbeziehungen; die Seriation; die Figur-Grund-Differenzierung und das Überkreuzen der Mittellinie.

Wie aus den Zielen zur Verwendung im Rahmen des Kinderhauses zu ersehen ist, steht die Übung der Auge-Hand-Koordination dort nicht im Mittelpunkt. Dennoch kann sie gut mit diesem Material »eingeschliffen« werden. So zwingen die Vertiefungen in den Blöcken durch ihre Größe das Auge zum Fixieren. Die Hand folgt und erfährt eine Kontrolle ihrer Bewegung beim Einsetzen des Zylinders. Entweder er paßt in die Vertiefung hinein oder nicht. Gleichzeitig erfolgt eine Kontrolle hinsichtlich der richtigen Einschätzung von Raumbeziehung und Größenbeziehung, durch die sich erweist, ob der richtige Zylinder ausgewählt wurde. Es zeigt sich, daß auch Schulkinder immer wieder gerne an dieses, wie sie sagen, »Spiel« herangehen. Das Material bietet darüber hinaus vielfältige weitere Möglichkeiten zur Schulung der Wahrnehmung. Wenn z.B. alle Zylinder gleichzeitig benutzt werden und im Innenraum der im Viereck angeordneten Blöcke stehen (siehe Bild S. 104), wird beim Herausfinden gleichgroßer oder gleichdicker Zylinder die Wahrnehmung der Form- und Größenkonstanz, aber auch die Figur-Grund-Differenzierung beansprucht. Das alles geschieht im Zuge einer serialen Handlung, denn die Zylinder sind je nach Eigenschaft in gleichmäßiger Abstufung aufeinander abgestimmt. Wenn man die Blöcke dann noch so vor das Kind stellt, daß dieses seine Mittellinie überkreuzen muß, kann auch das noch dabei geübt werden.

Verwendung der metallenen Einsätze

Waren wir bei den eben besprochenen Behandlungsmöglichkeiten von Teilleistungsschwächen der Auge-Hand-Koordination noch auf einer Vorstufe, nämlich dem Erfassen und Begreifen – Papier und Bleistift spielten dabei noch keine Rolle – so gehen wir jetzt einen Schritt weiter. Bei der Aufgabe, welcher Teil nun führt, die Hand oder das Auge, kommt es zu einer Annäherung beider Funktionen und schließlich zur Führung durch das Auge, dem die Hand folgt.

Zum Material gehören zwei Ständer mit je 5 quadratischen roten Metallrahmen. Die Kantenlänge beträgt 14 cm. Dazu gibt es verschiedene Einsätze in blauer Farbe wie: Quadrat, Rechteck, Kreis, Ellipse, Eiform, Trapez, Fünfeck, Kurvendreieck und Vierpaß. In der Mitte haben sie einen Knopf zum Anfassen. Zusätzlich werden quadratische Blätter (14 x 14 cm), DIN A 4 Blätter und Buntstifte benötigt.

Zur Verwendung im Kinderhaus werden als Ziele angegeben: *indirekte* Vorübung auf das Schreiben und Führen des Stiftes.

Das Material wird ab 3 Jahren angeboten.

Wegen der vielfältigen Funktionen, die mit diesem Material anzusprechen sind, soll auf die Verwendung zur Behandlung von Teilleistungsschwächen etwas genauer eingegangen werden.

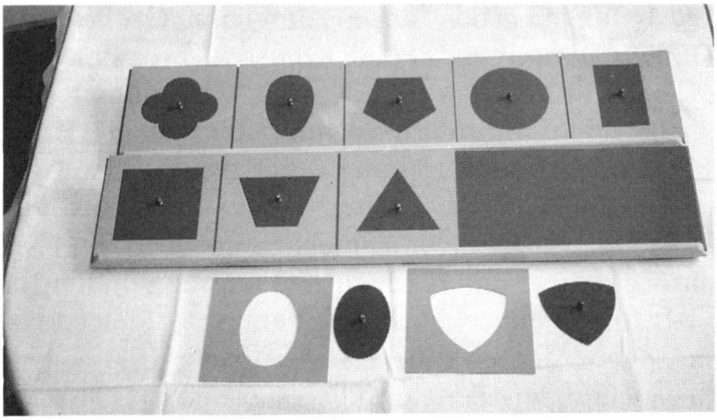

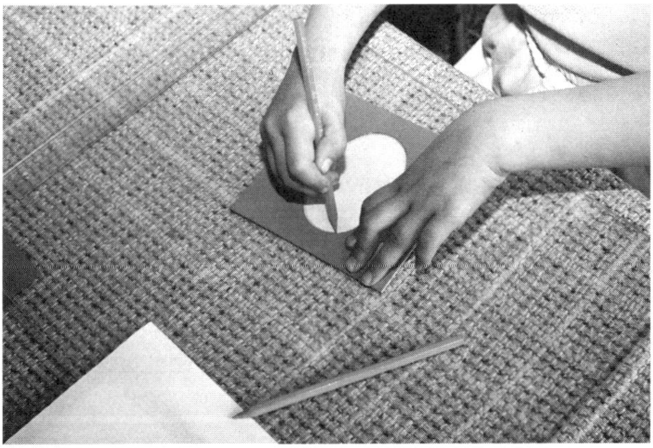

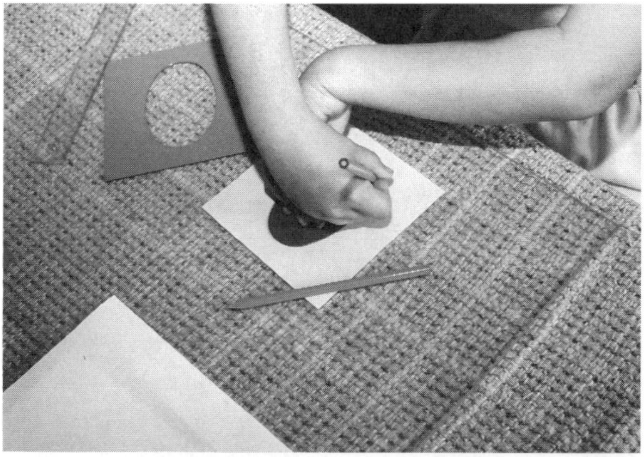

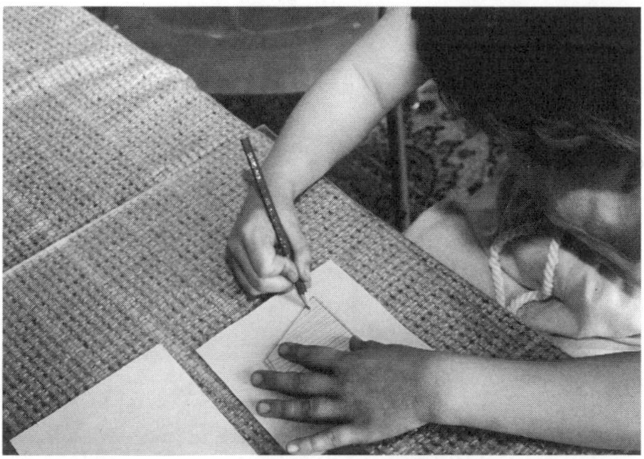

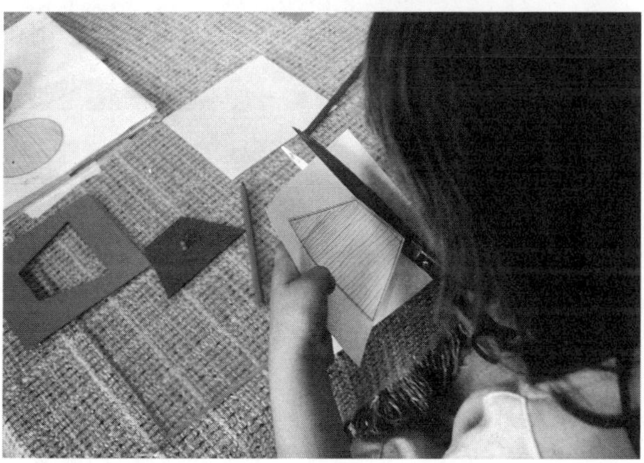

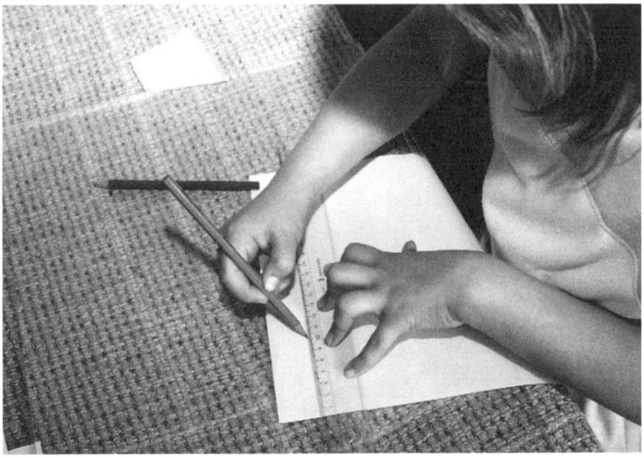

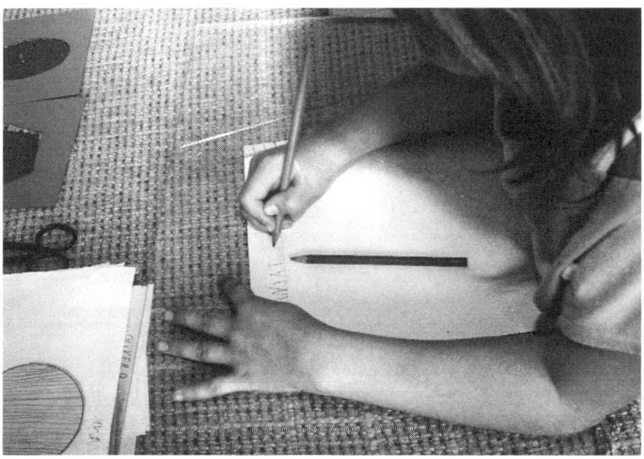

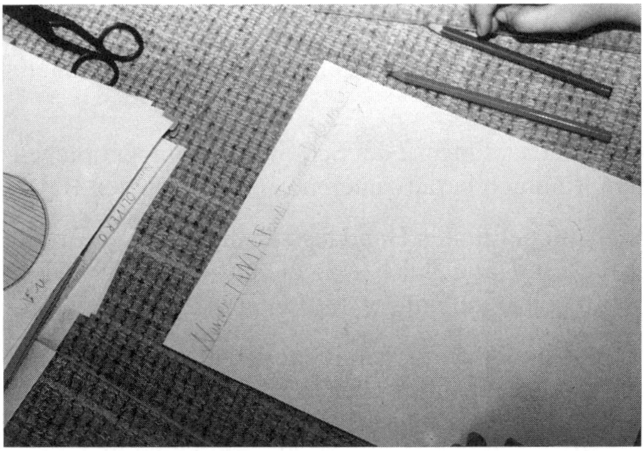

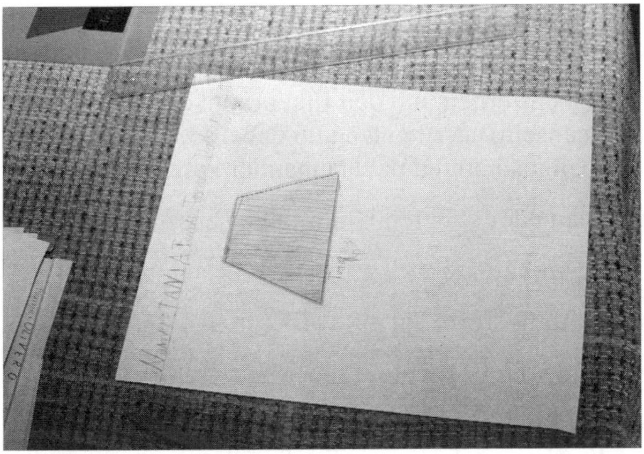

Wir unterscheiden Rahmen und Einsatz. Das Kind wird aufgefordert:

1. Einen Rahmen mit Einsatz von dem Ständer herunterzunehmen und vor sich hinzulegen;

2. den Einsatz mit drei Fingern der Schreibhand am Knöpfchen anzufassen, ihn aus dem Rahmen herauszunehmen und neben den Rahmen zu legen;

3. den Rahmen mit der linken Hand festzuhalten und mit Zeige- und Mittelfinger der rechten Hand gleichzeitig die Öffnung mehrmals zu umfahren, zuerst mit offenen, dann mit geschlossenen Augen;

4. den Rahmen so auf ein vorgeschnittenes Blatt zu legen, daß dieses an keiner Stelle herausschaut, mit der linken Hand den Rahmen festzuhalten und mit der rechten Hand mit einem Buntstift an der Begrenzung der Öffnung mehrmals entlangzufahren, bis ein kräftiger Strich entsteht;

5. den Rahmen vom Blatt zu nehmen und beiseite zu legen;

6. den Einsatz so auf die entstandene Zeichnung zu legen, daß diese nirgends hervorsieht;

7. einen zweiten Farbstift zu nehmen und den Einsatz zu umfahren;

8. den Einsatz zu entfernen und den Innenraum der Form entsprechend der Farbe der Innenseite auszumalen und dabei so vorzugehen, daß Strich für Strich von oben nach unten nebeneinander gesetzt wird;

9. die Form entlang der äußeren Umrahmung auszuschneiden;

10. das Blatt »einzurichten«;

11. die ausgeschnittene Form auf ein vorbereitetes Blatt zu kleben;

12. die Bezeichnung der Form unter dieselbe zu schreiben.

Wenn bei Teilschritt 10 ein Blatt eingerichtet wird, so erfordert das noch eine Erklärung: Kinder mit Teilleistungsschwächen in der visuellen Wahrnehmung haben häufig Schwierigkeiten, den Raum auf einem Blatt aufzuteilen. Die Wahrnehmung der Raumlage, der Raumbeziehung, der Schreibrichtung ist oft beeinträchtigt und muß mit gefördert werden. Deshalb lernt das Kind bei dieser Arbeitseinheit von Anfang an, sein Blatt »einzurichten«. Es muß in bestimmtem Abstand vom oberen Rand eine waagrechte Linie von links nach rechts ziehen. Selbst ein Erstklässler lernt dabei bereits, mit dem Lineal und dem Geodreieck umzugehen. Der Kopf des Blattes wird dann so aufgeteilt, daß links der Name zu stehen kommt, in der Mitte das Thema (in diesem Falle »Formen«), rechts das Datum. Unbeholfene Kinder erhalten zunächst ein »eingerichtetes« Blatt, an dem sie sich orientieren können.

Zu Teilschritt 12 ist noch zu sagen, daß zu jedem Metalleinsatz Wortkärtchen mit der jeweiligen Bezeichnung gelegt werden. Wenn das Kind selbst noch nicht lesen kann, wird ihm das Wort vorgelesen und evtl. auch unter die aufgeklebte Form geschrieben. Für Primarstufenkinder ist das eine gute Gelegenheit zum sinnentnehmenden Lesen. Durch die direkte Verbindung zwischen geschriebenem Wort und Gegenstand, kann die Sinnerwartung den Leseprozeß unterstützen. Manche Bezeichnungen lassen sich nicht so einfach entziffern und sind auch schwierig zu schreiben; da ergibt sich die Möglichkeit, die Technik des Abschreibens bzw. Nachschreibens zu üben.

Alle Blätter, die das Kind auf diese Weise herstellt, die Formen aus der geometrischen Kommode lassen sich ebenfalls hierfür verwenden, werden am Schluß zu einem »Buch« zusammengeheftet, und das Kind kann sich befriedigt seine »gesammelten Werke« betrachten.

Es versteht sich von selbst, daß in einer vorbereiteten Einführung in diese Arbeit mit dem Kind über das Material, die Bezeichnung der einzelnen Teile und deren Eigenschaften sowie über die Handhabung gesprochen wird.

Die einzelnen Funktionen, die bei jedem Arbeitsschritt trainiert werden, sind:

1. Auge-Hand-Koordination; Rahmen und Einsatz gleichzeitig zu handhaben, erfordert Konzentration und Geschicklichkeit; Bewegungsplanung;

2. taktil-kinästhetische Wahrnehmung, welche die Fingerhaltung und die Haltung des Schreibgerätes übt und festigt;

3. Auge-Hand-Koordination und taktil-kinästhetische Wahrnehmung; Formwahrnehmung;

4. Feinabstimmung der Handbewegung; genaues Hinsehen, denn der Rahmen kann leicht verrutschen; beidhändiges Arbeiten; damit der Rahmen fest liegenbleibt, muß ein gewisser Druck auf ihn ausgeübt werden; durch das Entlangfahren an der Begrenzung taktil-kinästhetische Rückmeldung darüber, wo sich der Stift befindet; Anpassung des Druckes (Muskeltonus) an die Bewegung, der Stift darf nicht abrutschen;

5. Bewegungsplanung und Auge-Hand-Koordination;

6. Siehe 4.

7. beidhändiges Arbeiten, der Einsatz muß mit der linken Hand gut festgehalten werden, damit er nicht verrutscht; Überkreuzen der Mittellinie, die Schreibhand muß unter der haltenden Hand hindurchfahren; taktil-kinästhetische Rückmeldung, der Stift muß den Kontakt zum Einsatz beibehalten;

8. Anpassung der Bewegung an Begrenzungen; Raumwahrnehmung oben, unten, neben, zwischen; Arbeitsrichtung von links nach rechts.
9. Feinmotorik (taktil-kinästhetische Wahrnehmung), Auge-Hand-Koordination, es soll möglichst die äußere Linie erhalten bleiben;
10. Raumwahrnehmung – Raumbeziehung, oben, unten, links, rechts; Umgang mit Lineal und Geodreieck; seriale Leistungen; Bewegungsplanung;
11. Raum-Lage, die ausgeschnittene Form soll in einer bestimmten Position auf das Blatt geklebt werden;
12. beim Abschreiben der Bezeichnung der Form muß das Kind den Namen erlesen, die Schreibweise behalten und das Wort nachschreiben.

Sicher sind mit dieser Aufzählung nicht alle Wahrnehmungsfunktionen erfaßt, die an der Arbeit mit den Metalleinsätzen beteiligt sind. Die Aufzählung zeigt aber, wie im Ablauf der Gesamtaufgabe vielfältige Teilbereiche angesprochen und trainiert werden, immer mit dem Ziel, die Visuomotorik zu verbessern. Ein Training von Hirnfunktionen hat jedoch meist nur dann Erfolg, wenn es oft genug durchgeführt wird. Andernfalls besteht die Gefahr, daß angebahnte Funktionen wieder zusammenbrechen und eigentlich nicht viel erreicht wurde. Mit diesem Material haben wir aber Gelegenheit, über einen gewissen Zeitraum kontinuierlich zu üben. Die zehn Formen lassen sich, wenn sie fertig ausgemalt sind, vielfältig gestalten und kombinieren, so daß das Interesse des Kindes eine Weile erhalten bleibt, z.B. kann das Ausmalen in unterschiedlichen Schwierigkeitsgraden geschehen. Es können Striche vorgezeichnet werden, die das Kind nachfährt oder zwischen denen es seine Striche zieht, oder man läßt verschiedene Farben benutzen. Meist kommen die Kinder selbst auf Ideen, so daß trotz vorgegebenen Arbeitsablaufes immer noch genügend Raum für Kreativität und Phantasie bleibt.

Der vorgegebene Arbeitsablauf, der im wesentlichen durch das Material bestimmt ist, läßt die einzelnen Schritte so folgerichtig aufeinander aufbauen, daß das Kind nicht nur gezwungen ist, sie einzuhalten, sondern auch übt, Tätigkeiten in bestimmter Reihenfolge auszuführen und damit eine seriale Leistung zu vollbringen. Und da die Reihenfolge bei der Beschäftigung mit den Metalleinsätzen bei jeder neuen Form stets die gleiche ist, bekommt es Sicherheit bei der Ausführung und erwirbt Ausdauer bei einer aus mehreren Teilschritten bestehenden Arbeitseinheit. Oft ist es ja gerade so, daß es Kindern mit Teilleistungsschwächen an dem Spannungsbogen fehlt, der notwendig ist, um vom Beginn einer Aufgabe bis zu ihrem Ende durchzuhalten und mit Konzentration dabei zu bleiben. Die Teilschritte einerseits und das sichtbare Endergebnis andererseits erleichtern das.

Um neben den aufgeführten Wahrnehmungsbereichen Gedächtnis und seriale Planung zu fördern, wird das Kind dazu angehalten, sich, bevor es seine Arbeit beginnt, alle die Dinge zurechtzulegen, die es dafür benötigt. Für diejenigen, die schon lesen können, sind sie auf einer Karteikarte aufgeführt. Das Kind kann sich dabei wiederum im sinnvollen Lesen üben. Es kennt ja den Arbeitsvorgang, nachdem es ihn schon einmal ausgeführt hat, und hat damit auch bei mangelndem Sprachverständnis eine Sinnerwartung für seinen Leseprozeß. Gleichzeitig wird das Gedächtnis geschult. Das Kind merkt sich, welchen Gegenstand es holen will und legt ihn an seinen Arbeitsplatz. Oder es will sich mehrere Gegenstände gleichzeitig merken, behält sie aber nicht und ärgert sich, weil es immer wieder auf der Karteikarte nachsehen muß, was es alles für seine Arbeit benötigt. So kann ein stiller Selbsterziehungsprozeß stattfinden, der, wenn er schließlich erfolgreich war, das Kind stolz und selbständig macht.

5.5.2 Interpretation des Untertestes »Figur-Grund-Unterscheidung« (FG)

Dieser Test prüft die Fähigkeit, eine geometrische Figur, die zuvor demonstriert wurde, vor einem Hintergrund wahrzunehmen, bzw. sie aus einer Anzahl von Figuren zu isolieren.

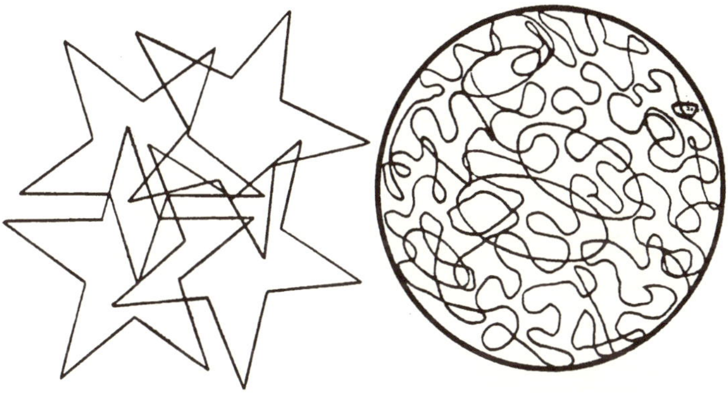

Untertest II b 6 u. 8 des FEW

Hierbei kommt es zunächst darauf an, die demonstrierte geometrische Form zu erfassen, zu behalten und vorzustellen, um sie innerhalb der sich überschneidenden Linien wiederzuerkennen und mit einem Stift nachzufahren.

An diesem Prozeß sind vielfältige Wahrnehmungsfunktionen beteiligt. Vor allem muß die Fähigkeit entwickelt sein, eine geometrische Gestalt visuell zu erfassen. Wo das nicht möglich ist, wird eine derartige Figur auch nicht von einem Hintergrund herausgelöst werden können. Und um eine geometrische Gestalt zu erfassen, bedarf es des in Beziehungssetzens von Geraden, Winkeln und Kurven, des Analysierens und Abstrahierens. Für Piaget beinhaltet der Terminus Analyse in diesem Zusammenhang »eine über die reine Wahrnehmung hinausgehende motorische Aktivität, die auch an der Quelle vieler anderer aktiver Bewegungen liegt: ›Übertragungen‹ der wahrgenommenen Tatsachen aufeinander, ›Vergleiche‹ (oder wechselseitige Übertragungen), ›Transpositionen‹ (oder Übertragung von Relationen), ›Antizipationen‹ (zeitliche Übertragungen oder Transpositionen) usw. Diese Gesamtheit bildet die Wahrnehmungsaktivität. Wenn bei Kindern auf dieser Stufe die Analyse fehlt, so bedeutet das also im ganzen ein Fehlen der Wahrnehmungsaktivität selbst, d.h. die Wahrnehmungen des Kindes bleiben noch passiv oder statisch, anstatt sich in ein sensomotorisches Koordinierungssystem einzuordnen, die sie miteinander verknüpfen« (PIAGET, 1975).

Es fällt dem Kind offenbar leichter, Abbildungen bekannter Gegenstände vor einem Hintergrund zu isolieren als ihm das bei geometrischen Formen möglich ist, denn »das zur Bestimmung geometrischer Formen nötige Forschen ist tatsächlich nicht das gleiche, wie dasjenige, das zum Erkennen gebräuchlicher Gegenstände ausreicht« (PIAGET, 1975). Auch anhand der Erfahrungen mit einem Test zur Figur-Grund-Wahrnehmung von AYRES läßt sich das vermuten. Im ersten Teil geht es dabei um die Figur-Grund-Darstellung stilisierter gebräuchlicher Gegenstände wie Schuh, Löffel, Schlüssel usw., im zweiten Teil um geometrische Formen. Dabei zeigt sich, daß in Teil 1 meist mehr Lösungen erzielt werden als in Teil 2, was allerdings auch der Testkonstruktion entspricht, wenn es darum geht, die Aufgaben zunehmend schwieriger zu gestalten.

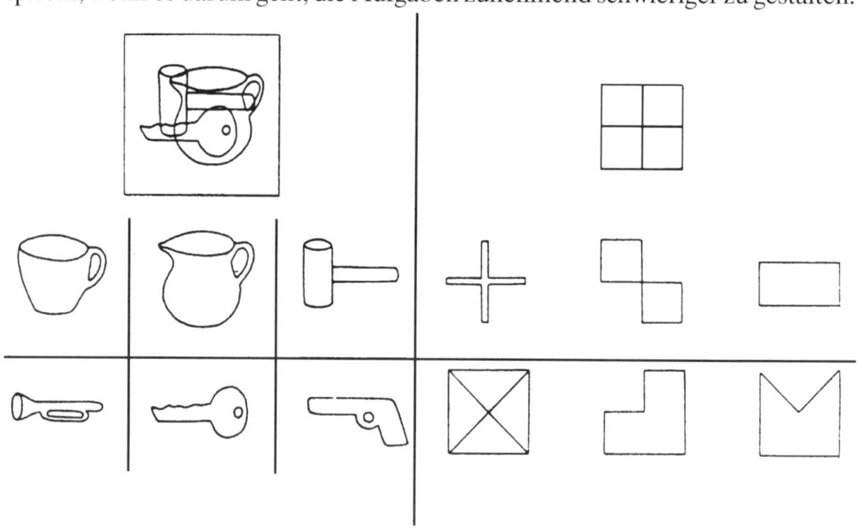

Untertests aus »Figure-Ground-Perception« (FG) des SCSIT von AYRES

Der Unterschied zwischen dem Test zur Figur-Grund-Unterscheidung bei Frostig und Ayres besteht aber nicht nur in der Art der Figuren, die vor einem Hintergrund wahrgenommen werden sollen. Auch das Wiedererkennen erfordert bei beiden Tests unterschiedliche Funktionen. Bei Frostig wird die Figur zuvor dem Kind gezeigt und erklärt. Danach hat es kein Vorbild mehr, es muß auf seine Vorstellung zurückgreifen. Bei Ayres sind aus 6 Einzelfiguren diejenigen 3 zu zeigen, die in dem Testbild enthalten sind. Hier kann das Kind ständig vergleichen. Es wird einmal die Vorstellung mehr beansprucht (Frostig), das andere Mal mehr die Wahrnehmungsaktivität im Sinne Piagets (Ayres). Das aber sind entwicklungsmäßig gesehen verschiedene Reifestadien der visuellen Perzeption, wobei die Wahrnehmungsaktivität die Voraussetzung für die Vorstellung bildet. Außerdem muß bei Frostig die Figur mit einem Stift umrissen werden, während sie bei Ayres nur auf der Demonstrationstafel gezeigt zu werden braucht. So ist es eigentlich nicht allein die Figur-Grund-Unterscheidung, die hierbei beansprucht wird, beide Tests erfassen daneben noch andere Wahrnehmungsfunktionen. Wenn man um die Zusammenhänge weiß, ist es sicher nur von Vorteil, beide Tests durchzuführen, um für eine Behandlung von Teilleistungsstörungen einen differenzierten Behandlungsplan aufzustellen.

Die Figur-Grund-Unterscheidung beinhaltet neben dem Erfassen der Figur selbst aber auch das Erfassen räumlicher Beziehungen wie benachbart und getrennt. Piaget erklärt dazu: »Die elementarste räumliche Relation, die die Wahrnehmung erfassen kann, ist anscheinend das Benachbartsein, das selbst der einfachsten Bedingung jeglicher Wahrnehmungsstrukturierung entspricht, nämlich derjenigen der Nähe, der in einem und demselben Feld wahrgenommenen Elemente. Eine zweite elementare räumliche Beziehung ist die Trennung. Zwei benachbarte Gegenstände können sich gegenseitig durchdringen und teilweise vermischen: Eine Trennungsrelation zwischen ihnen aufstellen heißt, sie dissoziieren oder zumindest ein Mittel zu ihrer Unterscheidung zu liefern. Je analytischer die Wahrnehmung wird, desto bestimmter sind die Trennungsrelationen« (Piaget, 1975). In seinem Lebensraum macht das Kind zunächst diese Erfahrungen taktil-kinästhetisch und schließlich visuell.

Der Vollständigkeit halber sei noch auf den engen Zusammenhang zwischen der Figur-Grund-Wahrnehmung im visuellen und im körperlichen Bereich hingewiesen, der an anderer Stelle ausgiebig dargestellt und in seiner Bedeutung für Lernen und Verhalten von Kindern mit Teilleistungsschwächen beschrieben wurde (Kephart, 1977; Milz, 1982, 1996, 1999).

5.5.2.1 Teilleistungsschwächen im Bereich der Figur-Grund-Unterscheidung

Beeinträchtigungen der Figur-Grund-Unterscheidung können sich auf vielfältige Weise im schulischen Lernen auswirken: auf die Konzentration, denn diese erfordert Zentrierung der Wahrnehmung; auf die Aufmerksamkeit: wo die Zentrierung beeinträchtigt oder nur unzureichend möglich ist, erlischt die Aktivierungsreaktion zu schnell; und schließlich auf das Lesen und Schreiben. Hierbei wird neben dem Erfassen der Buchstabengestalt auch die Figur-Grund-Wahrnehmung beansprucht. Das ist besonders bei der Ganzsatz- und Ganzwortmethode der Fall, die deshalb für Kinder mit Teilleistungsschwächen in diesem Bereich weniger gut geeignet ist. Aber auch bei der synthetischen Methode kommt der Zeitpunkt der Analyse. Dann müssen Buchstaben innerhalb eines Wortes erkannt und isoliert werden können. Ob es sich dabei um einzelne Buchstaben handelt oder um Signalgruppen oder um Silben, immer ist auch die Figur-Grund-Wahrnehmung an der Isolierung bzw. Differenzierung beteiligt. Wo diese nicht gut genug gelingt, kann sich das auf den Leseprozeß und die Rechtschreibung auswirken.

Manchmal fallen uns Kinder auf, die sich auf einer Buch- oder Heftseite nicht orientieren können. Beim Lesen verlieren sie die Zeilen und finden sie nicht wieder. Beim Vorlesen von Rechenhausaufgaben wissen sie oft nicht, welche Aufgabe gerade dran ist. Einmal den Blick vom Buch oder Heft abgewandt, und sie haben den Anschluß verloren. Sicher gibt es für diese Auffälligkeiten auch wieder mehrere Ursachen. Bei manchen Kindern können wir aber, wenn wir um die verschiedenartigen Auswirkungen von Beeinträchtigungen visueller Wahrnehmung wissen, anhand von Beobachtungen und Testergebnissen doch den Schwerpunkt der Störung herausfinden.

Ganz besonders betroffen sind Kinder mit Schwächen in der Figur-Grund-Wahrnehmung beim Abschreiben von der Tafel. Hier kommt noch der Abstand vom visuellen Objekt, der dieses verkleinert, hinzu und erschwert so das Erfassen der Zeilen, Wörter und Buchstaben. Der ständige Wechsel der Blickrichtung – fern-nah -, die Anpassung der Linse an diese Situation erschweren teilleistungsschwachen Kindern die Zentrierungen erheblich und damit auch das Isolieren einzelner Gestalten vom Tafelgrund. Wir wundern uns dann, daß der Schüler »nicht einmal« richtig von der Tafel abschreiben kann und berücksichtigen gar nicht, welche Leistung und Anstrengung das von ihm erfordert. Bei Kindern, die hier auffallen, sollte vom Augenarzt die Akkomodation überprüft werden, da bei juveniler Akkomodationsschwäche die Umstellung von Fern- auf Nahsicht beeinträchtigt sein kann.

5.5.2.2 Behandlung von Teilleistungsschwächen im Bereich der Figur-Grund-Unterscheidung

Für Kinder mit Beeinträchtigungen der Figur-Grund-Unterscheidung kann es eine Hilfe sein, wenn im Klassenunterricht anstatt der Tafel ein Overhead-Projektor verwendet wird. Bei einem Text, der zeilen- oder wortweise abgedeckt wird, braucht das Kind dann nur jeweils einen Ausschnitt des Ganzen zu erfassen. Auf Arbeitsblättern können wichtige Passagen graphisch herausgehoben werden, durch Unterstreichungen, Einrahmen, andere Buchstaben, Farbe usw. Die bekannte Forderung nach einem gutgestalteten Tafelanschrieb und Anschauungsmaterial findet hier ihre Begründung. Auch die Raumgestaltung, die Art und Weise wie Schülermaterial an den Wänden angeordnet ist, all diese kleinen Dinge können Auswirkungen auf die Aufnahmefähigkeit teilleistungsgestörter Kinder haben. Ja selbst die heute nicht mehr geübte Gewohnheit, Kinder beim Sprechen aufstehen zu lassen, kann für sehr reizgebundene Schüler eine Hilfe sein, dem Sprecher aufmerksamer zu folgen. Dieser hebt sich so deutlicher aus der Menge heraus, ist besser zu sehen und u.U. auch zu hören. Auch für das Kind, das aufsteht, hat das Vorteile, es findet eine Veränderung des Muskeltonus statt und damit innerhalb des Körpers eine Figur-Grund-Differenzierung. Manche alte pädagogische Maßnahme war sinnvoll, was wir heute neuropsychologisch begründen können. Da sie aber als überholt gilt, wird sie kein Lehrer wieder einführen. Leider!

Neben den methodischen und didaktischen Maßnahmen für Kinder mit Teilleistungsschwächen und der Bewegungs- und Wahrnehmungsförderung nach FROSTIG, die aber eher im Kindergarten und Vorschulbereich angewandt wird, ist für Schulkinder auch hier das Montessori-Material zur Förderung einzusetzen. Wie bereits ausgeführt, sind es die Gestalterfassung und die räumlichen Beziehungen der Nähe und des Getrenntseins, die an der Figur-Grund-Wahrnehmung beteiligt sind. Und da die Schwierigkeiten weniger bei gebräuchlichen und dem Kind bekannten Figuren als bei geometrischen Formen in Erscheinung treten, sollte sich die Behandlung auch zunächst auf geometrisches Material beziehen. Das Erfassen graphischer Symbole setzt das Erfassen geometrischer Gestalten voraus. »Ohne Gestaltauffassung ist Lesenlernen unmöglich. Erst die Fähigkeit zum Erfassen einer Wortgestalt ermöglicht es, Teilgleichheiten zu finden. Sie ist eine Voraussetzung für den ungleich komplizierteren Bereich der Durchstrukturierung« (RADIGK, 1979).[65]

Verwendung der geometrischen Kommode mit Kartensätzen

Zum Material gehören: Kommode mit 6 Schubladen, jede Schublade enthält eine Sorte geometrischer Flächen in verschiedenen Ausmaßen, z.B. Kreise mit verschiedenen Durchmessern, verschiedene Rechtecke, Dreiecke, Vielecke, Vierpaß, Eiform, Kreisbogendreieck, Ellipse; 3 verschieden gestaltete Kartensätze passend zu den geometrischen Figuren.

65 RADIGK versteht unter Gestalterfassen an dieser Stelle das Erfassen der Wortgestalt. Er benutzt ansonsten den Begriff optische Differenzierung, wenn es um das Erfassen von Buchstabengestalten geht.

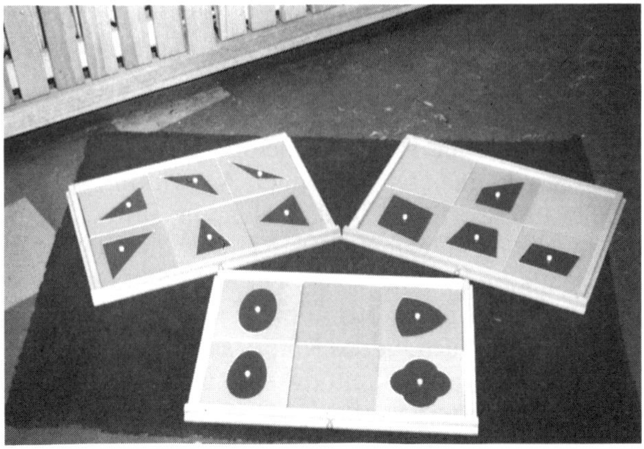

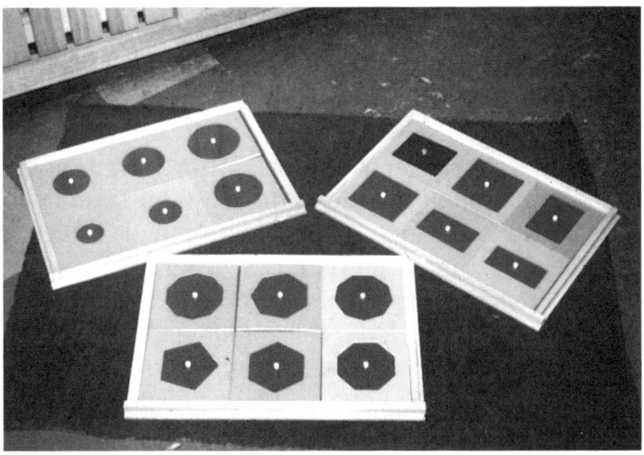

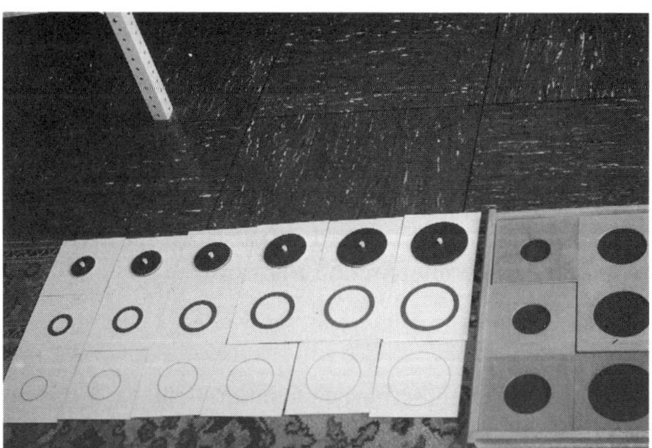

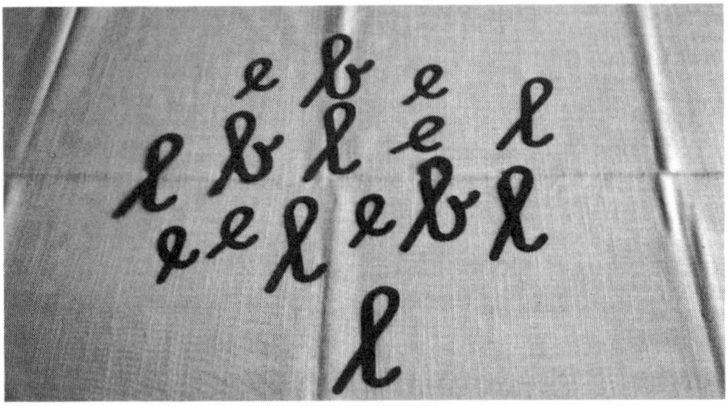

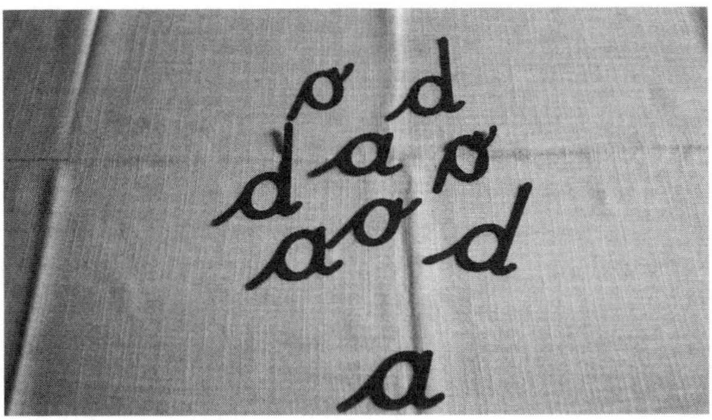

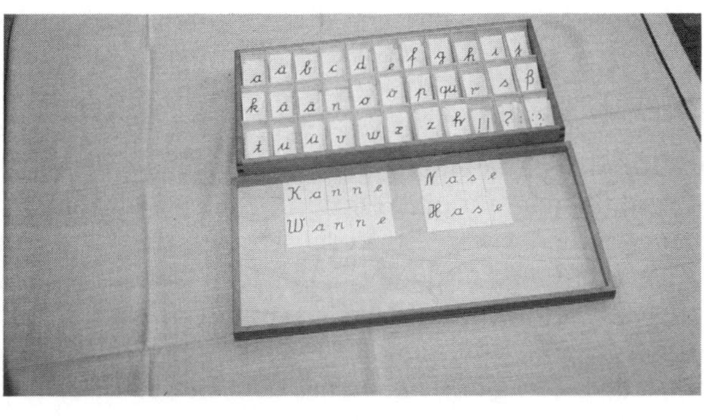
Kanne
Wanne
Nase
Hase

Als *direktes* Ziel zur Verwendung im Kinderhaus wird angegeben: Kennenlernen von geometrischen Flächen;

als *indirektes* Ziel: Entwicklung der Motorik der Hand, Entwicklung des visuellen Gedächtnisses.

Das Material ist für Kinder ab 3 Jahren vorgesehen.

Bei der Verwendung zur Behandlung von Teilleistungsschwächen sollen visuelles Erfassen einer geometrischen Gestalt mit Hilfe der Kinästhesie, visuelles Vorstellen und Wiedererkennen einer geometrischen Gestalt und visuelles Isolieren einer geometrischen Figur aus einem Grundgesamt von Figuren geübt werden.

Die Arbeit mit den geometrischen Flächen unterscheidet sich nicht wesentlich von der Art, wie bereits im Kinderhaus damit umgegangen wird. Das »Kennenlernen« wird allerdings präzisiert. Um die Wahrnehmungsaktivität im Sinne PIAGETS und damit die Fähigkeit der Analyse zu verbessern, wird dieses Material in der gleichen Weise bearbeitet wie die Metalleinsätze. Im Nachfahren mit den Fingern und mit dem Stift werden die charakteristischen Eigenschaften taktil-kinästhetisch und visuell erfaßt. Um die Vorstellung und damit das Wiedererkennen zu schulen, gibt es für alle Figuren der Kommode drei entsprechende Kartensätze. Bei der ersten Serie ist die ganze Fläche blau ausgefüllt. Bei der zweiten sind die Figuren durch einen 1 cm breiten Rand gekennzeichnet, und bei der dritten werden sie durch eine 1 mm breite Linie dargestellt. Wenn z.B. eine Kartenserie auf dem Platz ausgebreitet liegt und das Kind versucht, seine geometrische Form auf die dazu passende Karte zu legen, muß es aus dem Gesamt – dem Grund – diejenige visuell isolieren, welche die gleichen geometrischen Eigenschaften hat wie die Form, die es in der Hand hält. Oder wenn alle drei Kartensätze ausgebreitet sind und das Kind soll die drei herausfinden, die zu seiner Form passen, ist es wieder die Figur-Grund-Wahrnehmung, die geübt wird. Die Übungen lassen sich vielfältig variieren. Wenn der Lehrer das Prinzip verstanden hat, das ihnen zugrundeliegt, wird er selbst weitere Möglichkeiten für die Verwendung dieses Materials finden.

Montessori-Buchstabenmaterial

Da die Figur-Grund-Wahrnehmung immer vom genauen Erfassen der Figur mitbestimmt wird, können für eine Förderung auch die Montessori-Sandpapierbuchstaben verwendet werden. Vorausgesetzt, das Kind beherrscht bereits die Buchstaben-Lautzuordnung, kann man den Buchstaben mit den Schreibfingern (Zeige- und Mittelfinger) nachfahren lassen. Er wird dann, ohne daß das Kind es sieht, unter andere Buchstaben gemischt und muß herausgefunden werden. Das gleiche kann mit dem Beweglichen Alphabet oder mit Buchstabenkarten geschehen. Schließlich geht man zu Übungen am Wort über. Man legt ein Wort aus Buchstabenkärtchen und läßt Grapheme, Morpheme, Signalgruppen oder Silben erkennen und mit andersfarbigen Kärtchen auswechseln.

5.5.3 Interpretation des Untertestes »Formkonstanzbeachtung« (FK)

Hierbei geht es um das Wiedererkennen von Quadraten und Kreisen, die in verschiedenen Größen und Positionen, Schattierungen und Umgebungen zusammen mit anderen geometrischen Figuren dargestellt sind. Das Kind darf sich dadurch nicht verwirren lassen. Es soll Kreise und Quadrate erkennen und nicht mit ähnlichen Formen verwechseln.

Formkonstanz im eigentlichen Sinne bedeutet, daß die Wahrnehmung einer Form auch dann konstant bleibt, wenn diese unter perspektivischer Veränderung gesehen wird, z.B. nehmen wir eine kreisförmige Scheibe nur dann optisch als Kreis wahr, wenn wir senkrecht auf sie draufsehen. Wird sie etwas gedreht, »sehen« wir sie immer noch als Scheibe, obgleich auf der Netzhaut das Bild einer Ellipse entsteht.

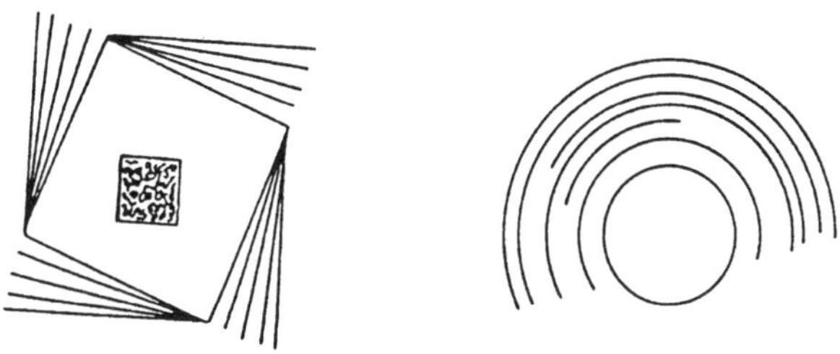

Zwei Aufgaben aus Subtest III des FEW »Formkonstanz-Beachtung«

Unsere Hand, die taktil-kinästhetische Wahrnehmung, hat uns das im Laufe unserer Entwicklung gelehrt. So erkennen wir im allgemeinen auch unter perspektivischer Veränderung die eigentliche Form. Sie ist für uns konstant.

Was der Frostig-Test unter der Aufgabe Formkonstanz zu überprüfen versucht, ist eher mit dem zu vergleichen, was im vorigen Abschnitt im Zusammenhang mit dem Erfassen einer geometrischen Gestalt dargestellt wurde. Die Testfiguren verändern nicht ihre Perspektive, sondern ihre Lage im zweidimensionalen Raum, und hier sollen sie unter anderen Figuren herausgefunden werden. Es kommt, wie bereits ausgeführt, dabei darauf an, Einzelmerkmale wahrzunehmen, miteinander in Beziehung zu setzen, zu zentrieren und das Ergebnis mit anderen Formen zu vergleichen. Das allerdings ist eine wichtige Voraussetzung für das Erfassen von Buchstaben. Ähnliche Gestalten wie *e, l, b, f* oder *u, w, r, m, p, n* und *o, a* werden von teilleistungsgestörten Kindern der ersten Schuljahre manchmal verwechselt.

Eine Untersuchung an 19 verhaltensauffälligen Kindern aus 2 ersten Klassen ergab bei 12 von ihnen besonders schlechte Ergebnisse in diesem Untertest.

Zur Behandlung von Teilleistungsschwächen in diesem Bereich eignet sich das gleiche Montessori-Material wie zur Behandlung von Beeinträchtigungen der Figur-Grund-Unterscheidung, ergänzt durch Aufgaben mit den Einsatzzylindern oder den Knopflosen Zylindern. Als besondere Hilfe zur Unterscheidung ähnlicher Buchstaben bieten sich das Sandpapieralphabet, das bewegliche Alphabet und die Buchstabenkärtchen an.

5.5.4 Interpretation des Untertestes »Erkennen der Lage im Raum« (RL)

In diesem Test wird die Fähigkeit überprüft, Drehungen in der Horizontalen und Vertikalen an schematischen Zeichnungen wahrzunehmen. Aus einer Reihe von Bildern sollen die erkannt werden, die entweder in die gleiche Richtung zeigen wie die Beispielabbildung oder in entgegengesetzte.

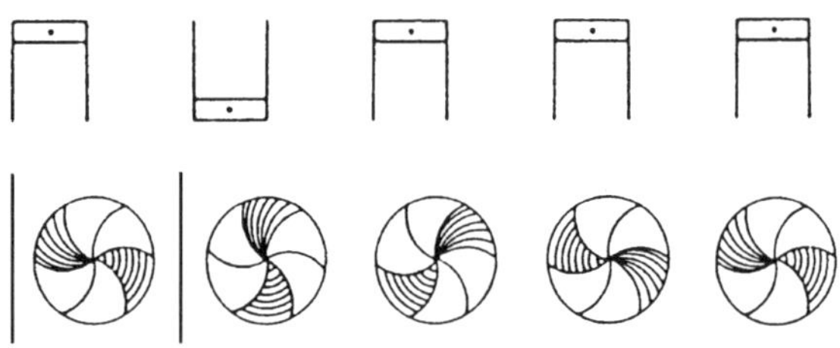

Zwei Aufgaben aus Subtest IV des FEW »Erkennen der Lage im Raum«

FROSTIG selbst hielt diesen Untertest für am wenigsten aussagekräftig[66]. Sie meinte, er differenziere nicht genug und betrachtete ihn als zu einfach. Bei Untersuchungen von Erstklässlern zeigt sich denn auch, daß hier häufig die besten Ergebnisse erzielt werden. Möglicherweise liegt das daran, daß in den Kindergärten viele Papier-Bleistift-Übungen dieser Art angeboten werden. Kinder, die dennoch in diesem Untertest schlecht abschneiden, werden u.U. Probleme mit Buchstabenvertauschungen und Verdrehungen bekommen, z.B. bei b/d; q/p oder bei d/p; b/g; n/u; m/w. Auch Zahlen werden manchmal seitenverkehrt geschrieben, da es aber dabei nicht zu Verwechslungen kommen kann außer bei 6 und 9, werden sie im Mathematikunterricht im allgemeinen nicht so sehr zum Problem. In extremen Fällen von Drehungen und Wendungen kann diese Beeinträchtigung allerdings zu großen Schwierigkeiten führen. Das Kind verwechselt beispielsweise 86 und 98 oder 63 und E9. Das rechnerische Denken wird dadurch erheblich gestört.

66 Persönliche Mitteilung auf dem International Course in Los Angeles 1981

Bei AYRES besteht der Test »Position in space« (PS) aus drei verschiedenen Teilen. In Teil 1, der zur Einübung gedacht ist, wird die Raumlage zunächst an einzelnen Figuren, dann an zusammengesetzten Mustern überprüft. Dabei darf die Beispielfigur zum Vergleichen und bessseren Wiedererkennen unter die Testfigur gehalten werden. Bei Teil 2 befindet sich die Figur oder das Muster auf der linken Seite des Testbuches, die Aufgaben, aus denen heraus es erkannt werden soll, auf der rechten Seite. Bei diesem Aufgabenteil wird die Zeit gemessen, die das Kind zur Lösung benötigt. In Teil 3 wird dem Kind das Muster gezeigt und danach abgedeckt. Es soll auf der nächsten Seite unter mehreren anderen herausgefunden werden.

Im Vergleich zum Frostig-RL-Test sind die Aufgaben des PS-Testes erheblich komplexer. Einmal geht es um das reine Gestalterfassen und Wiedererkennen, zum anderen um das Erfassen mehrerer verschieden ausgerichteter Figuren und schließlich wird bei den Aufgaben, bei denen das Muster zwar eine kurze Zeit gezeigt wird, dann aber zur Lösung nicht mehr zu Verfügung steht, das Raumlage-Gedächtnis beansprucht.

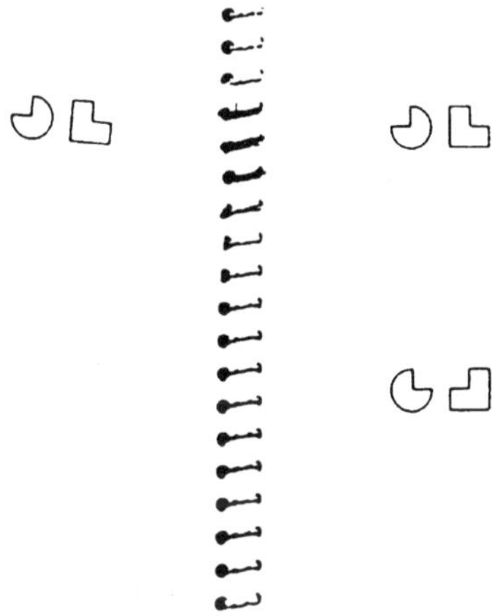

Untertest PS aus dem SCSIT AYRES

5.5.4.1 Teilleistungsschwächen im Bereich der Raumlage-Wahrnehmung

Störungen im Bereich der Wahrnehmung der Raumlage stehen häufig in enger Verbindung mit Störungen des Körperschemas. Auf derlei Beeinträchtigungen wird jedoch in der Schule kaum geachtet. Kinder, die Buchstaben vertauschen und verdrehen, werden als »typische« Legastheniker in Förderkursen behandelt, aber das oft nur mit geringem Erfolg, weil die Ursachen nicht alleine im kognitiven Bereich zu suchen sind, sondern auch im körperlichen.

Das Körperschema ist unzureichend entwickelt[67]. Im Hinblick auf Möglichkeiten zur Behandlung von Teilleistungsschwächen im Bereich der Raumlage-Wahrnehmung ist es erforderlich, auf den Begriff und die Entwicklung des Körperschemas näher einzugehen.

»Körperschema ist eine zusammenfassende Bezeichnung für Vorstellungen vom Wissen um und Orientierung am eigenen Körper. Zahlreiche synomyme Bezeichnungen wie Körperimage, Körperbewußtsein, Körperbild, Körpervorstellung und -orientierung, Somatognosie umschreiben den gleichen Bedeutungskreis und tragen manchmal erheblich zur Begriffsverwirrung bei« (NIEBERGALL et al. 1981).

Kinder mit Störungen des Körperschemas können durch ihre Großmotorik auffallen. Der Gang ist unkoordiniert, sie bewegen sich staksig, die Armhaltung beim Schreiben ist auffällig. Manchmal wird ein Arm auch dabei vernachlässigt und hängt herab. Aus derlei Beobachtungen allein darf natürlich nicht auf ein gestörtes Körperschema geschlossen werden. Andere Symptome müssen das Bild abrunden. Aber aufmerksames Beobachten kann rechtzeitiges Eingreifen im Sinne einer Behandlung möglich machen und deshalb sollte in der Schule immer auch die »Beweglichkeit« des Kindes in Betracht gezogen werden.

Auch die motorischen Auffälligkeiten bei schwer emotional gestörten Kindern (z.B. Psychotikern) lassen sich hier einordnen. Das autistische Kind hat nach psychoanalytischer Sicht seinen Körper oder Teile desselben entweder nicht genügend mit Libido besetzt oder Libido abgezogen. Die Entwicklung des Körperschemas ist folglich gestört. Unter neuropsychologischem Aspekt werden extreme Wahrnehmungsstörungen als Ursache für Autismus vermutet. Was immer die Gründe sein mögen, u.U. eine Kombination mehrerer Faktoren, sie wirken sich bereits auf das »sensorische Konzept« (DE AJURIAGUERRA, 1965) vom eigenen Körper aus und beeinflussen damit die Entwicklung des Körperschemas.

Wenngleich in der Normalschule nur in seltenen Fällen extreme Störungen vorkommen werden, in »Verdünnung« sind sie doch bisweilen zu beobachten. Sie lassen sich z.B. anhand von Menschendarstellungen in Kinderzeichnungen vermuten. Da fehlen die Füße oder die Hände oder die Finger. Oder die Gliedmaßen setzen an falscher Stelle an, wobei man zur Beurteilung der Zeichnung natürlich immer das Alter des Kindes berücksichtigen muß. Als Orientierungshilfe zur Beurteilung des Körperschemas bei Kindern seien Untersuchungsergebnisse von POECK und ORGASS (1964, 1965) erwähnt (nach

---

67 FROSTIG, 1975; MILZ, 1982

Die Entwicklung integrativer Prozesse als Voraussetzung höherer psychischer Funktionen[1]

Stadien der Entwicklung des Körperschemas[2]	Sensorisches Konzept		Präoperatives Konzept	Operatives Konzept
Wahrnehmungsbereiche	1. Ebene Leistungen	2. Ebene Leistungen	3. Ebene Leistungen	4. Ebene Leistungen
Auditive Wahrnehmung		Sprachverständnis	Sprachbenutzung	Fähigkeit zur Konzentration, Organisation zum abstrakten Denken und Verstehen
Vestibuläre Wahrnehmung (Gleichgewicht und Bewegung)	Augenbewegungen Haltung Balance Muskeltonus	Kinästhesie Bewergungsplanung Aktivitätsgrad Aufmerksamkeitsdauer	Körperschema motorische Geschicklichkeit Gedächtnis Raumwahrnehmung	Zu Erlernen der Kulturtechniken
Propriozeptive Wahrnehmung (Muskeln – Gelenke	Sicherheit in Beziehung zur Schwerkraft	Aktivierungsreaktion Körperwahrnehmung	Visuelle Wahrnehmung im Sinne von z. B. Auge-Hand-Koordination	Spezialisierung einer Hirnhälfte und einer Körperseite
Taktile Wahrnehmung	saugen, essen, taktiles Wohlbefinden Mutter-Kind-Beziehung	Koordination beider Körperseiten	Figur-Grund-Differenzierung Formkonstanz Raumlage Raumbeziehung	Selbstbewußtsein Selbstkontrolle Selbstvertrauen Fähigkeit, Beziehungen aufzunehmen
Visuelle Wahrnehmung		emotionale Stabilität	zweckvolle Aktivität	
Therapiemöglichkeiten	Krankengymnastik → Beschäftigungstherapie Psychotherapie Funktionelle Entspannung (nach Fuchs) →	Psychomotorik →	Bewergungs- und Wahrnehmungsförderung (MONTESSORI, FROSTIG, KEPHART u. a.)	Schulische Stütz- und Förderkurse; Montessori-Pädagogik; psychotherapeutische Verfahren wie z.B. Spiel- und Gestalttherapie

1) modifiziert nach AYRES (1981); 2) nach DE AJURIAGUERRA (1965)

Niebergall et al., 1981). Danach können bereits Vierjährige die wichtigsten Teile des Kopfes, Gesichtes und Rumpfes, sowie die größeren Extremitätenabschnitte nach sprachlicher Aufforderung korrekt benennen. 6-7jährige können alle Körperteile zutreffend identifizieren, was ihnen auch an einer vorgehaltenen Puppe gelingt. Die einfache Rechts-Links-Orientierung am eigenen Körper wird mit 7 Jahren beherrscht. An der Puppe war sie bei 4-5jährigen Kindern noch nicht möglich; bei den 6-7jährigen verlief sie vorwiegend »egozentrisch«, d.h. am eigenen Körper orientiert. Erst ab dem 9. Lebensjahr konnte sie objektiv getroffen werden.

»Nach De Ajuriaguerra (1965) lassen sich drei Stadien der Entwicklung des Körperschemas unterscheiden:

1. Das sensorische Konzept vom eigenen Körper, das durch Sinneserfahrungen mit der Umwelt gebildet wird und mit der kognitiven Entwicklung (sensomotorisches Stadium der Intelligenz nach Piaget) zusammenhängt;

2. das präoperative Konzept, das unter der Kontrolle von Wahrnehmungsprozessen steht, die körpergebunden sind, wenngleich schon eine symbolische Orientierung möglich ist;

3. das operationale Konzept, das die räumlich-objektive Vorstellung vom Körper umfaßt und von Sinnesreizen und Wahrnehmungsprozessen weitgehend abgelöst, als räumliche Anschauung allen, mit dem eigenen Körper zusammenhängenden kognitiven und emotionalen Prozessen zugrundeliegt« (Niebergall et al., 1981).

In allen drei Stadien spielen Erfahrungen, die durch die Sinneswahrnehmung erworben wurden, eine entscheidende Rolle. Vergleicht man die Vorstellungen von De Ajuriaguerra mit denen, die Ayres zur sensorischen Integration entwickelt hat, so stimmen beide darin überein, daß sowohl für das Körperschema wie für die visuelle Wahrnehmung Reifungsstadien durchlaufen werden, die auf gemeinsamen grundlegenden Funktionen der Sensomotorik aufbauen.

Die Tabelle (auf S. 143) veranschaulicht, wie propriozeptive, vestibuläre und taktile Wahrnehmung zunächst die entscheidenden Informationen über die Lage des Körpers und die Stellung der Gliedmaßen geben und wie erst zu einem späteren Zeitpunkt diese Informationen durch die visuelle und die auditive Wahrnehmung ergänzt und vervollkommnet werden. Die Darstellung der Entwicklung sensorisch-integrativer Prozesse macht auch deutlich, daß die Körperwahrnehmung der Reifung der visuellen Wahrnehmung vorausgeht. Piaget hat das für die Raumwahrnehmung experimentell nachgewiesen. Eine

Integration beider Bereiche erfolgt erst später. Das wiederum sollte bei einer Behandlung berücksichtigt werden.

5.5.4.2 Behandlung von Teilleistungsschwächen im Bereich der Raumlage-Wahrnehmung

Wenn die Wahrnehmung der Raumlage von der Wahrnehmung des eigenen Körpers beeinflußt wird, dann muß eine Therapie, wenn sie sinnvoll sein soll, auch den Körper einbeziehen. Gezielte Übungen aus der Psychomotorik (FROSTIG, KEPHART, KIPHARD), der Beschäftigungstherapie nach AYRES und u.U. auch Übungen nach DELACATO stellen die Grundlage dafür dar. Die Erfahrung zeigt allerdings, daß bei manchen Kindern Körperübungen nicht in jedem Falle und sofort zu einer Integration und damit zu einer Verbesserung des Körperschemas und der visuellen Wahrnehmung führen. In einigen Fällen kommt es eher zu einer Desintegration. Die Kinder erscheinen nach der Übungsstunde zu Hause aggressiv und unruhig, und den Eltern kommen Zweifel an der Richtigkeit einer solchen Behandlung, zumal sie auch keinen direkten Zusammenhang zu den Schulschwierigkeiten des Kindes sehen und die Beziehungen zwischen Bewegung und Wahrnehmung nicht verstehen können, selbst wenn sie ihnen erklärt wurden.

Die neuronalen Systeme, welche die Integration sensorischer Informationen beeinflussen und modifizieren und damit wesentlich zur Entwicklung des Körperschemas beitragen, sind das Rautenhirn, das Vestibularsystem (Gleichgewichtsapparat) und das Kleinhirn. Bei Kindern, die von psychomotorischen Übungen eher erregt als angeregt werden, bei denen es erst nach längeren Nachwirkungen zur Beruhigung kommt, läßt sich vermutlich das Vestibularsystem zu schnell und zu heftig stimulieren. Eine Therapie in psychomotorischen Gruppen ist für diese Kinder u.U. weniger angezeigt. Eher kann eine Beschäftigungstherapeutin, die in sensorischer Integration ausgebildet ist, Verhalten und Reaktion einschätzen und die Auswirkungen der Behandlung beurteilen. In besonderer Weise ist hier die »Funktionelle Entspannung« nach FUCHS zu empfehlen. Wegen der Bedeutung dieser Therapie wird auf sie in dem Abschnitt »Behandlung von Teilleistungsschwächen« ausführlicher eingegangen werden.

Wenngleich eine Behandlung im Bereich der Raumlage-Wahrnehmung, wie beschrieben, vor allem den Körperbereich betreffen sollte, kann sie durch Spiele im Unterricht und durch organisatorische und methodische Maßnahmen unterstützt und ergänzt werden. Alleine die Anordnung der Arbeitsmittel auf dem Platz des Kindes bedeutet tägliches Einüben und Wiederholen der Positionen und Richtungen von Gegenständen. Wo und wie liegen Federmäppchen, Heft und Buch? Rechts und links auf dem Blatt kann farbig markiert werden. Um teilleistungsschwachen Kindern Begriffe wie oben und unten an einem Blatt zu erklären, sollte dieses zunächst senkrecht gehalten werden, damit oben wirklich oben bedeutet. Erst danach können manche Kinder auch am liegenden Blatt mit diesen Begriffen etwas anfangen.

JOHNSON und MYKLEBUST (1976) geben zahlreiche Hinweise für die Behandlung von Raum-Lage-Störungen bei lernbehinderten Kindern. In der Normalschule werden sie nur in Ausnahmefällen nötig sein. Hier bieten sich wieder die Montessori-Materialien wie z.B. die Metalleinsätze, die geometrische Kommode, die konstruktiven Dreiecke und die Alphabete zur Förderung der Raum-Lage-Wahrnehmung an.

Bei der Verwendung der metallenen Einsätze kann in diesem Fall die Bewegung der Hand verbal unterstützt werden. So kann man beim Quadrat angeben, wo angefangen werden soll und dann kann man dazu sprechen lassen: gerade runter – quer rüber – gerade rauf – quer rüber. Wenn das Kind mit den Begriffen rechts und links bereits vertraut ist, wird man quer rüber durch rechts bzw. links rüber ersetzen. Nur sollte man bei den gleichen Bezeichnungen bleiben. Ähnlich geht man bei der Arbeit mit dem Dreieck vor: Schräg runter, quer rüber, schräg rauf oder schräg links runter, quer rüber, schräg rauf oder schräg links runter, quer rüber, schräg links rauf (nach JOHNSON und MYKLEBUST). Auch das Einrichten des Blattes, wie bereits beschrieben (5.5.1.2), und das Aufkleben der ausgeschnittenen Formen in vorgegebener Position dienen dem Zweck, die Raum-Lage-Wahrnehmung zu festigen.

Bei der Verwendung der geometrischen Kommode und des Kartensatzes wird die Holzfigur in eine bestimmte Lage gebracht. Das Kind soll die drei dazugehörigen Karten ebenfalls in die gleiche Lage bringen (dazu eignen sich alle Formen außer den Kreisen).

Bei Verwendung der Sandpapierbuchstaben kann man das Kind auffordern, den Buchstaben, der geübt werden soll, mit geöffneten Augen mit den Schreibfingern nachzufahren. Danach dreht man ihn und läßt ihn bei geschlossenen Augen abtasten und in die richtige Lage bringen.

Für die Arbeit mit dem beweglichen Alphabet gibt es verschiedene Möglichkeiten zur Förderung der Raum-Lage-Wahrnehmung. So kann man mehrere gleiche oder ähnliche Buchstaben in unterschiedliche Stellungen bringen und läßt denjenigen herausfinden, der zu einem vorgegebenen paßt, oder man läßt alle in die gleiche Richtung bringen.

Um die 6 und die 9 nicht zu verwechseln, gibt man der Neun ein kleines zusätzliches Merkmal, z.B. einen kleinen überstehenden Strich nach oben oder einen Punkt am unteren Ende.

5.5.5 Interpretation des Untertestes »Erfassen räumlicher Beziehungen« (RB)

In diesem Test geht es darum, ein Muster innerhalb eines Punktgitters in ein zweites Punktgitter zu übertragen.

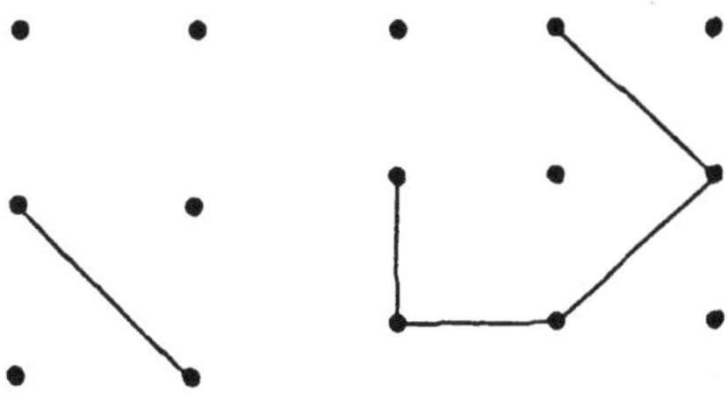

Zwei Aufgaben aus Subtest V des FEW »Erfassen räumlicher Beziehungen«

Voraussetzung für diese Aufgabe ist das Erfassen von Beziehungen im zweidimensionalen Raum, aber auch das Rekonstruieren des Erfaßten. »Es geht aus von den Handlungen selbst und vom zuerst sensomotorischen, dann geistigen und vorgestellten Raum, der durch die Koordinierung dieser Handlungen bestimmt ist. Ob es sich um die topologischen Relationen »benachbart«, »getrennt«, »Reihenfolge«, »umgeben« und »kontinuierlich« handelt oder um die euklidischen Relationen »Entfernung«, »Gradlinigkeit«, »Winkel«, »Schrägen« und »Parallelität« usw., von Anfang bis Ende gehen solche Strukturen aus der Koordinierung der Handlung hervor« (nach PIAGET, 1975). Es sind also zunächst die Handlungen, die Auge-Hand-Koordination, die taktil-kinästhetische Wahrnehmung, welche dem Kind die Erfahrung vermitteln, in welcher Richtung ein Objekt liegt, in welchem Abstand zu ihm selbst und im welchem Abstand zu einem anderen Objekt. Begriffe wie vor, hinter, darüber und darunter u.a.m., aber auch Relationen im Sinne von größer und kleiner, mehr oder weniger sind Voraussetzungen für das Erlernen der Kulturtechniken. Damit kommt der Wahrnehmung von Beziehungen im Raum eine besondere Bedeutung zu. Auch die Fähigkeit zur Seriation wird dadurch mitbestimmt.

5.5.5.1 Teilleistungsschwächen im Bereich »Erfassen räumlicher Beziehungen«

Viele Erstklässler, aber auch ältere Grundschüler haben noch Probleme, räumliche Beziehungen zu erfassen. Sie sind unsicher im Verstehen von Begriffen wie gegenüber, zwischen, davor und danach. Abgesehen von den Schwierigkeiten, die es dadurch in der Rechtschreibung geben kann, weil die Beziehung der Buchstaben untereinander, ihre Reihenfolge im Wort nicht erfaßt und behalten wird, kann sich das auch auf das Sprachverständnis auswirken. Neben Mißverständnissen bei Arbeitsaufträgen zeigt sich das meist dann, wenn Geschichten nacherzählt werden sollen oder wenn es sich um Inhaltsangaben handelt. Hierbei geht es zwar mehr um zeitliche Beziehungen, aber Zeit und Raum sind untrennbar miteinander verbunden. Wir sprechen ja auch von einem Zeitraum und von einem Zeitpunkt. An Zeigeruhren läßt sich der Raum ablesen, den der Zeiger abgelaufen ist. Und man kann fast eine Testfrage daraus machen: Kennt das Kind die Uhr (Uhrzeit)? Wenn es damit seine Probleme hat, hat es sie bestimmt auch in der Wahrnehmung der Beziehungen im Raum.

Bei Kindern mit Lese-Rechtschreib-Schwächen (LRS) wird häufig für die Anerkennung einer Legasthenie zur Voraussetzung gemacht, daß sie im mathematischen Bereich gute oder doch durchschnittliche Leistungen erbringen. Es ist wichtig zu wissen, daß sich Teilleistungsschwächen im Erfassen räumlicher Beziehungen auf den sprachlichen wie auf den mathematischen Bereich auswirken können. Als solche sollten sie anerkannt und behandelt werden. Bei einigen Schülern wirken sie sich auch nur im mathematischen Denken aus. Wird das nicht berücksichtigt, sind diese Kinder im Nachteil gegenüber denen, die als Legastheniker anerkannt werden.

Mathematisches Denken ist Denken in Räumen. Von der Geometrie, der Raumlehre, ist uns das ohnehin vertraut. Aber auch die Grundrechenarten erfordern räumliches Vorstellen und Denken. Wir sprechen vom Zahlenraum, dem Zahlenraum des ersten Zehners, vom Zahlenraum bis hundert und von der Erweiterung dieses Raumes. Wir sprechen vom Überschreiten eines Zehners, und was wir überschreiten sind immer Räume. Wir zerlegen Zahlen oder bilden Teilmengen, wir messen Längen – Strecken – Zeiten. Wir stellen fest, was ist gleich und was ist ungleich. Und bei allem geht es um Beziehungen im Raum. Räumliches Denken bildet die Voraussetzung für das Verständnis mathematischer Operationen.

Das Erfassen räumlicher Beziehungen spielt auch eine Rolle bei serialen Leistungen. Wo Beziehungen wie »benachbart« und »getrennt«, »Reihenfolge«, »umgeben« und »kontinuierlich« nicht entwickelt sind, wird das Kind auch in anderen Bereichen Schwierigkeiten haben, die Reihenfolge von Ereignissen zu erfassen, z.B. in Bildgeschichten oder wo sonst seriale Leistungen erforderlich sind.

Es hat den Anschein, als ob Kinder, die in der Wahrnehmung räumlicher Beziehungen beeinträchtigt sind, auch Probleme mit sozialen Beziehungen, manchmal auch in der Beziehung zur Mutter, haben. Ob eine Störung in den ersten Objektbeziehungen die primäre Ursache für die Beeinträchtigung der Raumwahrnehmung ist oder Störungen des Körperschemas und der Raumwahrnehmung sich auf die Fähigkeit, Beziehungen aufzunehmen auswirken, ist eine Frage, die im Einzelfall geklärt werden müßte. Sie geht über den Rahmen dessen, was in der Schule geleistet werden kann, hinaus. Untersucht man derart beziehungsgestörte Kinder im Hinblick auf das Erfassen von Raumbeziehungen, ergeben sich häufig Zusammenhänge. Bei der bereits erwähnten Untersuchung an 19 verhaltensauffälligen Erstkläßlern hatten 7 unzureichende Ergebnisse in diesem Untertest des FEW.

5.5.5.2 Behandlung von Teilleistungsschwächen im Bereich »Erfassen räumlicher Beziehungen«

Für Beeinträchtigungen im Erfassen räumlicher Beziehungen gilt das Gleiche wie für Störungen im Bereich der Raum-Lage-Wahrnehmung: Eine Behandlung ist nur dann sinnvoll, wenn sie durch Übungen unterstützt wird, die den ganzen Körper einbeziehen, und zwar auf 3 Ebenen, waagerecht, senkrecht und schräg. Hinweise dazu wurden im vorigen Abschnitt gegeben.

An Papier-Bleistift-Übungen sind zahlreiche Materialien im Handel (z.B. von KOWARIK und KRAFT). Dabei ist aber jegliches »Programm« den Bedürfnissen des einzelnen Kindes anzupassen, keines ist ohne gewisse Abänderungen und Ergänzungen zu verwenden. Für ältere Schüler eignet sich auch das Tangram-Spiel, für jüngere Figuro oder Formogramm (siehe Materialverzeichnis).

MONTESSORI legte bei der Entwicklung ihrer Materialien besonderen Wert darauf, daß sie der Entwicklung des »mathematischen Geistes« dienen. So gestaltete sie einen Teil des Sinnesmaterials, wie z.B. den Rosa Turm und die Braune Treppe, die Roten Stangen u.a.m. vorrangig mit dieser Absicht. Vor allem aber ist das Mathematikmaterial zu nennen, das in vielfältiger Weise ermöglicht, mathematische Denkprozesse handelnd und sprachbegleitend zu erfassen. Und da diese, wie oben erwähnt, räumliches In-Beziehung-Setzen beinhalten, kann das Mathematikmaterial natürlich auch für Kinder mit Teilleistungsstörungen hilfreich sein, auch über den rein mathematischen Bereich hinaus. (Teilleistungsschwächen im mathematischen Denken und ihre Behandlung sind in MILZ 1993 dargestellt).

5.6 Wenn die Buchstabe-Lautzuordnung nicht gelingt

Es geht bei einem Lese- und Schreiblehrgang nicht nur darum, Buchstabengestalten, ihre Lage im Raum und ihre Beziehung zueinander zu erkennen und vor ihrem Hintergrund zu differenzieren, also um Teilleistungen innerhalb des visuellen Systems. Auch an der akustischen Verarbeitung sind für das Isolieren und Erkennen von Lauten und ihrer Kombinationen verschiedene Teilleistungen beteiligt. Lesen und Schreiben zu erlernen, setzt mehr voraus als nur die Fähigkeit, auditive und visuelle Reize *intramodal* (siehe Kapitel 1) zu verarbeiten. Laute und Buchstaben müssen auch miteinander in Verbindung gebracht werden können, und das dauerhaft. Dabei geht es um einen *intermodalen* Prozeß, der besonders für die Zuordnung bestimmter Buchstabengestalten zu ihren Lauten für manche Kinder ein Problem darstellt. Da es sich dabei besonders um gestaltgleiche oder gestaltähnliche Buchstaben handelt, oder solche, die sich nur durch ihre Lage im Raum unterscheiden, wird diese Lernschwierigkeit meist als Beeinträchtigung der visuellen Verarbeitung angesehen. Man vermutet dann, daß es sich um eine Unreife in der Raumwahrnehmung handelt, von der man ja tatsächlich weiß, daß ihr Reifungsprozeß erst ungefähr bis zum 8. Lebensjahr abgeschlossen ist. Diesen so betroffenen Kindern bietet man zum Training von Funktionen, die noch nicht ausgereift sind, Papier- und Bleistiftübungen an, bei denen Gegenstände, die nach rechts oder links ausgerichtet sind, mit entsprechend vorgegebenen Farben markiert werden sollen.

SCHENK-DANZIGER weist im Zusammenhang mit der Entwicklung einer späteren Lese- Rechtschreibschwäche darauf hin, daß es sich nicht nur um ein visuelles Problem handeln muß.

Auch bei Kindern, die später keine Legastheniker werden, können am Beginn des Lesen- und Schreibenlernens Verwechslungen und Vertauschungen gestaltgleicher Buchstaben vorkommen. In Ihrem Buch »Legasthenie, zerebrale Interpretation, Diagnose und Therapie« (1991) stellt sie zunächst fest:

> Bei Legasthenikern handelt es sich am Anfang des Leseprozesses bei der Verwechslung gestaltgleicher Buchstaben tatsächlich um ein »Nachhängen« der Wahrnehmungsentwicklung im Sinne eines verlängerten *Festhaltens am Prinzip der Gestaltkonstanz*. »Verkehrtes Schreiben« und auch die später legasthenietypischen Buchstabenverwechslungen[68] kommen am Beginn des Lesen- und Schreibenlernens auch gelegentlich bei Kindern vor (besonders bei Linkshändern), die später keine Legastheniker werden. Erst ein Perseverieren der Reversionsfehler (ein Andauern der Umstellfehler) über das erste Schuljahr hinaus deutet mit Sicherheit auf eine Legasthenie.

Dann schildert sie ein Schlüsselerlebnis, das wegen seiner Bedeutsamkeit zum Verständnis einer sehr speziellen Teilleistungsschwäche hier komplett zitiert wird, unter der Überschrift:

> Die intermodale Zuordnung gelingt nicht
> *Nun kommt das Entscheidende:* Auch das legasthenische Kind lernt, daß Buchstaben, die nach rechts gewendet sind, etwas anderes bedeuten können, als solche, die nach links gewendet sind. Das Problem wird nun die Zuordnung zur Bedeutung, das heißt, die intermodale Assoziation des optischen Zeichens mit seinem verbalakustischen Korrelat.

---

68 Von einigen Richtungen der Legasthenieforschung wird das Vorkommen legasthenietypischer Fehler bestritten.

Ein Versuch soll dies illustrieren: man macht oft die Beobachtung, daß Kinder, die beim Lesen stark reversieren[69], keinerlei Schwierigkeiten haben, die Funktionsübungen von Kowarik (»Kannst du das auch? Funktionstraining für die Vorschule und die erste Schulstufe«) durchzuführen, wo es z.B. darum geht, nach rechts fahrende Eisenbahnen rot und nach links fahrende blau anzumalen. Bei dieser unimodalen[70] Aufgabe, Optisches mit Optischem zu assoziieren, bestehen keine Schwierigkeiten.
Dabei kam ich auf den Gedanken, bei den Funktionsübungen Optisches mit Sprachlichem assoziieren zu lassen. In mehreren Zeilen mit gleich aussehenden Hunden, von denen in unregelmäßiger Reihenfolge immer einige nach rechts, einige nach links gewendet waren, sollte das Kind, ein 7-jähriger Legastheniker, die nach rechts gerichteten Hunde »Foxi« und die nach links gerichteten »Hexi« benennen. Das gelang nicht. Das Kind konnte die Richtungen nicht mit den Namen assoziieren. Es irrte sich ständig und kam schließlich auf folgende Idee: Können wir die linken nicht Luxi und die rechten Rexi nennen? Das merke ich mir leichter. Danach löste das Kind die Aufgabe ohne Fehler (SCHENK-DANZIGER 1991 S.53 ff).

SCHENK-DANZINGER kommt zu der Überzeugung, daß es auch bei Verwechslungen gestaltgleicher aber richtungsverschiedener Buchstaben um die Zuordnung der jeweiligen Lage zum sprachlichen Korrelat geht. Sie hält diese Störung nicht für ein reines Wahrnehmungsproblem sondern für eine Beeinträchtigung der intermodalen Assoziation.

E.ZAPKE (Kap. 8.2). zeigt in einer Therapieeinheit zur Richtungsorientierung, auf welche Art und Weise und mit welchen Schritten die Integration von Sehen und Sprechen in Bezug auf die Orientierung im Raum wie in Bezug auf die Buchstabe - Lautzuordnung angebahnt werden kann. Sie baut die Übungen systematisch aufeinander auf mit

Übungen am und mit dem Körper zur Förderung des Seitigkeitsbewußtseins,
Übungen zu Richtungsangaben durch Signalfarben,
Übungen zu Richtungsangaben durch Verbalisation,
Übungen zu Richtungsangaben durch helle und dunkle Geräusche,
Übungen zum Erkennen und Benennen von Richtungen an beweglichen Figuren,
Übungen zum seitenbewußten Umgang mit Zeichen und schließlich zum seitenbewußten Umgang mit *Buchstaben und ihrer Benennung*.

In dieser Übungseinheit wird die Assoziation von optischem Zeichen und der zugehörigen Benennung mit Hilfe von verschiedenen Zwischenschritten und unterschiedlichen Medien angebahnt.

69 reversieren bedeutet Buchstaben zu vertauschen z.B. b und d.
70 Nur ein Sinnesgebiet betreffend

M. KRETSCHMANN hat ebenfalls erkannt, wie schwer es manchen Kindern fällt, diese assoziative Leistung zu vollbringen. Im Rahmen ihrer Tätigkeit in der Kinderkurklinik Hochried, in der sie an der schulischen Betreuung von Kindern mit Lese- und Schreibproblemen beteiligt war, erlebte sie, daß deren Probleme häufig darin begründet waren, daß die Anbahnung der Buchstabe-Lautzuordnung nicht geglückt war. Die Theorie, die sie durch ihre Erfahrungen bestätigt fand und nach der sie ihren Lese- und Schreiblehrgang aufgebaut hat, soll im folgenden dargestellt werden.

Kretschmann macht an Modell 1 deutlich, wie die Integration von Gedächtnisfunktionen des Sehens, des Hörens und des Bewegens bildhaft vorzustellen ist. Sie spricht von Sehgedächtnis, Hörgedächtnis und Bewegungsgedächtnis und ordnet dem Bereich, in dem sich die Teilleistungen überschneiden das logische Gedächtnis zu. Es stellt eine höhere Ebene der Integration dar.

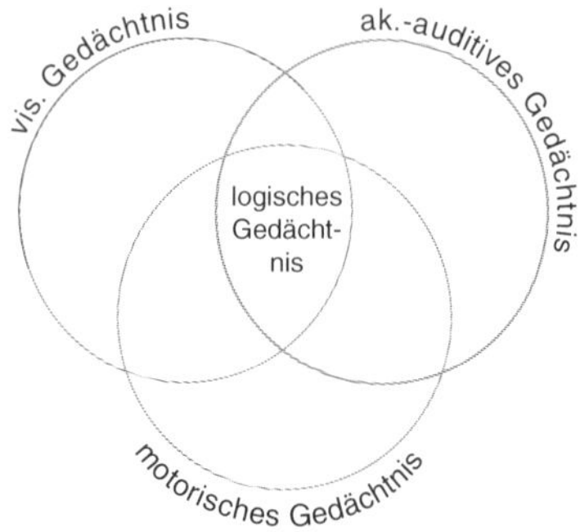

Modell 1

In Modell 2 wird gezeigt, wie auch der Spracherwerb auf diese Weise veranschaulicht werden kann. Das Kind sieht einen Gegenstand, eine Person, z.B. die Mutter, es hört die dazugehörigen Benennung, das Wort Mamma, es versucht, mit allmählich immer geschickterer Mundmotorik, das Wort nachzusprechen. Mit zunehmender Reife der einzelnen Teilfunktionen, beschleunigt sich der Vorgang, wird automatisiert, der visuelle, der auditive und der motorische Eindruck sind miteinander integriert und stehen dem Gedächtnis als Benennung/Begriff zur Verfügung.

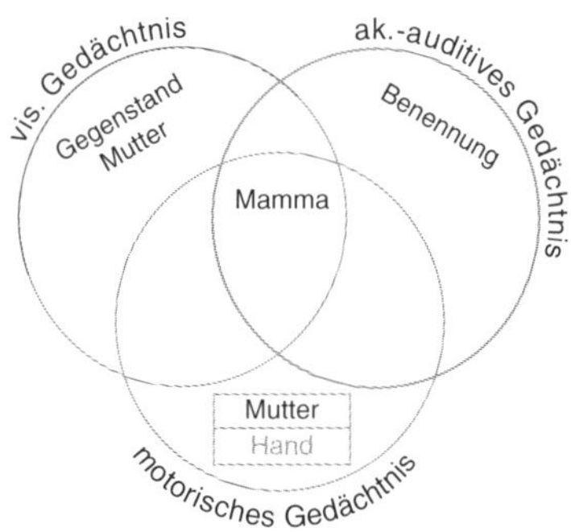

Modell 2

In Modell 3 soll es um die Buchstabe-Lautzuordnung gehen. Da es keine Wahrnehmung ohne Bewegung gibt, das betrifft die visuelle

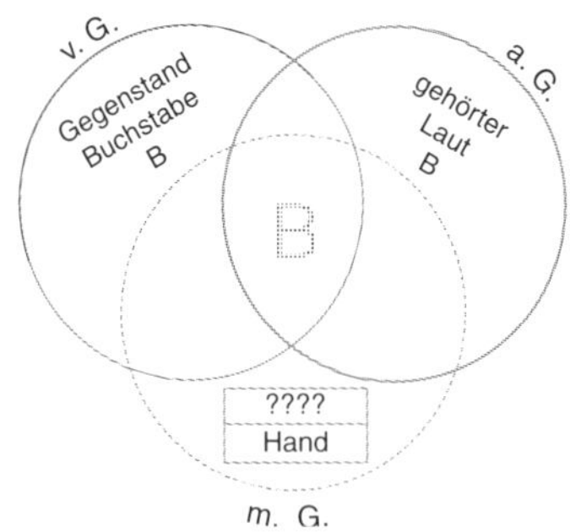

Modell 3

wie die auditive (siehe Milz 99), ist eine Möglichkeit zur Anbahnung integrativer Prozesse, die über die Motorik. Kretschmann meint allerdings, daß dieser Weg nicht optimal genutzt wird. Als Beispiel zeigt sie an der Grafik, wie wohl die Handmotorik benutzt wird, in die Luft und auf den Tisch malen, in das Heft schreiben, die Mund- bzw. Sprechmotorik würde aber dabei vernachlässigt.

Gewiß spricht das Kind den Laut auch noch aus. Aber spürt es die Bewegung im Mundbereich? Heute haben viele Kinder in der Regelschule mehr oder weniger ausgeprägte Beeinträchtigungen in der Aussprache (siehe auch Kap. 4). Sie spüren nicht, wo ein bestimmter Laut gebildet wird und können dadurch auch keine bildhafte Vorstellung von der Zungen- und Mundbewegung bekommen. Diese Vorstellung, eng verknüpft mit der Entwicklung der inneren Sprache, hilft nicht nur zur intermodalen Integration, sie hilft auch zu mechanisieren: Sehen ⇒ Buchstabe ⇒ Vorstellen, wo er gebildet wird, ⇒ inneres Hören ⇒ Erkennen und ⇒ Aussprechen.

KRETSCHMANN meint, daß die Lehrmethode die Schwachstelle des Gedächtnisses umgehen muß. Die Art und Weise, wie sie das macht, ist eigentlich eine Form von Kompensation. Sie versucht zunächst, die bevorzugte Sinnesmodalität, meist die visuelle, mit der Motorik zu integrieren, wobei die andere Sinnesmodalität ganz allmählich davon profitiert.

> Die Laute werden (unter Zuhilfenahme eines Spiegels) vor allem über Augen und Sprechbewegungen programmiert, d.h. die Verknüpfung findet an der leistungsfähigsten Stellen des Gedächtnisses statt. *Denn ein Buchstabe ist nicht nur ein Zeichen für einen Klang, sondern auch ein Symbol für eine ganz bestimmte Mundbewegung.*
> Wie die Praxis zeigt, führt eine Methode, die die Schwachstelle im Gedächtnis behutsam umgeht, schließlich eine Verbesserung der Beziehungen zwischen dem Seh- und Hörgedächtnis herbei. Die Sprechmotorik ist nicht mehr nötig, um zum Hörerlebnis zu kommen und das Gelesene zu verstehen. Der Leseprozeß läuft dann auf dem kürzesten Weg ab: Sehen ⇒ Hören ⇒Verstehen (KRETSCHMANN 1995).

5.7 Beeinträchtigungen im Bereich der Graphomotorik[71]

ELISABETH ZAPKE

Im Umgang mit sogenannten »Legasthenikern« in Sonder-, Regel- und weiterführenden Schulen fallen Kinder/Jugendliche auf, bei denen eine Gruppe von vermeintlichen Rechtschreibfehlern nichts mit der eigentlich grundle-

71 Die dargestellten Erfahrungen wurden in jahrelanger Zusammenarbeit mit Ehrhard BRÄUNING und Herbert ZAPKE erworben.

genden Rechtschreibfähigkeit (Laut-Buchstabe-Korrespondenz) zu tun hatten, sondern deren Fehler rein motorische Ursachen aufwiesen. Hinzu kam bei den Gymnasiasten, daß sie in der Gefahr standen, die Schule verlassen zu müssen, weil ihre Schrift bei den vorgeschriebenen Klassenarbeiten nicht mehr lesbar war. Diese lebenswegentscheidenden Nöte junger Menschen fordern sorgfältige Analyse und therapeutische Wege bei dem Phänomen Schreibstörungen.

Im allgemeinen ist viel zu wenig bekannt, daß Rechtschreibschwächen auch rein motorische Ursachen haben können. Diese Erkenntnis, wie auch Wege zur Förderung erwuchsen aus dem langjährigen praktischen Umgang mit derart betroffenen Kindern, Jugendlichen und Erwachsenen. Es kann hier nur ein Überblick über diesen Problemkomplex gegeben werden. Eine genauere Darstellung ist geplant und soll unter dem Gesichtspunkt »Neuropsychologie für Pädagogen« erfolgen.

5.7.1 Schreibgriff und Steuerung der schreibenden Hand als Voraussetzungen für Schreibfähigkeit

Nehmen wir einmal selbst im Zeitlupentempo einen Stift, der auf dem Tisch liegt, auf in den richtigen Schreibgriff und beobachten, noch besser begleiten sprachlich diesen Vorgang. Drei Finger (Daumen, Zeigefinger und Mittelfinger) nehmen den Stift auf, drehen ihn nach oben und legen ihn schräg dem eigenen Körper zugewandt zwischen Daumen und Zeigefinger. Da ihn drei Finger halten, wird dieser Griff Tripodengriff genannt. Dies ist der Endpunkt einer motorischen Entwicklungsreihe, die sich im wesentlichen über folgende Stationen vom Säugling zum schulfähigen Kind vollzogen hat:

Festhalten – Loslassen

Faustgriff

Pinzettgriff (Daumen und Zeigefinger)

Tripodengriff (Schreibgriff)

Die Finger müssen jetzt in der effektivsten Entfernung zum Papier und der Stiftspitze liegen. Schreibungewandte Kinder greifen meist zu hoch. Der Stift muß mit optimalem Druck beim Schreiben zwischen den Fingern gehalten werden. Ist der Druck (Tonus) zu schwach, rutschen die Finger nach unten oder die Schrift wird dünn und schwer leserlich. Ist der Druck zu stark, biegt sich das untere Gelenk des Zeigefingers nach innen und wird weiß, weil durch zu starken Druck die Durchblutung an dieser Stelle behindert wird. Haben solche Kinder einige Zeilen in das Heft geschrieben, dann kann man über ein paar Seiten hinweg wegen des erhöhten Tonus noch erkennen und *erspüren,* was sie geschrieben haben. Benutzen sie einen Füller, so braucht man bei getrockneter Tinte nur mit den Fingerspitzen über das Geschriebene zu streichen und spürt dann deutlich den verstärkten Druck. Der Verbrauch an Schreibmaterialien ist entsprechend hoch (Stifte brechen ständig ab, Federn spalten sich). Bei solchen Kindern wird empfohlen, sie nicht mit einer Spreiz-, sondern mit einer Kugelfeder schreiben zu lassen.

Beobachten wir eine normalschreibende Hand weiter, so liegen Zeige- und Ringfinger, die seitliche Handaußenfläche und der Unterarm ohne zusätzlichen Druck, nur mit dem eigenen Gewicht auf der Unterlage und gleiten locker über das Papier, das von der anderen, nicht schreibenden Hand, mit leichtem Druck festgehalten wird. Wir nennen diese Hand *Haltehand,* die Schreibhand dagegen *Bewegungshand.* Die Schreibbewegung wird aus den Fingergelenken und dem Handgelenk gesteuert.

Schauen wir einem schreibgestörten Kind zu, so berühren im extremsten Fall Hand und Unterarm nicht das Papier. Die Schreibbewegung wird aus dem Ellenbogen und Schultergelenk gesteuert. Der Stift wird meistens weit oberhalb der Spitze angefaßt, wie es bei kleinen Kindern, die erstmals mit Stiften hantieren, zu beobachten ist. Alle Zwischenstufen zur effektivsten Schreibhaltung sind festzustellen.

Die häufigste Störung bei Kindern aller Schularten ist hier die mangelhafte Fähigkeit, das Handgelenk zu drehen. Die Schreibbewegung wird bei ihnen aus den Fingergelenken mit überhöhtem Tonus gesteuert. Intelligente, willensstarke und mehr visuell veranlagte Kinder sind dabei durchaus in der Lage, eine gefällige, schöne Schrift zu produzieren. Schriftproben von anderen Kindern werden später diskutiert. Aber alle solche Kinder, auch die mit einer schönen Schrift, klagen über Schmerzen in der Hand und zeigen erhebliche Ermüdungserscheinungen. Alle können dem Schreibtempo der Klasse nicht folgen, lassen beim Diktat Wörter aus oder Buchstaben weg, vergessen Unterrichtsinhalte, weil sie durch Notizen aufgehalten werden, können die Verlaufsgestalt mancher Buchstaben nicht herstellen und produzieren vermeintliche Rechtschreibfehler. Die üblichen schulinternen Übungsweisen bringen bei größtem Zeitaufwand keinen Erfolg. Manche Kinder halten anfangs das Schreibtempo durch, bis dann durch Überanstrengung die Schrift immer schlechter wird und es zu mehr und mehr Fehlern kommt. Die gutgemeinten Anmerkungen mancher Lehrkräfte lesen sich dann etwa so: *Gib Dir Mühe. Daß Du es kannst, sieht man doch an den ersten Zeilen!* Dies muß den Frust der Kinder verstärken, die durch Selbstvergleich mit den Klassenkameraden ohnehin emotionale Probleme bekommen, was in den unteren Jahrgangsstufen der Grundschule zu Schreibunlust, Schreibangst, in manchen Fällen bis zur Schreibverweigerung führt.

Diagnostisch läßt sich die beeinträchtigte Drehfähigkeit der Hand, des Handgelenkes (Dysdiadochokinese) meistens leicht bestätigen, wenn das Kind gebeten wird, bei gebeugtem Unterarm mit aufgestütztem Ellenbogen die Hand rasch zu drehen und den Ellenbogen dabei möglichst still zu halten. Wenn die Kinder dann dabei noch die Augen schließen, wird die Drehbewegung häufig langsamer. Fordert man sie auf, die Hand schneller zu drehen, tritt ein völliger Verlust der rhythmischen Drehbewegungen ein. Im extremsten Fall gestikulieren sie mit den Unterarmen wild durcheinander vor sich her oder geben auf und können die Drehbewegungen nicht mehr durchführen.

5.7.2 Analyse des graphomotorischen Schreibvorganges und seine Beeinträchtigungen

Kinder mit Schreibproblemen beherrschen häufig die Laut-Buchstabe-Zuordnung (Phonem-Graphem-Korrespondenz), wenn sie visuell den fertigen Buchstaben wahrnehmen. Sie können aber häufig seine Verlaufsgestalt motorisch nicht herstellen. Sie fragen dann: *Wie geht das?*

Um einen Buchstaben schreiben zu können, muß in der Vorstellung der Kinder antizipatorisch bereits ein Planungsentwurf vorhanden sein. Die motorischen Grundelemente der Schreibschrift müssen mit dem ganzen Körper erlebt, als Begriff gespeichert und als Vorstellung abrufbar sein.

Die Grundelemente sind folgende:

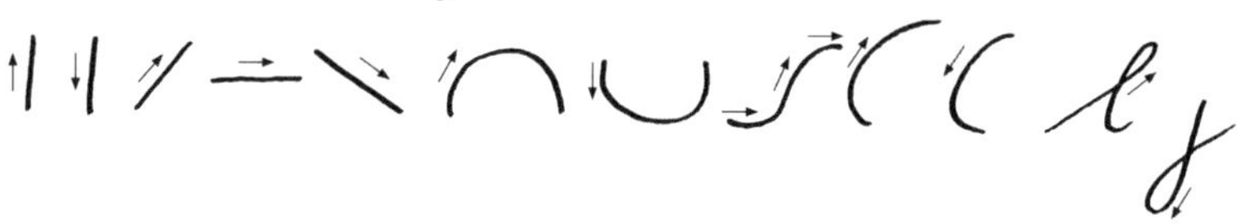

Die graphomotorische Verbindung der Buchstaben, ihre richtige Plazierung im Zeilensystem der Schreibhefte und die Beachtung der Abstands- und Größenbeziehungen ergeben die geforderte Schreibschrift. Im einzelnen muß das Kind zunächst den zielgerichteten Ansatzpunkt wissen und finden. Ist der Aufstrich wie bei den kleinen Buchstaben der lateinischen Ausgangsschrift allgemein eingeführt, dann liegt er meistens auf der unteren Grundzeile z.B. *i*. Dagegen liegt er bei *m*, *n*, *r* im oberen Bereich. Lediglich bei *f* und *t* benötigt man zwei Ansatzpunkte. Schwieriger zeigen sich die Verhältnisse bei den großen Schreibbuchstaben. Sie liegen hier unterschiedlich. Manche verlangen zwei, einer sogar drei Ansatzpunkte, nämlich das *F*.

Analysieren wir die Verlaufsgestalt des Wortes *nicht* in lateinischer Ausgangsschrift. (In der vereinfachten Ausgangsschrift sind die Probleme nicht grundsätzlich anders, sondern ähnlich. In diesem Zusammenhang muß aber verzichtet werden, genauer darauf einzugehen). Nach dem Ansatzpunkt bewegt sich der Schreiber um einen gedachten Mittelpunkt in eine Rechtsdrehung im Uhrzeigersinn, die er vorzeitig verlassen muß, um in eine Gerade zu münden und den Haltepunkt zu finden. Die Schreibbewegung führt eigentlich immer vom Anfangspunkt zum Haltepunkt und zum nächsten Haltepunkt. Lassen wir bei jedem Haltepunkt einen Zwischenraum, so sieht unser Wort *'nicht'* so aus:

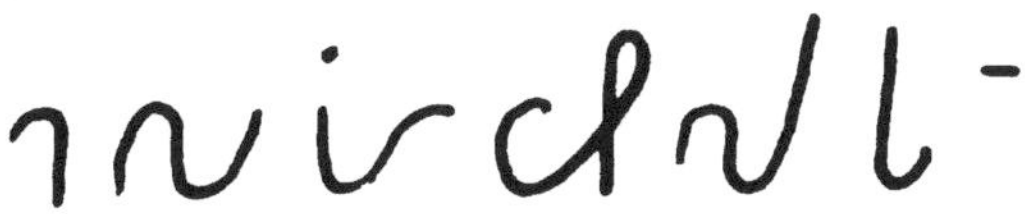

Beherrschen die Kinder nicht die richtigen Buchstabenverbindungen, dann setzen sie häufig willkürliche, meistens wechselnde, überflüssige Haltepunkte, was die graphomotorische Speicherung der Verlaufsgestalt und damit auch des Wortbildes erheblich erschwert. Das kann man sowohl bei der Beobachtung des Schreibvorganges als auch an der fertigen Schrift erkennen. Solche Kinder haben häufig keine flüssige, sondern eine ruckartige Schreibbewegung.

Wenden wir uns noch einmal der oben erwähnten Rechtsdrehung zu. Würde sie zu Ende geführt, entstände folgendes Gebilde . Den gedachten Punkt in der Mitte nennen wir den **Drehpunkt**. In dem Buchstaben *n* sind zwei Rechtsdrehungen (Uhrzeigersinn), im *c* und *h* dagegen ist jeweils eine Linksdrehung (gegen den Uhrzeigersinn) und beim *h* zusätzlich eine Rechtsdrehung erforderlich. Betrachten wir nun den Übergang vom *n* zum *i*. Die Bewegung vom Haltepunkt im *n* zum Haltepunkt im *i* sieht so aus: 

Beim Kreuz muß der Schreiber aus der Rechtsdrehung in die Linksdrehung übergleiten. Diesen gedachten Punkt nennen wir **Wendepunkt**.

Kinder, welche die Handdrehung nicht oder nicht gut genug vollziehen können, schreiben häufig statt der Rundung einen Haken mit einem Haltepunkt. Wenn sie sich aus einer Bewegung nicht lösen oder keinen Richtungswechsel vollziehen können, entstehen merkwürdige graphische Gebilde. Sie werden beispielhaft in den noch darzustellenden Schriftproben vorgestellt.

Betrachten wir weiter unser Beispielwort *nicht*, so taucht beim *h* ein Phänomen auf, das eigentlich zu den Grundelementen der Schrift gehört, nämlich die Schleife. Sie erfordert als einziges Grundelement die Überkreuzung. Kinder mit Schreibproblemen produzieren hier oft etwa folgendes Gebilde : 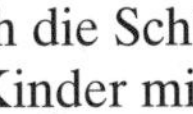. Sie umgehen damit die Überkreuzung. Ein Zusammenhang mit der Tendenz, die Überkreuzung der Köpermittelinie zu vermeiden, läßt sich häufig feststellen.

Als letztes muß das Kind wissen, wo das Wort aufhört. Diesen Punkt nennen wir **Zielpunkt**. Wie bereits erwähnt, benötigt das Kind einen antizipatorisch abrufbaren Planungsentwurf, um die Verlaufsgestalt mit einer gewissen Dynamik vom Ansatzpunkt zum Zielpunkt herzustellen, wobei Tonus- und Richtungswechsel und Unterbrechung des Bewegungsflusses (Haltepunkt) ständig locker verfügbar sein müssen. Neben den zahlreichen weiteren basalen Voraussetzungen sei hier nur auf das Bewegungsgedächtnis hingewiesen.

5.7.3 Erkennen von Störungsbereichen anhand von graphischen Beispielen und Schriftproben

Hinweise auf mögliche graphomotorische Probleme sind beim Schulanfänger oder auch zu einem früheren Zeitpunkt zu gewinnen, wenn man den Umgang des Kindes mit dem Stift beobachtet und die Ergebnisse betrachtet (auf die Beobachtung des Schreibgriffes wurde bereits hingewiesen).

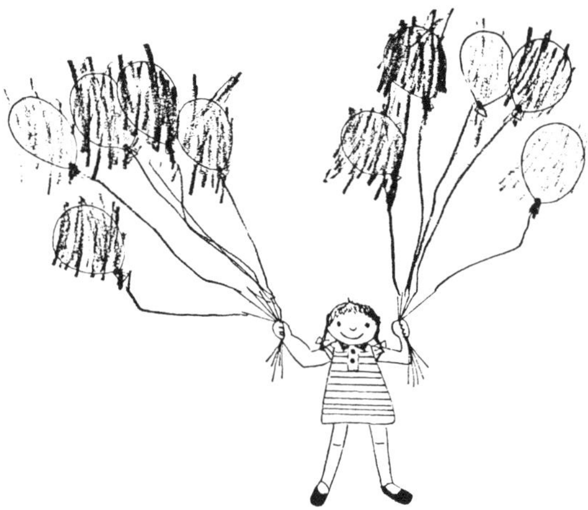

Abbildung a

Ein Mädchen der ersten Jahrgangsstufe der Grundschule malte diese Luftballons farbig aus. Zwei Dinge fallen hier auf:

Begrenzungslinien können nicht eingehalten werden;

es wird nur in einer mehr senkrechten Strichführung ausgemalt.

Wenn ein Kind bei den Luftballons die Begrenzungslinien nicht einhalten kann, dann bewahrheitet sich in der Regel die Prognose, daß dies auch bei den Begrenzungen der Schreiblineatur nicht möglich sein wird. Die senkrechte Strichführung weist darauf hin, daß die vom Gesamtkörper verinnerlichte Senkrechte als Begriff vorhanden und als Vorstellung abgerufen und in eine entsprechende graphische Bewegung und Spur ausgeformt werden kann. Zum Inventar eines Schulanfängers sollten aber auch die Kreisende, die Waagerechte, die Schräge und die Schleife gehören. Abstand, Richtung, Wechsel von einer in die andere Form vervollständigen das Inventar notwendiger Entwicklungsbausteine für die Bewältigung graphomotorischer Aufgaben im Schreiblernprozeß.

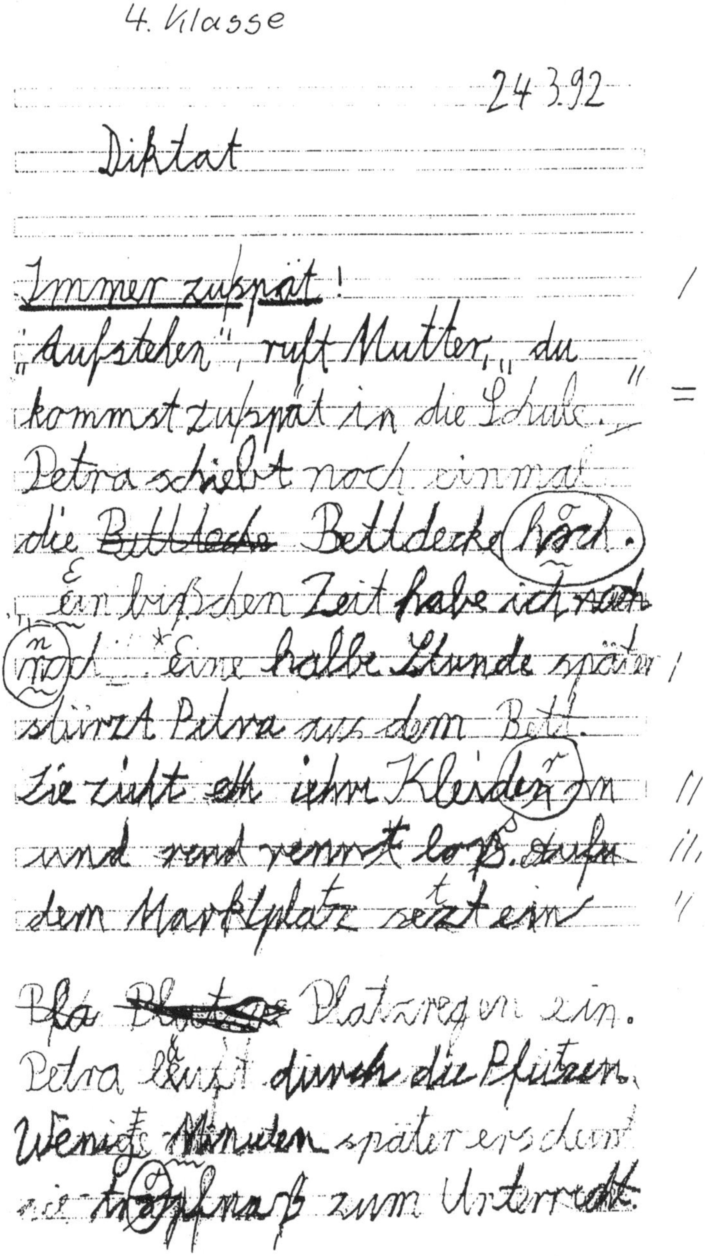
4. Klasse
24.3.92
Diktat
Immer zuspät!
„Aufstehen", ruft Mutter, „du
kommst zuspät in die Schule."
Petra schiebt noch einmal
die Bettdecke hoch.
„Ein bißchen Zeit habe ich
noch." Eine halbe Stunde später
stürzt Petra aus dem Bett.
Sie zieht ihre Kleidern an
und rennt los. Auf
dem Marktplatz sezt ein
Platzregen ein.
Petra läuft durch die Pfützen.
Wenige Minuten später erscheint
sie tropfnaß zum Unterricht.

Abbildung b

Das Diktat auf der Abbildung b schrieb ein zehnjähriger, begabter Knabe (IQ 128), ein sehr guter Leser und Rechner, der aber dem Schreibtempo der Klasse nicht folgen konnte. Dies war eine der Hauptursachen seiner erheblichen psychischen Probleme, die sich in störendem, abweichendem Verhalten gegenüber Lehrkräften und manchen Mitschülern zeigten.

Ein erster Überblick über das Schriftbild zeigt eine Verschlechterung der Schriftformen und eine Zunahme der Fehler im Fortgang des Diktates. Ursache dürfte hier die sich schnell einstellende Überanstrengung sein, die sich durch Schmerzen in Hand und Arm bemerkbar machte. Viele runde Formen werden in Spitzen umgewandelt, also statt Dreh- und Wendepunkte einzuhalten, werden Haltepunkte gesetzt. Dies kann ein Hinweis auf die mangelnde Drehfähigkeit des Handgelenkes sein, was hier in übergroßem Maße zutraf. Als weiteres Problem wird die gelegentlich auftretende Unfähigkeit, einen Richtungswechsel über einen Wendepunkt vornehmen zu können, deutlich. Als Beispiel sind vier Wörter eingekreist.

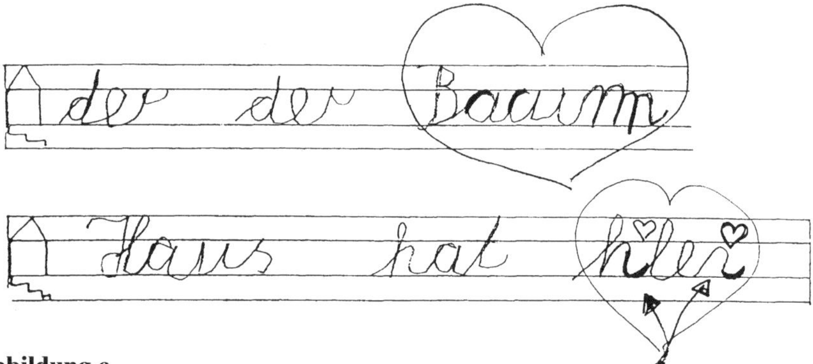

Abbildung c

Die Schriftprobe c stammt von einem Knaben der ersten Jahrgangsstufe der Grundschule. Er ist ein guter Durchschnittsschüler. Außer seinen Schreibproblemen bestehen keine weiteren schulischen Auffälligkeiten. Er ist ein guter Sportler, ein fröhliches, offenes, sehr wortgewandtes Kind. Die Schriftprobe entstand bei einem Beratungsbesuch am Ende der ersten Jahrgangsstufe. Nach einer vierteljährigen heilpädagogischen Betreuung, die sich schwerpunktmäßig auf die Drehfähigkeit des Handgelenkes bezog (siehe 5.6.4), durfte er selbstgewählte Wörter ohne Zeitdruck schreiben.

Die richtige Abfolge der Laute in der Sprechsprache zu erkennen, bereitete ihm keine Schwierigkeiten. Die Verlaufsgestalt von Einzelbuchstaben konnte inzwischen hergestellt werden. Solange aber die Handdrehung noch nicht locker vollzogen werden konnte, war das Lösen aus einer eingeschlagenen Richtung oft nicht möglich, was zu zwischengeschobenen Formen führte, die später als Rechtschreibfehler notiert werden könnten. Bei dem Wort *der* gelingt der notwendige Richtungswechsel, bei r auch bei dem freiwillig vorgenommenen zweiten Versuch nicht. Bei dem Wort *Baum* führt die Schwierigkeit des Richtungswechsels zum Einfügen überflüssiger Formen. Verdickungen der Strichführung wurden für Demonstrationszwecke hinzugefügt. Bei holen hätte der Übergang vom *h* zum *o* wieder einen Richtungswechsel erfordert (ho). Als der Junge das Wort geschrieben hatte, erklärte er: »Das o habe ich gleich weggelassen, weil ich das sowieso nicht kann.«

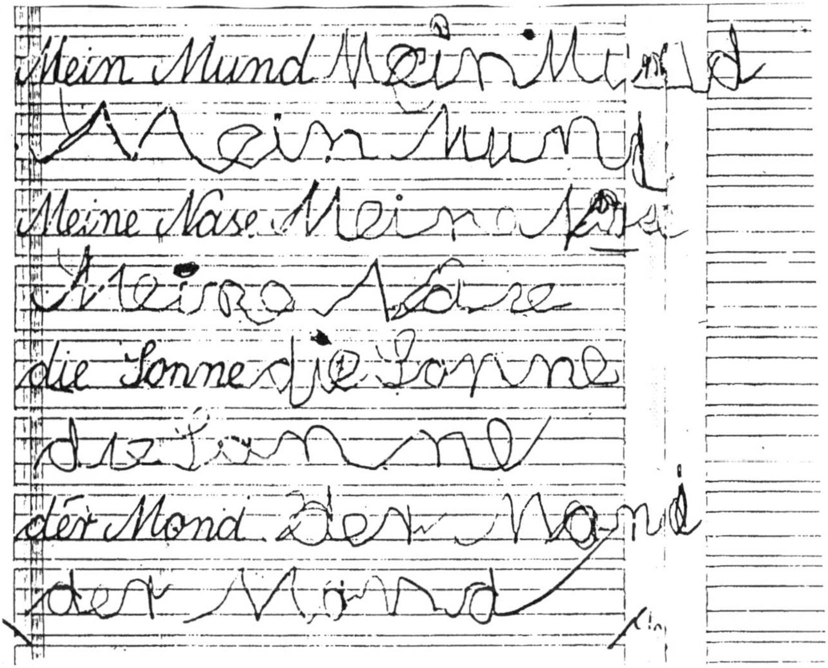

Abbildung d

Wenden wir uns nun der Abbildung d zu. Die Schriftprobe stammt von einem siebenjährigen Knaben, der sich am Anfang der zweiten Jahrgangsstufe der Grundschule befindet. Er kann sich im Zeilensystem orientieren, aber nicht die vorgegebenen Begrenzungslinien einhalten. Er beherrscht die Verlaufsgestalt der Wörter, hat aber bei den Dreh- und Wendepunkten noch große Schwierigkeiten wegen der mangelnden Drehfähigkeit des Handgelenkes, benötigt deshalb mehr Platz und kommt zu einer weit auseinandergezogenen Schrift. Der zu starke Tonus führt dabei zu einer oft erheblich verzitterten Strichführung.

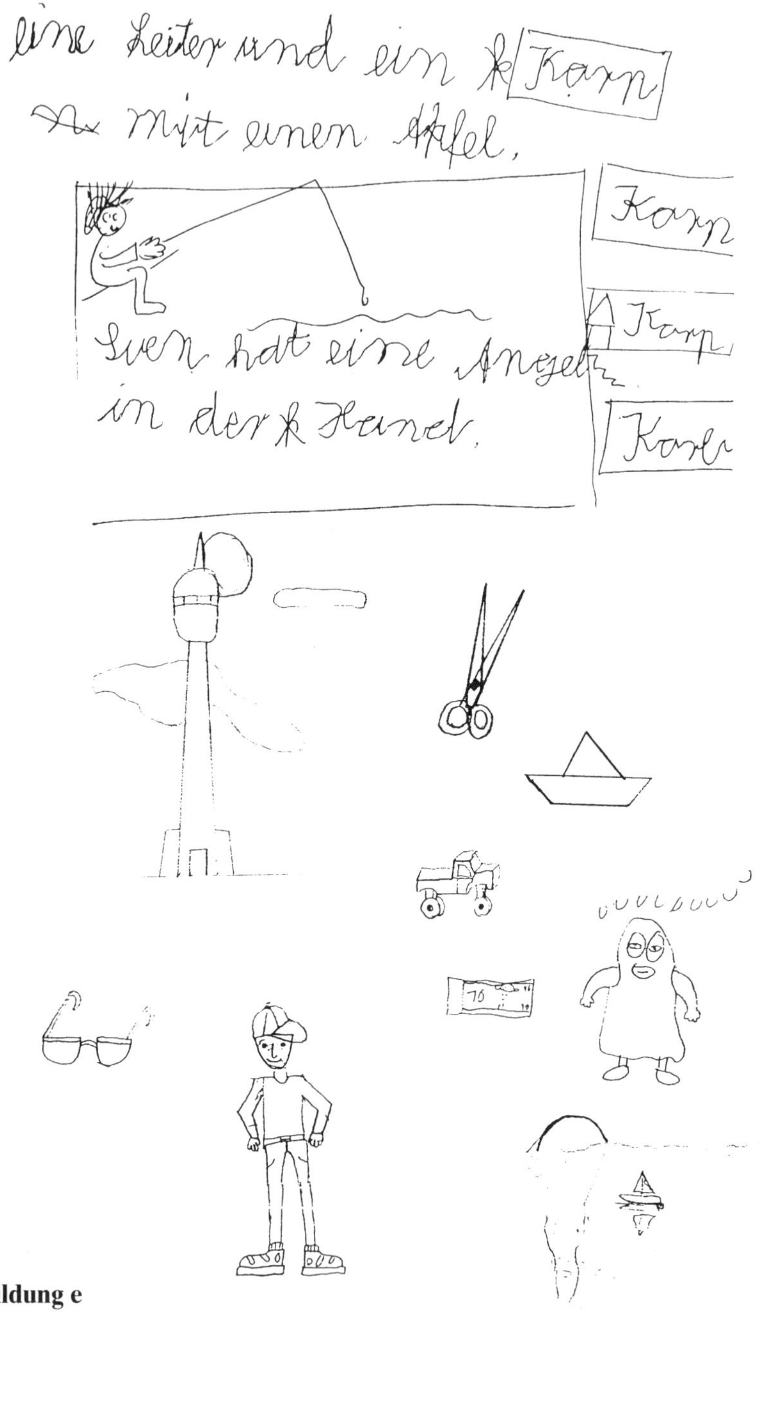
eine Leiter und ein Karp
mit einen Apfel.
Karp
Karp
Karp
Sven hat eine Angel
in der Hand.

Abbildung e

Schriftprobe und Zeichnungen von Abbildung e stammen von einem Knaben der dritten Jahrgangsstufe der Grundschule. Er steuert seinen Stift aus den Fingerspitzen, dem Ellenbogen und der Schulter. Dreh- und Wendepunkte werden durch Rucken und Schieben des Armes vollzogen. Das Handgelenk ist meistens nach oben angewinkelt, Ellenbogen und Teile des Unterarmes liegen auf dem Tisch. Beim Zeichnen der Menschen und Objekte drehte er ständig das Blatt, wenn der Richtungswechsel über eine Drehung der Hand aus dem Handgelenk vorzunehmen gewesen wäre.

5.7.4 Heilpädagogische Wege, die diese Schwächen abbauen

Wie jede Bewegung ist auch die flüssige automatisierte Schreibbewegung nur möglich, wenn sie über reafferente Regelmechanismen kontrolliert wird. Unter Reafferenz ist ein subkortikales Kontrollsystem zu verstehen, das Rückmeldungen über die erfolgte Bewegung aus der Körperperipherie empfängt, um gegebenenfalls korrigierend durch Feinsteuerung die Anpassung der Bewegung an den Bewegungsentwurf zu ermöglichen.

Stellen wir uns den Entwicklungsgang der flüssigen Schreibbewegung als eine Kette von aufeinanderfolgenden sich gegenseitig bedingenden Entwicklungsbausteinen vor, so ist ein möglicher Einstieg für eine heilpädagogische Intervention bei einer gestörten Schreibbewegung das Körperschema. Sachanalyse, Überprüfung und Förderung hier darzustellen, würde an dieser Stelle zu weit führen. (Wir verweisen auf Kapitel 5.5.4.1)

Das Körperschema bildet den Ausgangspunkt für die Entwicklung der Raum- und Zeitbegriffe, deren Integration die Aufeinanderfolge der Bewegungsimpulse und Steuerung der Hand auf einer gedachten Linie eines waagerechtliegenden Blattes ermöglicht.

Ein weiterer basaler Entwicklungsbaustein für die Schreibbewegung ist das im Körper vorhandene Seitigkeitsbewußtsein. Die Fähigkeit von der Körpermittellinie aus mit seinem eigenen Körper bewußt seitigkeitsorientiert (linksrechts; Schreibrichtung) reagieren zu können, ist für die Herstellung der Schreibbuchstaben wie auch für das Einhalten und die richtige Abfolge der Laute und Buchstaben erforderlich. Ein möglicher Förderungsweg für die Entwicklung der notwendigen Richtungsorientierung ist unter 8.2 zu finden.

Eine wichtige grundlegende Voraussetzung für die Schreibfähigkeit ist die Ermittlung der bevorzugten Hand. Der Schreibanfänger befindet sich noch im Entwicklungsprozeß der Spezialisierung der beiden Hirnhemisphären. Beeinträchtigungen der Lateralisation bilden wesentliche Hindernisse beim Erlernen der Schreibschrift (siehe auch Kap. 5.3).

Im Umgang mit schreibgestörten Kindern der Grundschule fällt auf, daß die meisten zwar über eine bevorzugte Schreibhand, (in der Regel die rechte) verfügen, aber beim spontanen Ergreifen auch häufig noch die linke Hand verwenden.

Ist bei Schulanfängern im ersten Schulvierteljahr noch ein häufiger Wechsel der Schreibhand festzustellen, muß einmal entschieden werden, welche Hand nun den Stift halten soll. Es sollte dann versucht werden, die häufigst benutzte Hand beim spontanen Greifen zu ermitteln. Greifwettspiele auf dem Tisch bilden hier ein geeignetes Mittel. Daneben bieten sich die bekannten normierten Handgeschicklichkeitsverfahren an (KIPHARD, Motopädagogik, S. 63 ff) z.B. Kamel-Nachfahren, Zielpunktieren einer Hampelmannfigur (SCHILLING), Labyrinthtest, Handdominanztest (STEINGRÜBER).

Häufigste Ursache graphomotorischer Störungen bei Grundschülern (als Ergebnis einer Untersuchung, die 1991 in Nürnberg von ZAPKE/ZAPKE/BRÄUNING begonnen wurde), war die mangelnde Drehfähigkeit des Handgelenkes.

Aus der Statistik einer Beratungsstelle ergab sich folgendes Bild:

1990/91 Jahrgangsstufe	Zahl der gemeldeten Kinder	Davon mit graphomot. Störungen
1	22	20
2	30	23
3	6	5
4	11	7
5	2	-
Insgesamt	**71**	**55**
1991/92 Jahrgangsstufe	Zahl der gemeldeten Kinder	Davon mit graphomot. Störungen
1	55	44
2	24	13
3	22	12
4	5	3
5	1	1
Insgesamt	**107**	**73**
1992/93 Jahrgangsstufe	Zahl der gemeldeten Kinder	Davon mit graphomot. Störungen
1	48	40
2	67	46
3	40	32
4	28	13
5	10	9
6	2	1
9	2	2
Insgesamt	**197**	**143**
Gesamtergebnis	**375**	**271**

Aus dieser zufallsbestimmten ausgelesenen Population weisen damit 72,27 % graphomotorische Störungen auf. Bei der Erhebung wurden die Störungen wie folgt aufgegliedert:

Stifthaltung; Drehung des Handgelenkes; Schreibdruck (Tonus); Bewegungssteuerung; Tempo; Synchronisation von Bewegen und Sprechen; okulare Muskelkontrolle; Auge-Hand-Koordination. Diese einzelnen Faktoren wurden nicht zahlenmäßig belegt, häufig waren sie verschwistert. Die mangelnde Drehfähigkeit des Handgelenkes nahm hier aber eindeutig die führende Stelle ein.

Die Diagnostik der motorischen Schreibvoraussetzung wurde bereits dargestellt. Ihr heilpädagogischer Aufbau beginnt mit Bewegungsangeboten zur Drehung des ganzen Körpers mit motopädagogischen Geräten, z.B. Schaukelnetz, Rollbrett, Therapiekreisel usw. Da die betroffenen Kinder auch häufig leichte Gleichgewichtsstörungen haben, sollten alle drehenden Bewegungen nur langsam erfolgen. Die Kinder dürfen keine Angst dabei empfinden.

Die bewußt erlebte Drehung des eigenen Körpers wird nun auf Objekte übertragen, die das Kind in rotierende Bewegung versetzt: z.B. Kreisel, Ball, Flasche, Holzkugeln, liegende Kegel. Großmotorische, kreisende Bewegungen des Oberkörpers, der Arme, der Unterarme, der Beine, setzen die Dreherfahrungen fort. Dies läßt sich in Spiele einkleiden z.B.: Fahnen schwingen, mit einer Taschenlampe im verdunkelten Raum Kreise an die Wand malen, am Handgelenk festgebundene Seidentücher in der Luft schwingen.

Nun schließen sich Bewegungsangebote für das Handgelenk an:

1. Ohne Armauflage

1.1 Auf- und Abwärtsbewegungen aus dem Handgelenk ohne Auflage des Unterarmes, z.B.

- auf- und abwärts winken
- Softball auf dem Boden prellen
- Bälle in Körbe werfen
- Wurfspiele mit Bällen im Bogen von unten nach oben und von oben nach unten
- Tücher auf- und abwärts schwingen.

Es ist wichtig, daß alle Bewegungen locker aus dem Handgelenk erfolgen. Kinder mit motorischen Schwierigkeiten in diesem Bereich versuchen häufig, dies mit steifem Handgelenk zu tun.

1.2 Vorwärts- und Rückwärtsbewegungen aus dem Handgelenk mit Geräten auf einer Unterlage, z.B.

– Backblech einstreichen

– Papier mit Pinsel und Farbe bestreichen

– Badewanne mit Schwamm und Seifenschaum ausstreichen.

Wie vorher muß hier auf eine locker aus dem Handgelenk erfolgte Bewegung geachtet werden.

1.3 Seitwärtsbewegungen der Hand aus dem Handgelenk ohne Auflage z.B.

– Seil wie eine Schlange auf dem Boden schlängeln lassen

– Gliederschlange sich bewegen lassen

– Bierdeckel, Frisbischeiben seitwärts nach links und nach rechts werfen.

2. Mit aufliegendem Unterarm, Handgelenk und aufliegender Handkante:

2.1 Auf- und Abwärtsbewegungen der Hand (nicht der Finger) weg vom Körper, hin zum Körper

– mit einem Stift eine fortlaufende kritzelnde Bewegung vollziehen; zuerst auf der Stelle, später in Schreibrichtung weiterführend;

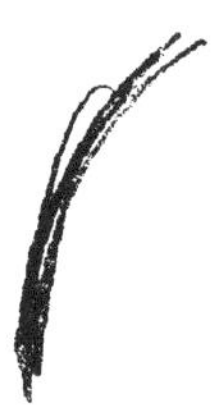

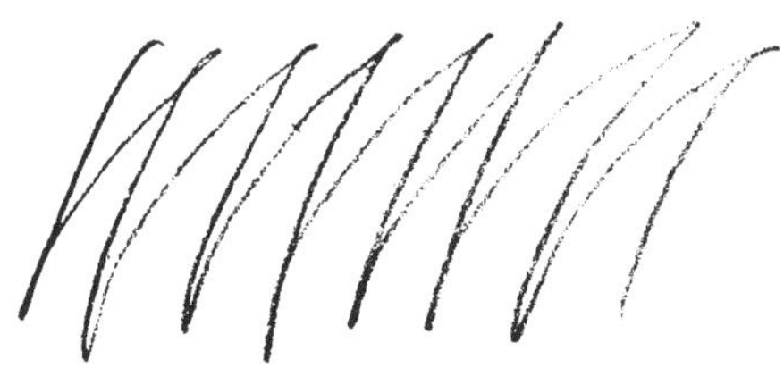

Anmerkung: Die Strichlänge ergibt sich aus dem möglichen Ausschlag aus dem Handgelenk. Dabei sollten kantige, verschieden weiche Bleistifte und verschiedenfarbige Buntstifte verwendet werden, keine Filzstifte.

2.2 Seitwärtsbewegungen (vor und zurück, rechts und links), z.B.

– Staniolkugel, Tischtennisball o.ä. auf dem Tisch in ein Tor schießen mit Handinnen- und Handaußenseite dabei auf bewegliches Handgelenk achten;

– in einer ungeordneten Menge von Objekten z.B. Muggelsteinen, durch Seitwärtsbewegung der Hand eine Fahrstraße für Spielzeugautos bahnen;

– mit dem Stift auf Papier seitwärts schwingen (Scheibenwischerbewegung, Regenbogenbewegung) dabei auf richtigen Schreibgriff achten, Bogen nach oben, Bogen nach unten;

Stifte wie bei Punkt 2.1 verwenden

Es ist zu beachten, daß das Kind beim Bogenschwingen den Stift mit dem Tripodengriff (Daumen, Zeigefinger, Mittelfinger) hält. Die Steuerung des Stiftes soll jedoch nicht nur aus den Fingern, sondern durch die deutlich sichtbare Handgelenksbewegung erfolgen. Die Handkante, das Handgelenk sowie der kleine Finger und der Ringfinger sollen mit dem Blatt Kontakt halten.

Beim Bogen nach unten ist die deutliche Handgelenksbewegung und der Tripodengriff ebenso wichtig. Auf ständigen Blattkontakt der Handkante sollte jedoch während des Schwingens nach unten verzichtet werden. Für eine flüssige Schrift ist der Wechsel vom Bogen nach oben in den Bogen nach unten und umgekehrt von größter Bedeutung. Dies gilt auch für die vereinfachte Ausgangsschrift.

3. Drehung der Hand aus dem Handgelenk

3.1 mit aufgestütztem Ellenbogen bewußt und langsam im und gegen den Uhrzeigersinn:

- mit offener Hand
- mit locker geballter Faust
- mit rundem Gegenstand in der Hand, z.B. einen kleinen Softball
- Hand- und Fußgelenke drehen sich gleichzeitig.

3.2 ohne aufgestützten Ellenbogen mit verschiedenen Geräten:

- Rührübungen aller Art, z.B. drei Gefäße mit verschieden dicker Flüssigkeit. Hier können räumlich-zeitliche Abfolgen mitgeübt werden: Das Kind rührt um, spürt welche Flüssigkeit dick, mittel und dünn ist; merkt sich die Reihenfolge im Dreierschritt

	1	2	3
zeitlich:	zuerst	dann	zuletzt
räumlich:	vorne	Mitte	hinten

Vor dem zweiten Durchgang eine Folge ändern. Das Kind vergleicht gleich-ungleich, was ist anders?

- Farben rührend mischen
- Kakaopulver in Milch einrühren, und zwar in drei Tassen, die unterschiedlich hoch mit Milch gefüllt sind.
- Zucker in Tee oder dergleichen einrühren
- Gläser, Flaschen auf- und zudrehen
- Flügelschrauben auf Schraubbrett ein- u. ausdrehen

(Alle Drehbewegungen erfolgen aus dem Handgelenk und nicht nur aus den Fingerspitzen.)

- Gespensterspiel mit Partner (Das Gespenst kann leicht selbst hergestellt werden. Ein Stück Stoff, ca 30 qcm groß zu einem Ball mit Stoffresten oder alten Strümpfen vollstopfen, zubinden, bunten Schweif anbringen, Gesicht aufmalen.)

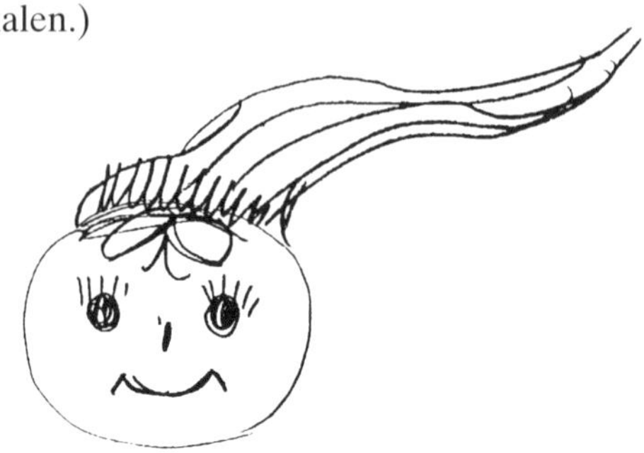

- Gespenst wird mit dem Arm nach unten gehalten, aus dem Handgelenk mehrfach gedreht, sowohl (rechts als auch links herum), dann nach hinten im Bogen über die Schulterdrehung über den eigenen Kopf einem Partner zugeworfen. Der Partner führt die Drehung ebenso aus und wirft in gleicher Weise zurück.
- Gespenst wird seitlich gefaßt, Schweif nach oben, mit leicht abgewinkeltem Arm Drehungen aus dem Handgelenk (*mit*, später *gegen* den Uhrzeigersinn), nach hinten wieder im Bogen nach oben über den Kopf Zielwurf zum Partner oder in einen Korb, auf einen Büchsenturm, in Tore u.s. f.
- Gespenster mit verschiedenen Materialien füllen; z.B.Watte, Papier, Sand; (unterschiedliche Gewichte und Konsistenzen bewirken verschiedene taktile und propriozeptive Wahrnehmungsqualitäten und Tonusausdifferenzierungen)
- Brett und Würfelspiele, bei denen die Drehung des Handgelenkes angeregt wird, sind zu empfehlen.

Das Gespenst sollte Kinderfaustgröße haben.

3.3 Drehung des Handgelenkes mit Handauflage auf dem Tisch »Karateturnen«

(Das Wort Karateturnen stammt von den Kindern und wird von allen Altersgruppen gut angenommen. Es ist in dieser Arbeit zu einem festen Begriff geworden.)

Dies ist der entscheidende letzte Entwicklungsbaustein, um Kinder mit mangelnder Handdrehung zu einer flüssigen anstrengungsangemessenen

Handschrift zu führen. Bei allen folgenden Übungsvorschlägen ist darauf zu achten, daß das Handgelenk nicht überanspurcht wird. Sobald das Kind Ermüdungserscheinungen oder gar Schmerzen im Handgelenk verspürt, muß die Übung unterbrochen werden. Tägliche Kurzübungen (einminütig) bringen größeren Erfolg als überzogene Dauerübungen. Die Übungen sollten zwar beiden, aber vorwiegend der Schreibhand angeboten werden.

Beschreibung des »Karateturnens«

Die Hand, das Handgelenk und der Unterarm liegen auf dem Tisch seitlich auf. Die Handkante mit kleinem Finger hat Tischkontakt.
Die erste Drehung (Halbkreis nach rechts) wird vollzogen, indem nach links kippend alle Finger Tischkontakt aufnehmen. Die Fingerspitzen machen, gesteuert aus dem Handgelenk, auf dem Tisch einen Halbkreis im Uhrzeigersinn. Dabei verliert das Handgelenk den Tischkontakt.
Die Fingerspitzen beschreiben einen weiteren Halbkreis nach links, dabei wird die Handinnenfläche sichtbar und die Fingernägel berühren den Tisch. Nun wird mit Hilfe des Handgelenkes die Drehung weiter im Schwung so lange vollzogen, bis die Hand und das Handgelenk die Ausgangsstellung wieder erreicht haben.

Man kann dazu Sprechtexte finden, die langsam die Drehung begleiten, und deren Steuerung erleichtern, z.B.: »*Rauf – herum in die Kurve – und ausruhen!*« Die Ruhepause vor einer erneuten Drehung ist wichtig für das Bewegungsgedächtnis. Diese Übung sollte mit offenen und geschlossenen Augen durchgeführt werden sowie mit und gegen den Uhrzeigersinn allerdings dann im umgekehrten (rückläufigen) Bewegungsablauf. Wenn die Drehung *auch* in ihrer letzten Phase mühelos vollzogen werden kann, empfiehlt sich, die Drehung ohne Pause zur Musik eines Tischmusikkreisels mehrmals machen zu lassen, bis die Musik verstummt ist.

Karateturnen mit dem Stift

Das obenbeschriebene Bewegungsmuster muß in das Bewegungsmuster der Stiftführung übergehen als Voraussetzung für die Richtungsänderungen bei der Herstellung der Verlaufsgestalten der Schriftzeichen.

Karateturnen mit dem Stift erfolgt in gleicher Weise, nur ersetzt der Stift den dauerhaften Finger-Tischkontakt. Die Übung darf *nicht* schnell durchgeführt werden, und es muß auf die Drehung des Handgelenkes, vor allen Dingen in der letzten Phase, geachtet werden. Der Stiftgriff (Tripodengriff) muß bis zum Ende der Drehung erhalten bleiben. Am Ende des Bewegungsablaufes sollen Hand- Stift und Handgelenk wieder seitwärts Tischkontakt haben. Das Kind darf *nicht* mit steifem Handgelenk die Kreise ziehen. Die Kreise sollen keine Regelmäßigkeiten in der Strichführung zeigen, weil das ein Zeichen von Bewegung mit steifem Handgelenk ist und die Störung nur verstärken würde. Eine unregelmäßige Strichführung im Kreis verweist dagegen auf eine lockere Führung (Drehung) des Handgelenkes.

Bei Kindern, die noch keine bevorzugte Hand entwickelt haben, sollten die Übungen mit sowohl der einen wie der anderen Hand angeboten werden ansonsten nur der, die für den Schreib- und Malvorgang verwendet wird.

Als emotionale Unterbauung des Karateturnens mit dem Stift hat sich bei jüngeren Kindern ein Spiel bewährt: *Das Pumuckel-Schreibkäferkarussell.*

Wenn dem Kind der Pumuckel bekannt ist, erhält es ein Blatt mit dem aufgezeichneten Pumuckel. Dem Kind wird nun erzählt, daß das Schreibkäferle ein Freund des Pumuckel ist und dem Kind beim Schreiben hilft, damit der Arm nicht mehr so weh tut. Wenn es einverstanden ist, wird ihm der Schreibkäfer an die untere äußere Kante der Hand mit Filzstift gemalt. Das Kind »stempelt« mit dem noch feuchten Käferle dieses mehrmals auf das Blatt. Das Käferle will immer möglichst viel Papier schnuppern, und deshalb muß der Käfer in der letzten Phase der oben beschriebenen Drehung wieder Papierkontakt bekommen. Durch den emotionalen Bezug zum Käfer gelingt dem Kind u.U. leichter der rechtzeitige Tischkontakt während der Drehbewegung.

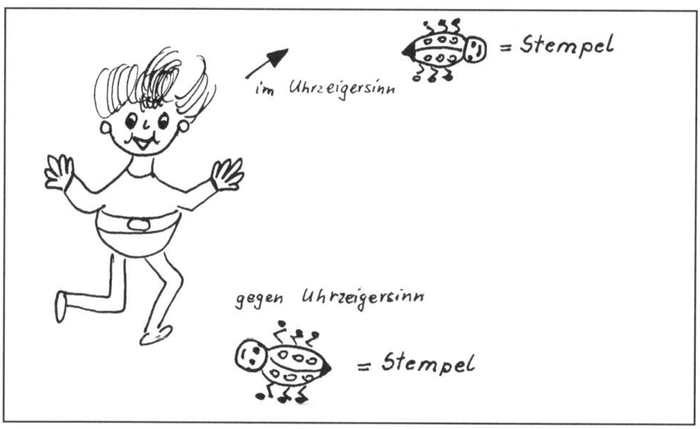

Nun kreist die Hand mit dem Schreibkäfer (der Schreibkäfer mit der Hand) im Pumuckelkarussell. Der Ansatzpunkt liegt beim Pumuckel, die Verlaufsrichtung wird mit dem Uhrzeigersinn oder gegen den Uhrzeigersinn durchgeführt. Der Beginn und der Schluß ist immer beim Pumuckel. »Das kitzelt ihn, und das findet er toll«. Wichtig ist, daß die Strichführung über den Bauch des Pumuckel hinweggeht, damit der Restschwung in der Endphase der Drehung erhalten bleibt. »Am liebsten ist es dem Pumuckel, wenn er unter den vielen Kreisen nicht mehr zu sehen ist.«

Es empfiehlt sich, das Pumuckelkarussell mit verschiedenen, möglichst kantigen Buntstiften (nicht Filzstiften) »drehen« zu lassen. Einmal sieht es lustiger aus; zum anderen erfolgt beim Aufnehmen der Stifte ein Tonuswechsel, der entspannend wirkt. Schließlich wird das Bewegungsmuster für das Ergreifen des Stiftes sowie der Haltegriff trainiert.

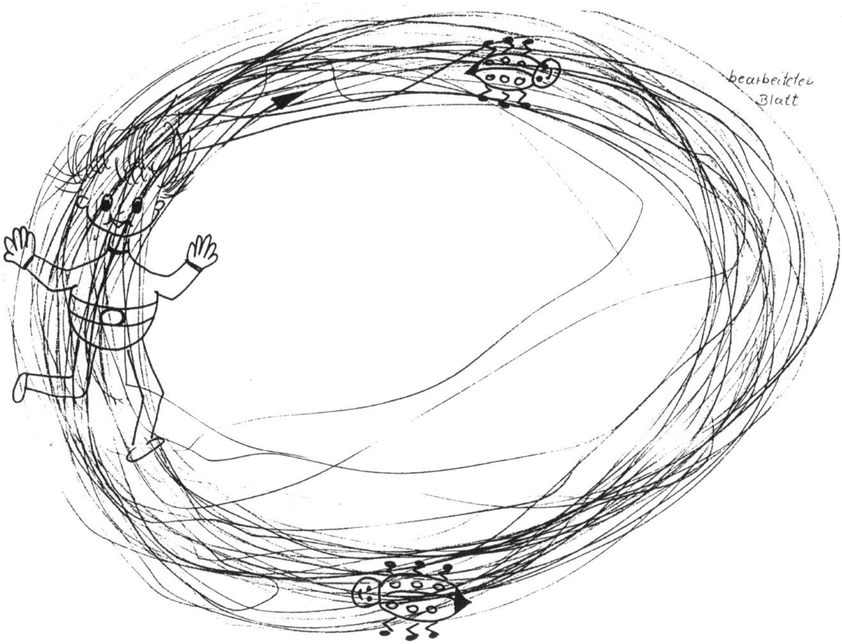

Wenn über die Basisübungen die für den Schreibprozeß notwendige Beweglichkeit des Handgelenkes verfügbar ist, können den Kindern die üblichen Schwungübungen der Schreiblehrgänge angeboten werden.

Beim Schreiben von Wörtern unterbrechen diese Kinder häufig den Schreibfluß, auch, wenn kein Haltepunkt in der Schrift dies gebietet. Hier hat es sich bewährt, die Kinder täglich drei bis vier Wörter mit offenen und geschlossenen Augen schreiben zu lassen. Das Blatt sollte dabei natürlich keine Lineatur aufweisen. Hauptziel ist es, den Schreibfluß nur an den Haltepunkten zu unterbrechen, die eigentliche Schreibbewegung flüssig zu vollziehen. Ohne visuelle Kontrolle scheint dies leichter zu erreichen sein. Außerdem kann sich das Kind mehr auf die taktil-propriozeptiv gesteuerte Bewegung konzentrieren und seine Vorstellung (Bewegungsgedächtnis) schulen. Bei der Auswahl der Wörter sollte man sich anfangs nicht an rechtschreiblichen, sondern an schreibmotorischen Problemen orientieren. Neben der Länge der Wörter spielt die Zahl der Wendepunkte eine große Rolle, weil diese in der gleitenden Bewegung einen Richtungswechsel von einer Drehbewegung in die andere erfordern. Dieser Richtungswechsel scheint bei den Haltepunkten weniger Schwierigkeiten zu bereiten. Für diese Schreibübungen empfiehlt es sich außerdem, sich an den Längen der Schriftzeichen zu orientieren:

0. Wörter mit Luftsprung sollten anfänglich nicht verwendet werden. Der Luftsprung stört den Schreibfluß
1. Wörter nur im Mittelbandbereich wie nie, um, am, nun
2. Wörter mit Oberlängen wie leben, üben, loben, lila
3. Wörter mit Unterlängen wie prima, mögen, pumpen
4. Wörter mit allen Längen wie finden, geben, plagen
5. Wörter aus dem Grundwortschatz wie Garten, laufen Fenster usw.

Als Belohnung für das Karateturnen ohne und mit Stift (möglichst täglich 1–2 Minuten) hat sich das Sternenhaus bewährt. In einem Haus sind 5 Felder (entsprechend der 5 Wochentage). Für jede Übungseinheit erhält das Kind einen Datumseintrag mit Stern. Wenn das Haus voll ist, gibt es eine kleine Belohnung. Manche Kinder sammeln sich die Häuser auch als Gutschein und lösen ihn gegen ein Wunschspielzeug ein. Einen besonderen Stellenwert bekommen die Häuser, wenn sie in der Schule einer kooperativen Lehrerin vorgelegt werden und das Kind dadurch Anerkennung findet.

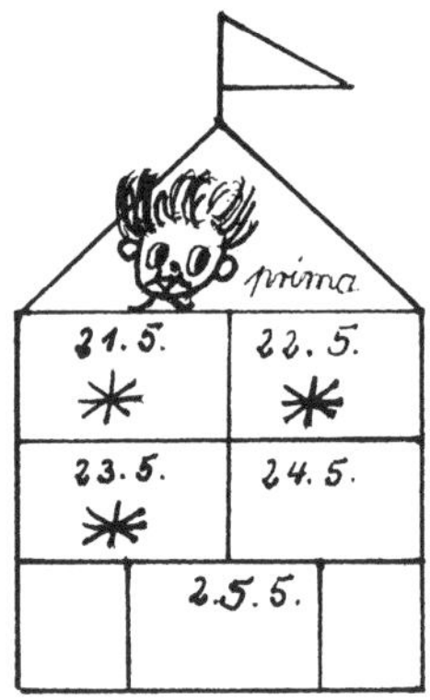

Zusammenfassung

Der Aufbau der Fähigkeit, die Hand aus dem Gelenk heraus zum Vollzug der Dreh- und Wendepunkte für Richtungsänderungen in der Schrift zu führen, ist aus einer nun 15-jährigen Erfahrung im Umgang mit Kindern, Jugendlichen und Erwachsenen mit erheblichen graphomotorischen Problemen entstanden. Das entscheidende Herzstück ist jener Teil, der bei kleineren Kindern als Karateturnen bezeichnet wird. Ohne vollkommen ausgeführte Drehbewegungen nutzen alle weiteren Übungen wenig. Bei vielen Versuchen, diesen Vorgang eindeutig in Sprache zu fassen, entstand die Überzeugung, daß dies nur vollkommen gelingt, wenn es in einem Videofilm zur sprachlichen Fassung visualisiert werden kann. Der eindeutigere Weg wäre natürlich ein Seminar, in dem jeder über fremdkontrollierte Selbsterfahrung dies erlernt.

Dreh- und Wendepunkte gibt es nicht nur in der lateinischen, sondern auch in der vereinfachten Ausgangsschrift sowie in der Druckschrift.

Die mangelnde Drehfähigkeit des Handgelenkes wirkt sich nicht nur beim Schreibprozeß behindernd aus, sondern zeigt sich überall dort, wo diese Bewegung im häuslichen, handwerklichen oder alltäglichen Tun erforderlich ist. Häufig berichten Eltern derartiger Kinder über schlechte Eßmanieren z.B. beim Umgang mit Messer und Gabel. Sie können nicht schneiden, schlecht Brot bestreichen und werfen leicht etwas um. Diese Kinder wirken tolpatschig und unkonzentriert. In der Schule fallen sie vor allem im Handarbeitsunterricht, im Werken und in Hauswirtschaft als ungeschickt auf. Bei Jugendlichen und jungen Erwachsenen in der Berufsausbildung ist es der Umgang mit Handbohrer, Schraubendreher und Schrauben, der oft schwerlösbare Probleme aufwirft.

Die Erfahrung der letzten 15 Jahre zeigt, daß auch den älteren Schülern und Jugendlichen noch geholfen werden kann. Die Grundübungen sind dabei ebenso notwendig wie bei den jüngeren Kindern, nur der Umgang mit den Übungsmitteln und die Motivation müssen sich nach dem jeweiligen Alter und dem Entwicklungsstand richten.

Aufgrund der Bedeutung, welche der Handgeschicklichkeit und Handbeweglichkeit für die Graphomotorik zukommt, treten wir dafür ein, schon im Kindergartenalter Kinder bei entsprechenden Bewegungen, hauptsächlich natürlich beim Umgang mit dem Stift zu beobachten, um schon hier Grundlagen für die Graphomotorik vorzubereiten und ihnen Mißerfolge zu ersparen. Wir halten es für richtig, in der ersten Jahrgangsstufe mit Schreibschrift so früh wie möglich zu beginnen. Einmal, um Übungszeit zu gewinnen, zum anderen aber auch, um Kinder mit Problemen frühzeitig herauszufinden und ihnen helfen zu können. Die Druckschrift zur Unterstützung des Leselernprozesses kann auch über Druckstempel erfolgen.

Mit einer vielleicht erheiternden aber auch tieftraurigen erlebten Geschichte über die Bedeutung der Drehbewegungen im Alltagsleben soll dieser Abschnitt abgeschlossen werden.

Martina (Name geändert) war wegen ihrer Schreibprobleme zum Förderunterricht gemeldet worden. Die Diagnostik ergab als Hauptursache ihrer Probleme die mangelnde Drehfähigkeit des Handgelenkes. Das Mädchen faßte Zutrauen, wurde aufgeschlossener und erzählte von ihren Schwierigkeiten. Dabei sagte sie zu ihrer Mutter: *»Ich würde auch lieber den Kakao umgerührt und den Tee mit Zucker trinken, aber ich kann doch nicht umrühren.« Da rief diese sichtlich erschrocken: »Jetzt weiß ich, warum sie darauf besteht, ihren Kakao so merkwürdig zu trinken. Das Pulver wurde nicht verrührt und den Tee wollte sie immer ohne Zucker trinken.«*

5.7.5 Möglichkeiten zur Prävention u. Behandlung von Schreibstörungen im Rahmen der Schule

In den vorhergehenden Kapiteln wurde über die Förderung von Kindern berichtet, die durch ihre mangelnden Schreibleistungen auffällig geworden waren. Die Frage liegt nahe: Warum nicht vor dem Beginn des Schreiblehrgangs etwas tun, um dies präventiv aufzufangen?

Die folgenden Ausführungen geben die wesentlichen Erfahrungen eines Versuchs mit mehreren ersten Klassen in Grundschulen wieder, der die Auswirkungen von vorbereitenden und begleitenden Hilfen beim Erlernen des Schreibvorganges erproben sollte.

5.7.5.1 Das Kurzscreening als erste Ansatzebene für die Förderung.
Schon im ersten Schulmonat wurde das Kurzscreening (Abb. f) durchgeführt. Während die Kinder sich selbst malten, ging die heilpädagogische Fachkraft mit der Klassenlehrkraft von Kind zu Kind, beobachtete die im Bogen aufgeführten Merkmale und ließ sich von jedem Kind die Handdrehung zeigen. Bei den Kindern entstand dabei nicht das Gefühl, geprüft zu werden. Pro Klasse ergab sich für etwa ein Drittel der Schüler die Notwendigkeit einer Förderung. Sie wurden zu einer Fördergruppe zusammengefaßt und von der Therapeutin eine Wochenstunde betreut. Den Kindern bereitete die Förderung zur Überraschung mancher Lehrkräfte große Freude. Sie entwickelten keinerlei Störbewußtsein, aber eine gute, kritische Eigenkontrolle.

Beobachtungsbogen zur Erkennung von Auffälligkeiten, die das Erlernen der Schreibschrift erschweren

Dieses Screening sollte im ersten Grundschuljahr als Prävention mit entsprechenden Fördermaßnahmen eingesetzt werden.

Name:	Schule:
geb.:	Schulleitung:
Muttersprache:	Klassenlehrkraft:
Familiensituation:	Diagnostik/Förderplan
Nachmittagsbetreuung:	Förderlehrkraft:

im Geheft:

Erstdiagnostik, Prozeßdiagnostik, Auffälligkeiten in den Teilleistungsbereichen, Schriftproben, Selbstbildnis, Förderhilfen, Sonstiges

Besonderheiten:

Verhalten:

Arbeitstempo:

Interesse:

Hyperaktivität:

Versagensängste:

Mutistische Züge:

Sprachliche Beeinträchtigung:

Körperliche Beeinträchtigung:

Auffälligkeiten wegen Fremdsprachigkeit:

Sonstiges:

Abbildung f

5.7.5.2 Der Beobachtungsbogen als Hilfe für das Erkennen des individuellen Verhaltens bei der fortlaufenden Förderung

Etwas später wurde der ausführliche Beobachtungsbogen (S. 179–183) eingesetzt. Ergebnis der Analyse der Beobachtungen war eine neue Gruppierung. Die Hälfte der anfangs gebildeten Fördergruppe benötigte weiterhin regelmäßige Förderung, wie bisher eine Wochenstunde, während die andere Hälfte jede dritte Woche eine intensive Zuwendung erfuhr. Dieser unterschiedliche Förderbedarf trat bei der Eingangsdiagnostik noch nicht hervor. Am Ende des ersten Schuljahres blieben noch zwei bis drei Kinder, die noch immer unsicher in der Herstellung der Verlaufsgestalt der Buchstaben waren. Sie hatten noch Probleme mit dem Graphem – Phonem – Bezug, schrieben entweder zu langsam oder zu überhastet und wiesen einen zu starken oder zu schwachen Schreibdruck auf. Diese wurden auch im zweiten Jahr erfolgreich weitergefördert.

Beobachtungsbogen

zur Prävention von Schreibstörungen

Die Ergebnisse zeigen aktuelle Förderbedürfnisse und dienen einer entsprechenden Förderplanung.

Die beteiligten Komponenten für eine flüssige Schreibschrift werden in einer dreistufigen Skala notiert:

⊞ normal ◙ diffus ⊟ auffällig

Kinder mit Auffälligkeiten bedürfen des Förderunterrichts.

Händigkeit

normal:	☐ rechtshändig	☐ linkshändig
auffällig:	☐ beidhändig	☐ wechselnd

Strichführung (Dynamik)

normal:	Rechtshänder	Linkshänder
	☐ ziehend	☐ schiebend
	☐ zügig	☐ zügig
auffällig:	☐ schiebend	
	☐ stockend bei Richtungsänderungen	

Rechts- und Linkshänder

☐ stückelnd	☐ lötend
☐ zittrig	☐ strichelnd

Stifthaltemuster

normal: ☐ Tripodengriff mit zum Körper gerichteten Stiftende

auffällig:
- ☐ Tripodengriff mit nach vorn (vom Körper weg) gekipptem Stiftende
- ☐ Tripodengriff, aber häufig wechselnde Stifhaltung
- ☐ Tripodengriff, aber zu hohe Stifthaltung
- ☐ Pinzettgriff
- ☐ Daumen-Quergriff

Stiftsteuerung

normal: ☐ Tripodengriff bei aufliegendem Unterarm und Drehung aus Hand- und Fingergelenken

auffällig: ☐ Steuerung nur aus den Fingerspitzen
☐ Steuerung aus Ellenbogen und Fingerspitzen, Handgelenk liegt nicht durchgängig auf
☐ Kind kippt Stift nach vorn oder seitwärts und schiebt Stift mit steifem Handgelenk oder steuert nur mit den Fingerspitzen
☐ Steuerung aus Schultergelenk (Schulter leicht hochgezogen)

Drehbeweglichkeit des Handgelenks (Diadochokinese)

normal: ☐ Kind kann bei aufgestützten Ellenbogen beide Hände rasch gleichzeitig und gegengleich etwa 5-7 Sekunden nach links und rechts drehen

auffällig: ☐ Kind verweigert Drehung (Sagt: »Das kann ich nicht!«)
☐ im Ansatz vorhanden, geht aber bei längerem Vollzug durch Heben und Senken der Ellbogen verloren
☐ ruckartig
☐ Hände drehen sich nicht, sondern bewegen sich seitlich hin und her
☐ Kind bewegt mit steifem Handgelenk Ellenbogen seit lich auf und ab (»Ententanz«)

Ergebnis: eingeschränkte Drehbeweglichkeit des Handgelenkes (Dysdiadochokinese)

Körperhaltung beim Sitzen

normal: ☐ Kind sitzt mit dem Gesäß vollständig auf dem Stuhl, Beine sind abgewinkelt, Füße berühren den Boden, Hände und Unterarme liegen auf dem Tisch, Kind wirkt locker und entspannt

auffällig: ☐ Kind sitzt eingeklemmt zwischen Tisch und Stuhl
☐ Kind sitzt nur auf vorderer oder seitlicher Stuhlkante
☐ Kind sitzt mit untergeschlagenem Bein auf dem Stuhl
☐ Kind malt häufig im Stehen

Stiftdruck

normal: ☐ gleichmäßiger, nicht zu starker oder zu schwacher Stich

auffällig: ☐ zu stark

☐ zu schwach

Überkreuzung der Körpermittellinie

normal: ☐ Kind überkreuzt beim Stiftnehmen, Malen und Schreiben

auffällig: ☐ Kind vermeidet unbewußt das Überkreuzen beim Aufnehmen des Stiftes

☐ Kind vermeidet unbewußt das Überkreuzen beim Malen und Schreiben

Mitbewegungen

normal: ☐ keine unwillkürlichen Mitbewegungen

auffällig: ☐ Mitbewegung der Zunge

☐ Mitbewegung der Lippen

☐ Mitbewegung der Gesichtsmuskulatur (grimmassieren)

☐ nicht schreibende Hand wird leicht mitbewegt

☐ Füße scharren

Artikulation

normal: ☐ Kind spricht normal bei altersgemäßem Stand der Sprachentwicklung

☐ Fingeropposition und Zungeschenalzen erfolgen gleichzeitig

auffällig: ☐ Deutsch ist nicht die Muttersprache

☐ Stammler

☐ Stottererkomponente

☐ Poltererkomponente

☐ geringe Zungenbeweglichkeit

☐ geringe Lippenbeweglichkeit

☐ zu hoher Tonus in der Sprechmotorik

☐ zu geringer Tonus in der Sprechmotorik

☐ Fingeropposition und Zungenschnalzen ist nicht koordiniert

Sprechatemführung

normal: ☐ Atemführung ist in den Sprechablauf synchron integriert

auffällig: ☐ Während des Sprechens wird zwischengeatmet (»Atemschlürfen« = inspiratorische Sprechatemführung)

☐ Während des Sprechens wird mit zu viel Atemverlust artikuliert. Die notwendige Prägnanz der Artikulation wirkt undeutlich »überhaucht«.

Kinderzeichnung

Auf das Kapitel 5.3 »Screening zur vorläufigen Feststellung der Schulfähigkeit« in »Der Tag der Schulanmeldung« (Eine Handreichung für die Grundschule) wird verwiesen. Die Handreichung wurde vom Arbeitskreis Grundschule der Abteilung Schul- und Bildungswesen der Regierung von Mittelfranken Ansbach 1994 herausgegeben.

Sonstiges:

☐ Kind hat den Kopf zu nah über der Schreibfläche

☐ Lust beim Umgang mit dem Stift (malen und schreiben)

☐ Unlust beim Umgang mit dem Stift (malen und schreiben)

☐ rasche Ermüdungserscheinung beim Umgamg mit dem Stift

☐ zu schnelles Schreibtempo

☐ zu langsames Schreibtempo

☐ Fingerbeugefähigkeit ohne u. mit Stift

☐ Herstellung der Verlaufsgestalt (bei Formen und Schriftzeichen)

Zu empfehlende Schreibgeräte

- weiche Bleistifte (besonders bei Kindern mit zu hohem Tonus)
- dreieckig geformte Bleistifte
- möglichst kantige (nicht runde) Bleistifte
- Füller mit Kugel statt einer Feder (zu empfehlen ist, daß möglichst lange mit dem Bleistift geschrieben wird)

- nicht zu glattes Schreibpapier
- möglichst keinen Filzstift als Schreibwerkzeug verwenden, da er sich hinderlich auf die Tonusdifferenzierung auswirkt.

5.7.5.3 Drei Beispiele zum strukturierten Vorgehen.

Außer den in den vorigen Kapiteln dargelegten Übungen geben die in den folgenden Beispielen aufgeführten Wege einen Ausschnitt aus der basalen Förderung wieder. Da sie nur einen Ausschnitt darstellen, müssen auch die nicht genannten basalen Fähigkeiten mitbedacht werden. Vergegenwärtigen wir uns den Entwicklungsgang, der durchlaufen werden muß, um die Fähigkeit zu besitzen, die Schreibschrift erlernen zu können. Kurz skizziert, beginnt er mit der Integration von vestibulärer, propriozeptiver und taktiler Wahrnehmung, die in engster Verknüpfung mit der Motorik unter anderem zur Entwicklung des Körperschemas führen. Diese verinnerlichte Landkarte des eigenen Körpers (J. Ayres) differenziert sich in Verbindung mit der Lateralisation und mit der visuellen und auditiven Wahrnehmung weiter aus zu einer bewußten Seitigkeitswahrnehmung, zunächst am eigenen Körper, später in der Umwelt. Dies bildet die Grundlage für die Entwicklung der Raum- und Zeitbegriffe in Verbindung mit der Sprache. An welcher Stelle des Entwicklungsganges hier interveniert werden muß, kann nur am individuellen Fall entschieden werden.

Beispiel I Erkennen der Lagen im Raum und der Beziehungen im Raum.

Beispiel II Bewegungsrichtungen, die für das Schreiben erforderlich sind, motorisch vollziehen können.

Beispiel III Basale Übungen einer zügigen, dynamischen, in Arbeitsrichtung raumgreifenden Schreibbewegung.

Beispiel I

Schwerpunkte der basalen Förderung zum Erlernen des Schreibens und Lesens für Gruppen- und Einzelförderung

Klasse: Lehrkraft: Förderplan: Förderlehrkraft:

Grobziel: Erkennen der Lage im Raum und der Beziehungen im Raum.

Feinziel: Erarbeitung und Vertiefung der Raumbegriffe als *eine Basisvoraussetzung* zur Herstellung und zum Training des Merkvermögens von Schriftzeichen (oben, unten, vorne, hinten, Mitte, neben, links, rechts, senkrecht, waagerecht, schräg, nahe, fern). Sicherung des Körperschemas, Orientierung am eigenen Körper, übertragen auf den Raum und auf ein Objekt (dreidimensional), übertragen auf die senkrechte Fläche (Tafel) und auf die waagerechte Fläche (Arbeitsblatt).

Bereiche der Motorik und Wahrnehmung (Schwerpunkte)

Emotionen	X	Affekte		Kontaktaufnahme		Arbeitsverhalten		Sozialkompetenz	
vestibuläres System	X	propriozeptive Wahrnehmung	X	taktile Wahrnehmung		Tonusausdifferenzierung	X	Gesamtkoordination	
Figur - Grund Wahrnehmung		Körperschema	X	Raum- und Zeitbegriff	X	bilaterale Integration		Mittellinienüberkreuzung	
Lateralisation, Lateralität	X	Praxie, Bewegung	X	auditive Fähigkeiten		visuelle Fähigkeiten		Sereation, Sequenzbildung	
Gedächtnis	X	Verknüpfung sens., mot., int.		Sprachkompetenz	X	Selbsteinschätzung		kognitive Verarbeitung	X
Handmotorik		Fingerbeweglichkeit		Tripodengriff	X	Pinzettgriff	X	Okolumotorik	

Beobachtungen während der Fördermaßnahmen:

Fördermaßnahmen

Die umseitig genannten Raumbegriffe werden mit einer locker geformten Staniolkugel, die das Kind in beiden Händen hält, durch Vormachen, Nachahmen und Verbalisieren angeboten. Das Kind muß dabei richtungsorientiert (hell = links, dunkel = rechts) mit Blick zur Lehrkraft (Tafel) stehen.

1. Senkrecht - oben, senkrecht - unten

Die Kinder spielen frei mit der selbstgeformten Kugel aus Alufolie. Die Kugel soll locker geformt sein (Tonusausdifferenzierung). Auf ein Signal stellen sich die Kinder mit Blick zur Tafel und halten die Kugel mit beiden Händen vor den Bauch. Das ist die *Körpermitte.*

1.1 Die Lehrkraft macht alle Übungen vor und spricht dazu. Die Kinder ahmen nach und sprechen ebenso „oben", „unten". Es werden dabei immer beide Arme eingesetzt. Nach jeder Übung wird die Kugel vor die *Mitte* (Bauch) gehalten. Das Wort Mitte wird jeweils genannt.

1.2 Die gleiche Übung wird auf ein akustisches Signal, z.B. Rassel oder visuelles Signal, z.B. Bild wiederholt. Die Lage wird jeweils verbalisiert.

1.3 Die gleiche Übung wird sprachlich präzisiert: „senkrecht - oben", „senkrecht - unten".

2. Waagerecht - links, waagerecht - rechts

Die Übung wird entsprechend der vorherigen durchgeführt. Aber jetzt wird nur der Arm der jeweiligen Seite verwendet. Vom basalen Training her wissen die Kinder, daß links der hellen und rechts der dunklen Seite entspricht. Als akustisches Signal werden Triangel und Trommel eingesetzt. Als visuelles Signal werden gelbe und braune Kärtchen oder das Bim- und Bumbärle verwendet. Bitte verbalisieren der Raumlagen nicht vergessen! Wenn die Kinder das Wort waagerecht nicht behalten, ist es zu diesem Zeitpunkt nicht schlimm. Wichtig ist, daß die basalen Voraussetzungen für die Raumwahrnehmung geschaffen wurden.

3. Schräg - oben, schräg - unten

Bei dieser Übung wird die Staniolkugel wieder mit den Händen gehalten. Anfangs wird noch nicht nach links oder rechts differenziert. Schräg soll von waagerecht und senkrecht zunächst abgegrenzt werden. Später kann dann genauer unterschieden werden: schräg links oben, etc. Sollte das eine oder andere Kind die Schräge ganzkörperlich nicht oder diffus empfinden, muß dem Kind im Bewegungsunterricht diese Körperwahrnehmung vermittelt werden.

4. Übertrag auf das Objekt

Die Staniolkugel wird zusammengedrückt und auf einen Bleistift gepiekt. Die erarbeiteten

Begriffe werden nochmals angeboten. Zuerst wird mit dem „Bleistiftmännchen" dreidimensional umgegangen. Dann werden die Begriffe mit dem „Bleistiftmännchen" auf der Fläche (Bank) liegend umgesetzt.

5. Streichhölzer

Gleicher Inhalt wie unter 4., nur mit Streichhölzern.

6. Zuordnung zu Bildern

Die Kinder ordnen die Streichhölzer nach verbalen Anweisungen den vorgegebenen Bildern zu. Dabei wird im ersten Durchgang das Streichholz *auf* das Bild gelegt, im zweiten Durchgang *neben* das vorgegebene Bild in das freie Feld.

7. Zuordnung aus dem Gedächtnis

In die leeren Felder zeichnen die Kinder nun nach verbaler Vorgabe aus dem Gedächtnis die Streichhölzer mit den entsprechenden Raumlagen.

8. Lottospiel

Mit paarigen Streichholzbildern wird nun ein Lottospiel durchgeführt (dazu werden zwei Arbeitsblätter in Kärtchen geschnitten).

9. Memoryspiel

Memoryspiel mit paarigen Streichholzbildern (oder Streichholzbildern und deren Beschreibung mit markierten Rückseiten). Dabei werden besonders gut die Lagebeziehungen geübt, da das Kind das zweite aufgedeckte Kärtchen in die Raumlage des zuerst aufgedeckten Kärtchens drehen muß. Bei diesem Spiel ist zu empfehlen, daß die Kinder richtig nach Raumlage rechts - links im Zimmer sitzen, keinesfalls im Kreis oder im Viereck um einen Tisch. Daher kann diese Art Memory nur paarweise gespielt werden.

10. Resumee

Dieses Förderangebot bildet eine basale Voraussetzung zur Richtungsplanung und Richtungseinhaltung bei der Herstellung von Buchstaben, z.B.

t = Schrägstrich von links unten nach rechts oben + senkrechter Deckstrich von oben nach unten + Linksdrehung + waagerechter Strich von links nach rechts.

Selbstverständlich soll das Kind, während es ein *t* schreiben lernt, diese mannigfaltigen Begriffe nicht analysieren, es muß aber über derartige basale Voraussetzungen verfügen. Häufig ist der Mangel der basalen Grundlage ein Ursache, warum Kinder schreibunsicher sind.

Ebenso bildet dieses basale Training eine wesentliche Grundlage zum Erwerb des Zahlbegriffes bezogen auf die Mengenvorstellung.

Name: ♡ ____________ Datum: ____________

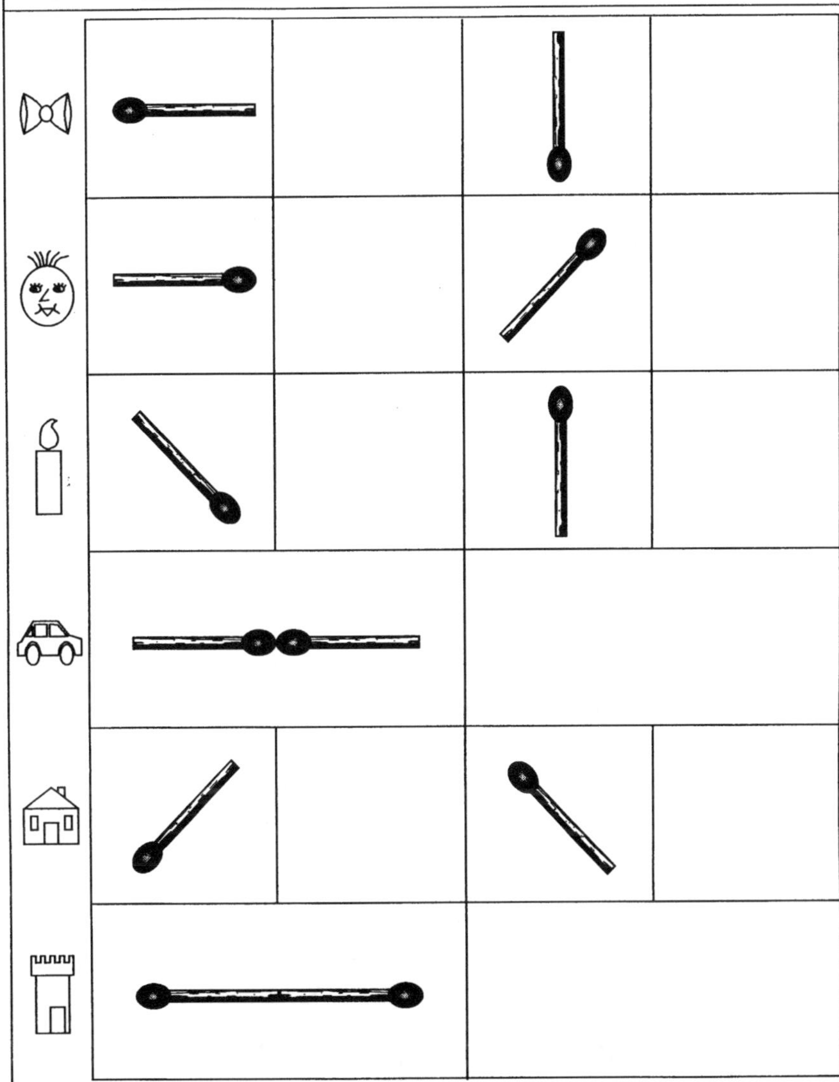

Bemerkung:

Training der Raumlagen: oben, unten, rechts, links, schräg, waagerecht, senkrecht.

Für nicht lesende Kinder.

Name: ♡ ________________ Datum: ________________

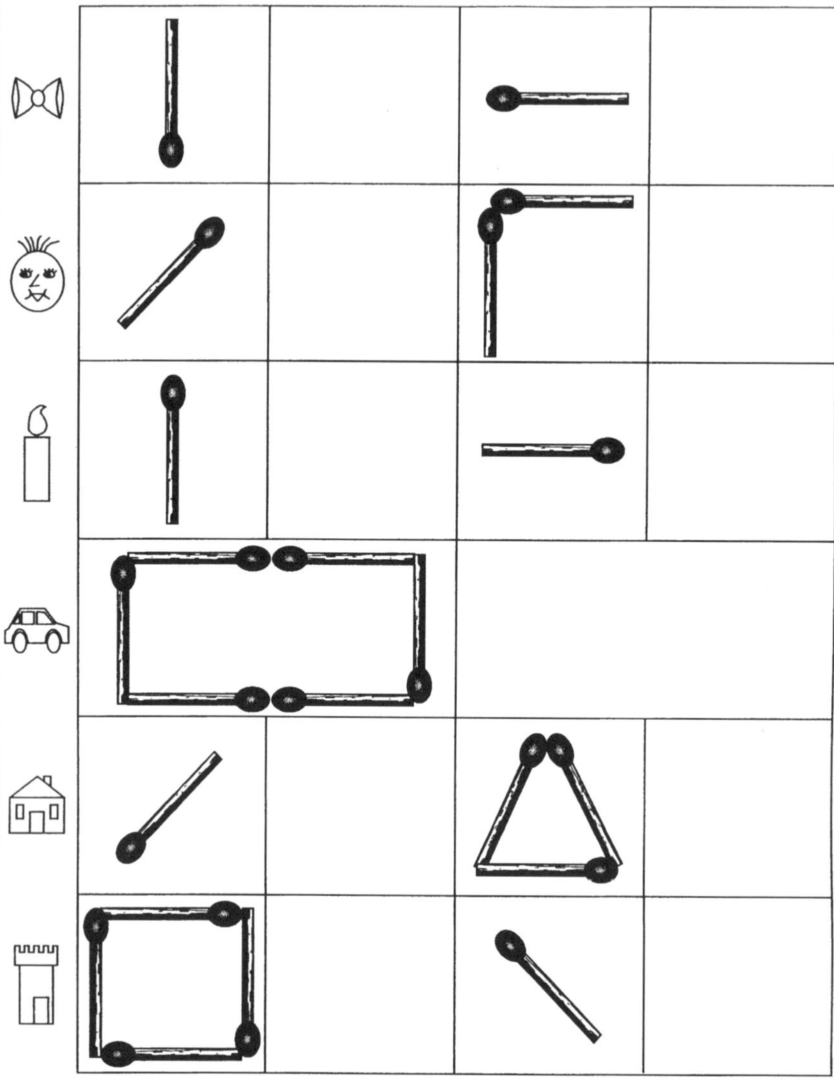

Bemerkung:

Training der Raumlagen: oben, unten, rechts, links, schräg, waagerecht, senkrecht.

Für lesende Kinder.

Name: ♡ ____________ Datum: ____________

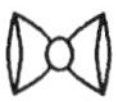		Mitte, senkrecht, Kopf unten		Mitte, waagerecht, Kopf links
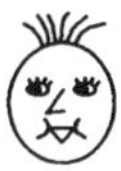		schräg, Kopf rechts oben		Ecke - senkrecht, links, Kopf oben - waagerecht, oben, Kopf links
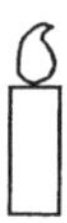		Mitte, senkrecht, Kopf oben		Mitte, waagerecht, Kopf rechts
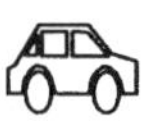			Rechteck - waagerecht je 2 Hölzer, Köpfe zeigen in die Mitte - senkrecht je 1 Holz, linkes Holz Kopf oben, rechtes Holz Kopf unten	
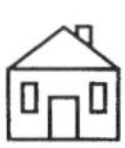		schräg, Kopf links unten		Dreieck - 2 Köpfe schräg oben - 1 Kopf waagerecht rechts
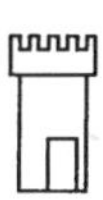		Viereck - waagerecht, oben, Kopf rechts - waagerecht, unten, Kopf links - senkrecht, rechts, Kopf unten - senkrecht, links, Kopf oben		schräg, Kopf links oben

Bemerkung:

Training der Raumlagen: oben, unten, rechts, links, schräg, waagerecht, senkrecht.

Für lesende Kinder.

Beispiel II

Schwerpunkte der basalen Förderung zum Erlernen des Schreibens und Lesens für Gruppen- und Einzelförderung

Klasse: Lehrkraft: Förderplan: Förderlehrkraft:

Grobziel: Bewegungsrichtungen, die für das Schreiben erforderlich sind, motorisch vollziehen können.

Feinziel:

1. Auf- und Abwärtsbewegungen aus dem Handgelenk motorisch vollziehen können.
2. Vor- und Zurückbewegungen aus dem Handgelenk motorisch vollziehen können.

Bereiche der Motorik und Wahrnehmung (Schwerpunkte)

Emotionen		Affekte		Kontaktaufnahme		Arbeitsverhalten		Sozialkompetenz	
vestibuläres System	X	propriozeptive Wahrnehmung	X	taktile Wahrnehmung	X	Tonusausdifferenzierung		Gesamtkoordination	
Figur - Grund Wahrnehmung		Körperschema		Raum- und Zeitbegriff		bilaterale Integration		Mittellinienüberkreuzung	
Lateralisation, Lateralität		Praxie, Bewegung	X	auditive Fähigkeiten		visuelle Fähigkeiten		Sereation, Sequenzbildung	
Gedächtnis		Verknüpfung sens., mot., int.	X	Sprachkompetenz		Selbsteinschätzung		kognitive Verarbeitung	
Handmotorik	X	Fingerbeweglichkeit	X	Tripodengriff	X	Pinzettgriff	X	Okolumotorik	X

Beobachtungen während der Fördermaßnahmen:

Begründung der Zielsetzung

Begründung der Grobziele

Jede zielgerichtete Schreibbewegung erfordert die Vorstellung einer Richtung. Die grundlegende Schreibbewegung ist die von links nach rechts verlaufende Seitwärtsbewegung, denn sie entspricht der Arbeitsrichtung. Wir füllen die Zeilen von links nach rechts. Diese Seitwärtsbewegung wird modifiziert durch die Auf- und Abwärtsbewegung, die Vor- und Zurückbewegung und die Drehbewegung, bei der wir die von links nach rechts verlaufende unterscheiden von der von rechts nach links verlaufenden Drehbewegung. Letztere ist die schwierigste, weil sie entgegen der Arbeitsrichtung verläuft.

Begründung der Feinziele

Die Vor- und Zurückbewegung kann klein- oder großräumig erfolgen. Die kleinräumige Seitwärtsbewegung (etwa zwei bis drei Buchstaben umfassend) kann durch die seitwärtige Drehung des Handgelenkes erfolgen. Soll sie in die großräumige Seitwärtsbewegung übergeleitet werden, muß sich der Handballen von der Unterlage lösen und sich gleitend nach rechts bewegen können. Für diesen Übergang benötigen wir eigene basale Übungen. Wir beschränken uns zunächst auf die Vorbereitung der notwendigen Seitwärtsdrehungen des Handgelenkes. Die ersten Übungen sollen den motorischen Vollzug der Vor- und Zurückbewegung bewirken.

Fördermaßnahmen

1. Auf- und Abwärtsbewegungen aus dem Handgelenk der Schreibhand.

1.1 Winkspiele mit unterschiedlichen Gegenständen, z.B. mit einem kurzem Farbband an einem kurzen Stock befestigt.
Peitschenknalle mit kurzem Stocke, ca. 30 cm lang, mit entsprechender Knotenschnur.

1.2 Angelspiele aller Art mit unterschiedlich schweren Objekten.

1.3 Umgang mit einem dicken Pinsel, z.B. Packpapier, Holzplatte oder Bachblech anstreichen.

2. Auf und Abwärtsbewegungen mit einem Stift aus dem Handgelenk.

Einsatz der Schneemannarbeitsblätter. Der Auf- und Abwärtsschwung wird in einem Fluß ohne abzusetzen durchgeführt. Bitte die Schwungübung *zuerst* ohne Sprechvers, *dann* mit Sprechvers durchführen. Der Sprechvers wird zuerst von der Lehrkraft dem Schwungrhythmus des *Kindes* entsprechend gesprochen und später vom Kind.

3. Seitwärtsbewegungen hin und her mit der Schreibhand.

3.1 Seitwärtsbewegungen mit der Schreibhand ohne Unterlage in der Luft mit dem Sprechvers „Schwipp und schwapp der Schwanz vom Fisch ist ab". Das Kind bewegt dabei die Hand aus dem Handgelenk heraus wie ein schwimmender Fisch hin und her. Beim letzten Wort des Reimes läßt das Kind das Handgelenk „schlaff" herunterhängen.

3.2 Gleiche Übung mit Unterlage auf dem Tisch in Partnerarbeit. Ein Kind ist der Fisch und ein Kind ist der Fischer. Die Kinder bewegen ihre Schreibhand (auf dem Kleinfingerballen liegend) mit Fischschwimmbewegungen aufeinander zu. Dabei wird der Vers wie in 3.1 gesprochen. An einer vereinbarten Linie wird gestoppt und der Fischer versucht die Hand des Partners zu fangen. Dieser zieht seine Hand aber so schnell wie möglich zurück. Wichtig dabei ist, daß beim Fangen sowie Zurückziehen die seitlich aufliegende Hand sowie das Handgelenk Tischkontakt halten.

3.3 Seitwärtsbewegung mit einer Staniolkugel.

3.3.1 Seitwärtsbewegung mit der Schreibhand und einer Staniolkugel auf dem Tisch. Das Kind schießt sich auf der Bank eine Staniolkugel von der einen Hand in die andere. Die Kugel sollte dabei nicht herunterfallen. Bitte darauf achten, daß die Kugel aus dem lockeren, nicht steifen Handgelenk bewegt wird.

3.3.2 Gleiches Spiel in Partnerarbeit. Eine Staniolkugel wird im Wechsel dem Partner zugespielt. Fällt sie beim Partner von der Bank, hat der agierende Partner ein Tor geschossen und erhält einen Punkt.

3.4 Staniolkugel und Bierdeckel seitwärts in den Raum werfen.

3.4.1 Seitwärtsbewegung der Schreibhand mit einem Bierdeckel oder einer Staniolkugel. Das Kind wirft seitwärts einen Bierdeckel oder eine Staniolkugel gegen den Uhrzeigersinn sowie im Uhrzeigersinn in den Raum. Diese Übung dient vor allen Dingen zur Lockerung des Handgelenkes. Bitte darauf achten, daß die Objekte *nicht* mit steifem Handgelenk geworfen werden.

3.4.2 Gleiche Übung wie 3.4.1, nur wird jetzt gezielt seitwärts geworfen. Zielobjekt ist z.B. eine ballgroße Staniolkugel, die auf dem Boden liegt. Diese soll nun mit dem Bierdeckel getroffen werden.

3.4.3 Gleiche Übung wie 3.4.2, nur soll das Kind diesmal den Bierdeckel über den Boden rutschen lassen.

Es sei nochmals darauf hingewiesen, daß das Kind die agierende Hand *seitlich* hält und *locker* aus dem *Handgelenk* die Bewegung steuert und *nicht* mit steifem Handgelenk arbeitet. Eine gute Hilfe ist es, wenn eine zweite Person leicht den Unterarm des Kindes festhält, während das Kind wirft. Die unter Punkt 3.4 genannten Übungen unterstützen auch die Fähigkeit der Tonusausdifferenzierung.

3.5 Seiltanzen.

3.5.1 Hierbei wird ein gerades Springseil, das gerade vor dem Kind auf dem Boden liegt, vom Kind mit der Schreibhand gehalten. Durch schnelle seitliche Bewegungen aus dem Handgelenk bringt das Kind das Seil in schlingernde Bewegungen. Je intensiver und schneller das Kind die Schlingerbewegungen erzeugt, desto mehr bewegt sich das Seil. Die Übung ist richtig durchgeführt, wenn das Seil so stark in Bewegung gerät, daß es sich immer mehr zum Kind bewegt und das Seilende plötzlich mit „eine Satz" ganz beim Kind liegt.

3.5.2 Jedes Seil hat am Seilende eine Schleife in einer anderen Farbe. Die Übung wird wie 3.5.1 durchgeführt. Nach jedem erfolgreichen „Landen" des Seilendes geht das Kind auf seinen

Platz und führt mit dem entsprechenden Buntstift das Schlingern des Seiles auf das Arbeitsblatt aus.
Dabei kommt es nicht auf eine saubere Strichführung, sondern auf eine *lockere* Bewegung des sich deutlich seitwärts hin und her bewegenden Handgelenkes an. Die Zickzackbewegungen sollten dem Handausschlag des Kindes entsprechen.

3.5.3 Viel Spaß macht auch ein am Ende des Seiles befestigter Luftballon. Nachdem diese Übung durchgeführt wurde, wird sie sogleich auf einem Arbeitsblatt mit dem Stift vertieft.

3.6 Bänderschwingen aus dem Handgelenk.

3.6.1 Schwingen mit einem Holzstab, an dem ein Band befestigt wurde. Das Kind führt auf- und abwärts gerichtete Bewegungen mit dem Bänderstab durch (aus der Schulter, dem Ellenbogen, dem Handgelenk).

3.6.2 Gleiche Übung wie 3.6.1 seitwärts von links nach rechts und umgekehrt. Es soll ein Hin- und Herschwingen sein, das einen Bogen ergibt.

3.6.3 Gleiche Übungen wie 3.6.1 und 3.6.2 auf dem Fußboden.

3.6.4 Das Kind schwingt mit unterschiedlichen Buntstiften halbe Bogen auf dem Arbeitsblatt (links nach rechts und umgekehrt, oben geschlossen , unten geschlossen 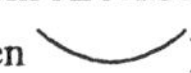).

Bitte immer den individuellen Handausschlag des Kindes beachten. Für die Übungen auf dem Blatt eignen sich dreieckige Buntstifte am besten. Bitte niemals Filzstifte verwenden. Zu den oben genannten Übungen empfiehlt es sich, Musik oder Sprechverse einzusetzen. Dies ist wichtig für das Zusammenspiel von Sprechen und Schreiben (Zungenmotorik und Hand- Fingermotorik).

3.7 Einsatz der Arbeitsblätter

Beim Einsatz der Arbeitsblätter (siehe Anhang) sollte bitte keinesfalls auf Einhalten von Begrenzungslinien geachtet werden. Wichtig ist, daß die Stiftsteuerung *aus dem Handgelenk* in die Hand und weiter in die Fingerspitzen fließt. Das Handgelenk darf bei den Übungen *nicht* steif bleiben. Der Stift soll nicht schwerpunktmäßig aus den Fingerspitzen gesteuert werden, denn dies ist ein Grund für eine verkrampfte Stifthaltung und einem entweder zu engen oder zu weitem Schriftbild. Auch kann es zu einem unausgeglichenen, zu hohen oder zu schwachen Tonus führen.
Lockerungsübungen und dazu passende Spiele sollten, soweit möglich, beiden Händen angeboten werden, wobei bei allen Förderungsmaßnahmen der Schwerpunkt natürlich auf der Schreib-

hand liegt. Im Bereich der Bilateralintegration (Halte- und Bewegungshand) werden noch eigene Förderangebote gegeben.

3.8 Im Alltag sollten dem Kind immer wieder Angebote gemacht werden, wo es die Handgelenksbewegung benötigt. Einige Anregungen:
- Flache Steine über das Wasser „flitzen" lassen.
- Käufliche Spiele, bei denen die Seitwärtsbewegung eine Rolle spielt, z.B. Wurfspiele.
- Spiele mit Peitsche und Holzkreisel.

Anmerkung: Die Arbeitsblätter sind bei E. Zapke erhältlich.

Beispiel III

Schwerpunkte der basalen Förderung zum Erlernen des Schreibens und Lesens für Gruppen- und Einzelförderung

Klasse: Lehrkraft: Förderplan: Förderlehrkraft:

Grobziel: Basale Übung einer zügigen, dynamischen, in Arbeitsrichtung raumgreifenden Schreibbewegung. Diese Bewegung soll mit angemessenem Tonus und entsprechender Stifthaltung von Rechtshändern ziehend und von Linkshändern schiebend durchgeführt werden.

Feinziel:

1. Linksdrehende, in Schreibrichtung weiterführende Schreibbewegung *ohne* Richtungsänderung (also Drehpunkte, aber *keine* Wendepunkte).
2. Rechtsdrehende, in Schreibrichtung weiterführende Schreibbewegung *ohne* Richtungsänderung (also Drehpunkte, aber *keine* Wendepunkte).
3. Wechsel von der linksdrehenden in die rechtsdrehende Schreibbewegung und umgekehrt (also *mit* Wendepunkt).
4. Wechsel von der linksdrehenden in die rechtsdrehende Schreibbewegung mit Luftsprung.

Bereiche der Motorik und Wahrnehmung (Schwerpunkte)

Emotionen		Affekte		Kontaktaufnahme		Arbeitsverhalten		Sozialkompetenz	
vestibuläres System		propriozeptive Wahrnehmung	X	taktile Wahrnehmung		Tonusausdifferenzierung	X	Gesamtkoordination	
Figur - Grund Wahrnehmung		Körperschema		Raum- und Zeitbegriff	X	bilaterale Integration		Mittellinien-überkreuzung	
Lateralisation, Lateralität		Praxie, Bewegung	X	auditive Fähigkeiten		visuelle Fähigkeiten		Sereation, Sequenzbildung	
Gedächtnis		Verknüpfung sens., mot., int.	X	Sprachkompetenz		Selbsteinschätzung	X	kognitive Verarbeitung	
Handmotorik	X	Fingerbeweglichkeit		Tripodengriff		Pinzettgriff		Okolumotorik	

Beobachtungen während der Fördermaßnahmen:

Fördermaßnahmen

1. Fördermaßnahmen zum Feinziel 1.

Bevor die Kreise als Schwungübungen geübt werden, muß das Karateturnen und die dazugehörenden Bewegungsspiele mit dem Handgelenk und den Fingern ohne und mit dem Stift erfolgreich abgeschlossen sein.

1.1 Schwingen von Kreisen gegen den Uhrzeigersinn (Linksdrehung).

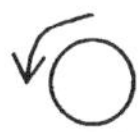

Wie bei allen folgenden Übungen ist zu empfehlen, den ersten Kreis mit offenen Augen aus dem lockeren Handgelenk etwa fünfmal zu schwingen. Dann daneben den zweiten Kreis mit geschlossenen Augen schwingen, Augen öffnen und Ergebnis betrachten. In gleicher Weise werden zwei weitere Kreise geschwungen. Es empfiehlt sich, beim zweiten oder dritten Kreis einen passenden Sprechvers einzufügen oder den Tischmusikkreisel einzusetzen.
Diese Übung bezeichnen wir als eine Sequenz. Werden die Kreise *richtig* locker aus dem Handgelenk geschwungen, so muß ein unregelmäßiger Kreis entstehen. Wichtig ist, daß der Schreibgriff erhalten bleibt. Ebenso darf nicht der Stift statt des Handgelenks gedreht werden. Diese Sequenz sollte über den Tag verteilt etwa fünfmal durchgeführt werden.
Wenn es dem Kind Freude bereitet, können die geschwungenen Kreise zu Figuren ausgestaltet werden (z.B. Hasenkopf).

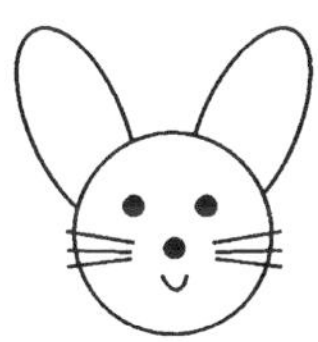

Anmerkung:
Alle Übungen sollen zuerst mit offenen, dann mit geschlossenen Augen als Sequenz auf unliniertem Papier durchgeführt werden. Später kann auch liniertes Papier verwendet werden, hier allerdings nur mit offenen Augen.
Bei geschlossenen Augen ist die Kontrolle und Führung durch die visuelle Wahrnehmung nicht möglich. Deshalb prägt sich der Bewegungsablauf über die taktile und propriozeptive Wahrnehmung für die Verlaufsgestalt des Schriftzeichens besonders gut ein. Somit wird das Bewegungsgedächtnis für das Schriftzeichen stabilisiert.
Das Übungsmaß und die Zeitlänge sollten dem individuellen Bedürfnis und der Belastbarkeit des jeweiligen Kindes angepaßt werden.

Förderung der zügigen, dynamischen und raumgreifenden Schreibbewegung - 3 -

1.2 Lösen aus der eingeschwungenen Linksdrehung und weiterfahren in Arbeitsrichtung.

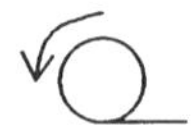

Diese Übung ist erforderlich, weil manche Kinder mit Schreibproblemen dies nicht können. Statt in Schreibhaltung die Hand fortzubewegen, kippen sie die Hand mit dem Stift nach innen und verharren auf der Stelle. Bei älteren Kindern ist dies auch oft die Ursache für das zu enge Schriftbild oder das Ineinanderschreiben von Schriftzeichen.
Diese Übung sollte so wie 1.1 als Sequenz durchgeführt werden.

1.3 Schwingen einer Schleife (*l*).
Hier wird nur ein Einzelzeichen geübt. Es soll aber zu einer Sequenz ausgeformt und wie bei 1.1 mit offenen und geschlossenen Augen geübt werden.

1.4 Schwingen von vier Schleifen (*llll*).
Diese vier zusammenhängenden Zeichen werden wie das vorher stehende Einzelzeichen wieder zu einer Sequenz ausgeformt und geübt. Es ist wichtig, daß das Kind die vier Zeichen in *einem* Fluß zügig schreibt, ohne zu „rucken".

Anmerkung:
Mehr als höchstens vier Zeichen sollen nicht zusammengehängt werden. Wie Prof. Norbert Mai festgestellt hat, erhöht sich mit zunehmender Länge der ununterbrochenen Schriftspur der Muskeltonus. Offenbar lösen routinierte Schreiber dieses Problem dadurch, daß sie selten mehr als zwei bis vier Buchstaben miteinander verbinden, sondern dann von einem Buchstaben zum nächsten springen.
Literatur: Norbert Mai und C. Marquardt: Schreibtraining in der neurologischen Rehabilitation, Borgmann Verlag, Dortmund 1995.

1.5. Schwingen von großen und kleinen Schleifen (*lele*).
Hier wird das gleiche Zeichen in unterschiedlicher Größe geübt. Wird die unterschiedliche Größe nicht beachtet, können später Rechtschreibfehler entstehen, z.B. bei einem unsauber geschriebenem *l* oder *e*.

1.6 Schwingen von *u*.

1.7 Schwingen von *uu*.

1.8 Schwingen von *lulu*.

1.9 Schwingen von *luli.*

1.10 Schwingen von *uti.*

2. Fördermaßnahmen zum Feinziel 2.

Bei diesen Übungen erfolgt die Schreibbewegung im Uhrzeigersinn. Es empfiehlt sich in der Durchführung wie unter 1. zu verfahren.

2.1 Schwingen von Kreisen im Uhrzeigersinn (Rechtsdrehung).

2.2 Lösen aus der eingeschwungenen Rechtsdrehung und weiterfahren in Arbeitsrichtung.

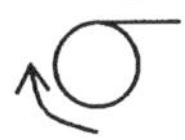

2.3 Schwingen von rechtsdrehenden Schleifen.

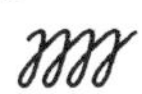

2.4 Schwingen von Arkaden.

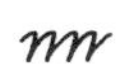

Bei dieser Arkade sollte der beim *m* abschließende Linksbogen fehlen, weil das Kind sonst von der Rechtsdrehung in die Linksdrehung wechseln müßte, also ein Wendepunkt, ein Richtungswechsel erforderlich würde. Dies muß bei den Problemkindern zu diesem Zeitpunkt beachtet werden.

Anmerkung:
Es bleibt der Lehrkraft oder dem Therapeuten überlassen, mit der Schreibbewegung nach links oder nach rechts zu beginnen, je nachdem wie es für das Kind passend ist.
Die Schreibübung mit der Linksdrehung ist schwieriger als die mit der Rechtsdrehung, weil die Linksdrehung entgegen der von links nach rechts verlaufenden Arbeitsrichtung von rechts nach links erfolgt. Wenn eine Zeile gefüllt wird, muß das Kind mit dem Unterarm stetig von links nach rechts wandern, aus Hand- und Fingergelenk heraus aber auch der Schreibrichtung entgegengesetzte Drehbewegungen durchführen.

3. Fördermaßnahmen zum Feinziel 3.

Übungen von Wörtern und sinnfreien Silben mit Dreh- und Wendepunkten. Auch bei diesem Feinziel sollen die Übungen zunächst auf Blätter ohne Lineatur, später mit Lineatur geschrieben werden. Aus jedem Wort wird eine Sequenz gebildet und die Wörter mit offenen und geschlossenen Augen geschrieben. Es hat sich bewährt, täglich vier unterschiedliche Wörter in der Sequenz jeweils fünfmal schreiben zu lassen.

3.1 Alle Zeichen nur mit Mittellänge.

ohne Lineatur: *um* mit *um*

3.2 Alle Zeichen nur mit Mittel- und Oberlänge.

ohne Lineatur: *leben* mit Lineatur: *leben*

3.3 Mit Mittel- und Unterlänge.

ohne Lineatur: *ganz* mit Lineatur: *ganz*

3.4 Mit allen Längen.

ohne Lineatur: *geben* mit Lineatur: *geben*

4. Fördermaßnahmen zum Feinziel 4.

Bei diesen Übungen sollen alle Wörter mit Dreh- und Wendepunkten und Luftsprüngen geübt werden (Einsatz des Grundwortschatzes).

4.1 Wörter mit Mittel- und Oberlänge.

ohne Lineatur: *Butter* mit Lineatur: *Butter*

4.2 Wörter mit allen Längen.

ohne Lineatur: *Fuß* mit Lineatur: *Fuß*

Anmerkung:
Nachfolgend sind die Buchstaben der Lateinischen Ausgangsschrift nach den entscheidenden Kriterien geordnet.

1. Mit Drehpunkt, ohne Wendepunkt und ohne Luftsprung.
   E, e, I, i, u, C, l, j, t (wenn der Querstrich nach Beendigung des Wortes gezogen wird).
2. Mit Wende- und Drehpunkt, ohne Luftsprung.

A, a, b, D, d, G, g, H, h, k, L, M, m, N, n, O, o, p, r, S, s, V, v, U, u, W, w, z.

3. Mit Dreh- und Wendepunkt und mit Luftsprung.

a, o, g, c, d, p (wenn diese Zeichen mit Luftsprung eingeführt werden), *B, F, f, K, P, T, Z.*

5. Schlußbemerkungen.

Wenn die für den Schreibvorgang notwendige Handdrehung verfügbar ist, fällt es dem Kind leichter, die Schriftzeichen *a, o, d, g* und *c* ohne Luftsprung zu lernen. Der Luftsprung unterbricht oder bremst den flüssigen Schreibverlauf.

Anbei ist eine Wortliste beigefügt, die Übungswörter ohne Luftsprung anbietet.

Es soll an dieser Stelle noch einmal daran erinnert werden, daß der Filzstift aus vielerlei Gründen zum Erlernen des Schreibens nicht zu empfehlen ist. Gut geeignet sind eckige Bleistifte und eckige Buntstifte, die von der Kinderhand gut gehalten werden können. Am besten eignen sich dreieckige Blei- und Buntstifte, da diese durch ihre Form den adäquaten Schreibgriff anbieten. Diese Stifte können über den Fachhandel direkt erworben werden .

Wörter, die ohne Absetzen geschrieben werden können (Auswahl).

Wörter im Mittelbandbereich.

Mögliche Buchstaben: *a, c, e, m, n, o, r, u, v, w, x, z, s* (auslautend).

am, an, arm, au-, er, es, euer, ex-, man, mauern, neu, neun, nun, nur, rammen, rennen, raus, um, un-, ver-, vor, vom, von, warnen, warm, wurmen, zu, zum, zur.

Wörter mit Unter- und Oberlänge.

Grundwortschatz 1. Klasse: *Arm, Auge, blau, braun, da, das, dem, den, der, gelb, Gras, haben, Hase, Haus, Hund, kurz, lang, machen, Maus, reden, und, zehn.*

Grundwortschatz 2. Klasse: *ab, Abend, aber, alle, auch, brechen, brennen, danken, dann, dein, denken, doch, du, dunkel, eng, Erde, erlauben, geben, gehen, gesund, Haar, Hand, heben, her, Herr, kann, kennen, klar, kommen, krank, lachen, legen, lernen, los, Mark, melden, Menge, morgen, nach, nah, nehmen, oder, ordnen,* rechnen, rollen, Uhr, werden, zahlen.

Grundwortschatz 3. Klasse: Acker, angeln, als, backen, baden, bald, bevor, bewegen, boxen, brav, dann, daran, darum, des, dumm, durch, Ehe, euch, ganz, Gedanke, gegen, Gegend, glauben, Glocke, halb, Hals, heulen, Hexe, holen, keuchen, kochen, Lehrer, Mann, malen, Maß, Meer, mehr, neben, noch, ob, oben, ohne, parken, rauchen, rennen, rudern, verlangen, voll, wahr, wandern, weder, wegen, welche.

Grundwortschatz 4. Klasse: bauen, begegnen, bellen, bloß, bohren, brauchen, brummen, dauern, donnern, drehen, drohen, Ecke, Ehre, gerade, Geld, graben, Haken, Herz, hocken, Holz, Hunger, Jacke, Jugend, kahl, kleben, klug, knallen, Laub, Leben, Loch, locker, Lohn, mahlen, mahnen, manchmal, Marke, Mauer, Mehl, merken, packen, rauh, roh, rund, umkehren, Urlaub, wehren, wenden.

Allgemeine Wortsammlung von Wörtern ohne Luftsprung zum Trainieren einer flüssigen Schreibbewegung:

Aal, Abend, aber, Acker, ach, ade, abblocken, Ader, Adel, abgucken, abholen, abwaschen, abwechseln, Adler, ahnen, Ahorn, Album, alle, Alarm, Alkohol, Allee, allerhand, Alpen, Ampel, Ananas, Andenken, anders, Andrang, angenehm, Anker, Anorak, Arm, auch, Auge

backen, baden, bald, balgen, bar, bauen, beben, bechern, bedanken, bedauern, baumeln, begegnen, bellen, bevor, begehren, bewahren, bewegen, blank, blaß, blau, blond, bloß, bohren, borgen, boxen, braun, brav, brechen, brennen, brummen, bummeln, buchen

Cello, Chor, Chrom, Clown, Cowboy, Creme

da, dadurch, dagegen, daher, damals, danken, dann, daraus, darum, daß, dauern, davon, dehnen, denken, denn, doch, drehen, drohen, ducken, dulden, dumm, dunkel, durch

Ebbe, eben, Echo, Ecke, edel, egal, Ehe, Ehre, ekeln, Elend, empor, Ende, eng, Engel, England, Enkel, Erbarmen, erben, Erdbeben, Erdbeere, Erde, Erholung, erlauben, Erle, erleben, erobern, erwerben, euch, Eule, Exemplar, Europa

Gabe, Gabel, Galle, gackern, Gang, Gans, gar, Garage, Garderobe, Garn, Gas, Gaul, Gaumen,

Gauner, geben, Gebell, Garbe, Gedanke, Geduld, gegen, Gegend, Gegner, gehen, geheuer, gelb, Geld, Gelee, Gelenk, genau, genug, Genuß, gerade, gern, Geruch, Gewehr, Glanz, Glas, glauben, Globus, Glocke, Gnade, Gold, Gong, Grab, Graben, graben, Grad, Gramm, Gras, grau, grell, Grenze, grob, grollen, groß, Grube, Grund, grunzen, Gruppe, Gruß, Gurke, Guß

Haar, haben, Hacke, Hagel, Hahn, Haken, halb, Halle, Halm, Hals, Hamburg, Hammel, Hampelmann, Hand, handeln, Harke, Hauch, hauen, Haus, Hebel, hebeln, heben, Hecke, Held, hell, Helm, Hemd, Henkel, Henne, Herberge, Herd, Herde, Herr, Herz, Heu, heulen, Hexe, Hobby, Hobel, hoch, hocken, hohl, holen, Holland, Holz, hopsen, horchen, Horn, Hohn, Huhn, Humor, humpeln, Hund, Hunger, Hupe

Jacke, Jagd, Jahr, Jammer, Januar, Japan, Jod, Jubel, Jude, Jugend, Junge, Juwel

kahl, kauen, kaum kehren, kennen, keuchen klagen, klappen, klar, kleben, klemmen, klug, knabbern, knacken, knallen, knapp, knarren, knurren, kochen, kommen, krabbeln, kramen, krank, kreuzen, krumm, kurz

lachen, Lachs, Lack, laden, Lage, Lager, lahm, Laken, Lama, Lamm, Lampe, Land, lang, Lappen, Larve, lau, Laub, lauern, Laune, leben, Leber, lechzen, lecken, lecker, Leder, leer, legen, Lehm, Lehne, Lehrer, lenken, Lerche, lernen, leugnen, loben, Loch, locker, lodern, Lohn, Lokal, Los, los, Lumpen, Lunge, Lupe, Luxus

machen, Made, Magd, Magen, mager, Mahl, mahlen, mahnen, malen, mancher, manchmal, Mandel, Mangel, Mann, Mappe, Mark, Marke, Marmelade, Maß, Mauer, Maul, Maurer, Maus, meckern, Meer, Mehl, mehr, melden, melken, Menge, merken, Mode, Modell, mogeln, Mohr, Mond, Moor, Moped, Mord, Morgen, Mumps, Mund, Murmel, murmeln, Mus

nach, nachahmen, nagen, nah, naß, neben, necken, nehmen, nennen, neu, neun, noch, normal

ob, oben, ohne, orange, ordnen, oval

plump, plus, prahlen, prall, proben, pudern, purzeln

rahmen, rammen, rauben, rauchen, rauh, rechnen, recken, reden, regeln, regnen, rennen, rodeln, roh, rollen, rudern, ruhen, rumpeln, rund

Uhr, Uhu, Umgebung, Umhang, umarmen, umkehren, Umweg, unangenehm, Ungeduld, Ungeheuer, ungezogen, Unke, Unrecht, Urkunde, Urlaub, Urwald verabreden, verdauen, verdecken, verderben, verdoppeln, verdorren, vergeben, verhungern, verwenden, verzerren, verzehren, voll, verdammen, vorher, vor

wachen, wackeln, wagen, wahr, wandern, warm, warnen, warum, weben, wecken, wedeln, weg, wegen, wehen, wehren, welche, welken, wenden, wenn, wer, werben, werden, woher, wohlhabend, wohnen, wollen, woran, wovon, wundern

zahlen, zahm, zanken, zappeln, zaubern, zehn, zerbrechen, zerlegen, zerren, zollen, zucken, zuckern, zudecken, zuerst, zwar.

6. Der Fall M.

Ingrid Zoller

Aussehen

M. ist ein großes, gut proportioniertes 10jähriges Mädchen. Sie hat ein rundes Gesicht mit lebhaften, dunklen Augen und langes, dickes, schwarzes Haar. Ihre Kleidung ist immer ordentlich, mit Bedacht zusammengestellt und meist an der aktuellen Mode orientiert.

Vitalität

M. wirkt energiegeladen und temperamentvoll. Sie nimmt an ihrer Umwelt mit großer Intensität teil und versucht, ihre Interessen einzubringen sowie ihr Leben mitzugestalten.

Stimmungslage

M. zeigt sich meist in einer positiven Lebenseinstellung, gleichzeitig kann sie aber auch zeitweiligen Mißmut, Ärger und Versagensängste verbal äußern. Sie hat viel Humor, versteht Witze sehr gut und macht auch selbst gerne welche.

Gleichzeitig zeigen Äußerungen von ihr, daß sie durch die Lebenssituation ihrer Familie stark belastet ist und sich darüber viele Gedanken macht. Allerdings scheint sie diesen »nachdenklichen« Teil ihrer Persönlichkeit gerne vor anderen zu verbergen, und sie läßt nur selten Gelegenheiten zu, die ein solches Gespräch ermöglichen.

Soziales Verhalten

M. ist in ihrer Klasse gut integriert, wird von ihren Mitschülern akzeptiert und ist beliebt. Sie nimmt am sozialen Geschehen in der Klasse regen Anteil, bezieht Position und versucht, schwächere Schüler zu beschützen.

Arbeitsverhalten

M. arbeitet konzentriert, genau und ausdauernd. Es wirkt so, als würde sie sich ständig antreiben, schnell zu arbeiten.

Sie zeigt eine hohe Frustrationstoleranz und ein starkes Bestreben, alles »perfekt« zu machen. M. ist leicht zu motivieren, auch bei Arbeiten, die eintönig und schwierig sind. Andererseits ist sie auch in der Lage, ihre Unlust zu verbalisieren und einen Kompromiß vorzuschlagen.

Sie ist sehr fleißig und gibt sich große Mühe, gestellte Aufgaben zu erfüllen, auch wenn es für sie erheblich schwieriger ist als für ihre Mitschüler.

Familie

M. wurde als erstes Kind geboren. Ihr Bruder ist ein Jahr jünger als sie. Z.Zt. der Geburt lebten die Eltern in der UdSSR, die Mutter ist Russin, der Vater russischer Jude. Als M. 5 Monate alt war, wanderte die Familie nach Israel aus. Dort konnte sie sich nicht eingliedern. Die Mutter gab in einem Gespräch zu erkennen, daß sie in Israel sehr unglücklich war. Nach 5 Jahren siedelte die Familie in die BRD um. Auch hier zeigten und zeigen sich große Eingliederungsschwierigkeiten. Vater als auch Mutter sind beide arbeitslos und auf Gelegenheitsarbeiten angewiesen. Der Vater kam bereits mit dem Gesetz in Konflikt und saß längere Zeit im Gefängnis. Die Familie wohnt in einer kleinen 2-Zimmer-Wohnung.

Die Mutter reagiert in dieser schwierigen Lebenssituation mit Hilflosigkeit und Depressionen. Sie hat große Schuldgefühle den Kindern gegenüber und Angst, daß sie in der Schule versagen.

Die Ehe der Eltern ist sehr konfliktreich, da der Vater wohl lieber in Israel geblieben wäre, die Mutter aber dort auf keinen Fall leben will.

Sprache

Der Vater spricht kaum Deutsch, die Mutter kann sich verständigen. Zu Hause wird Russisch gesprochen. M. und ihr Bruder sprechen beide Deutsch, haben aber einen eingeschränkten Wortschatz, Wortfindungsschwierigkeiten und Schwierigkeiten bei der Wahl des Artikels. M. stammelt bei der Bildung von »SCH« in der Spontansprache, kann es aber richtig bilden. Ihr Sprachverständnis ist gut, solange z.B. Erklärungen in einfachen Satzkonstruktionen erfolgen. Bei komplexeren Sachverhalten hat sie des öfteren Schwierigkeiten. Es fällt auf, daß sie wesentlich schneller und genauer durch visuelle Anleitungen, z.B. durch Vormachen, Aufgaben versteht als durch wiederholtes Erklären.

Schullaufbahn

M. ging in Israel in den Kindergarten und in die Vorschule. Sie sprach Hebräisch mit den Kindern und Erwachsenen ihrer sozialen Umwelt, im Elternhaus weiterhin Russisch.

Nach dem Umzug in die BRD besuchte sie zunächst die Grundschule ihres Wohnbezirks. Dort wurde beim Lese- und Schreiblehrgang die Ganzwortmethode angewandt. Sie nahm am Unterricht teil, obwohl sie Deutsch weder verstehen noch sprechen konnte. Nach größeren Problemen bei der Eingliederung in den Klassenverband wechselte M. die Schule. In der neuen Schule wiederholte sie die erste Klasse. Hier wurde Lesen und Schreiben mit einer analytisch-synthetischen Methode gelehrt. In diese Klasse konnte sich M. gut integrieren.

Aufgetretene Schwierigkeiten

Während M. im Mathematik-Unterricht und in den anderen Fächern gute bis durchschnittliche Leistungen erbrachte, fiel sie im Lesen und in der Rechtschreibung deutlich aus der Leistungsnorm der Klasse heraus. Beim Abschreiben dagegen hatte und hat sie keine Schwierigkeiten, sie schreibt richtig, schnell und flüssig. Ihr Schriftbild ist gleichmäßig und deutlich gegliedert. Beim Lesevorgang ging M. ganzheitlich vor, d.h. sie wollte das Wortbild erkennen. Beim Versuch, die Buchstaben des Wortes zu entschlüsseln, hatte sie große Schwierigkeiten bei der Zuordnung von Laut/Buchstabe, dem richtigen Zusammenziehen der Laute und der Einhaltung der Reihenfolge.

Beim Schreiben der Worte nach Diktat zeigten sich die gleichen Probleme: Zuordnung Laut/Buchstabe, Erkennen aller gesprochenen Laute, richtige Reihenfolge.

Durch diese Schwierigkeiten, die im Rahmen der Differenzierung in der Klasse nicht aufgefangen werden konnten, wurde das Leistungsgefälle zwischen M. und der übrigen Klasse immer größer. M. zeigte Anzeichen von Resignation und großer Entmutigung.

Überprüfungsverfahren

Ein Rechtschreibtest verdeutlicht M.s Problem: Der RST zu Beginn des 2. Schuljahres ergab einen PR von 2.1, d.h. 97,9 % aller Kinder ihrer Altersstufe erbringen bessere Leistungen. Der anschließend durchgeführte Intelligenztest (BT 1-2) ergab einen IQ von 110 (PR 76, TW 57). Die Sprachüberprüfung zeigte, daß M., außer dem Stammeln von »SCH«, Laute gut unterscheiden kann, aber über einen eingeschränkten Wortschatz verfügt.

Die Überprüfung des motorischen Verhaltens nach dem Körperkoordinationstest für Kinder (KTK) zeigte, daß M. motorisch auffällig bzw. gestört ist.

Beim Balancieren rückwärts auf verschieden breiten Stangen erreichte sie einen MQ1 (Motorik-Quotient) von 87; beim monopedalen Überhüpfen von verschieden hohen Schaumstoffteilen einen MQ2 von 70; beim seitlichen Hin- und Herspringen nach Zeit einen MQ3 von 63; beim seitlichen Versetzen von Brettchen nach Zeit einen MQ4 von 86.

Insgesamt ergab der KTK einen MQ von 70. Bei Ergebnissen unter 86 MQ-Punkten gilt das motorische Verhalten als auffällig, unter 71 MQ-Punkten als gestört.

Lateralität, räumliche Orientierung, seriale Leistungen

M. selbst ist Rechtshänderin, verwechselt aber oft links und rechts, zieht Striche von rechts nach links, vertauscht d mit b etc.

Zur Händigkeit in M.'s Familie ist festzustellen, daß Vater sowie Großvater väterlicherseits und M.'s Bruder Linkshänder sind; die Mutter ist rechtshändig.

Räumliche Zuordnung zu ihrem Körper beherrscht sie nur mangelhaft. Begriffe wie: vor, hinter, über, unter, zwischen (z.B. lege den Ball zwischen die Füße, halte ihn über den Kopf) bereiten ihr große Schwierigkeiten. Eine entsprechende Übertragung in den Raum oder auf Geräte fällt ihr ebenfalls schwer (z.B. gehe zwischen den Tischen durch, ... um den Stuhl herum).

Darüber hinaus hat M. Probleme, mehrere Tätigkeiten, die sie isoliert beherrscht, zu koordinieren. Z.B. kann sie rhythmisch gehen, einen Rhythmus schlagen, eine vorgegebene Streckenfolge A – B – C gehen, aber eine Koordination aller drei Leistungen, d.h. einen Rhythmus schlagen und sich dazu bewegend von A nach B und nach C zu gehen, bereitet ihr große Schwierigkeiten.

Das gleiche gilt für Aufgaben, bei denen verschiedene Tätigkeiten hintereinander durchgeführt werden sollen.

Zusammenfassung

M. hat neben den im Unterricht aufgefallenen Lese- und Rechtschreibproblemen, die auch im Rechtschreibtest deutlich wurden, keine weiteren schulischen Auffälligkeiten. Da sie durchschnittlich intelligent ist, würde sie unter die landläufige Bezeichnung »Legastheniker« fallen. Die Überprüfung ihrer Körperkoordination und Sensomotorik zeigt, daß M. grundlegendere Probleme hat. Die einzelnen Wahrnehmungsbereiche sind voll funktionsfähig, aber nicht deren Integration. M.'s Probleme in bezug auf Lateralität sowie räumliche und zeitliche Orientierung weisen auf diese mangelhafte Integration verschiedener Sinnesleistungen hin. Ein reines Lese- und Rechtschreibprogramm wird ihren Schwierigkeiten keineswegs gerecht.

Es wurden bei der Förderung zwei Schwerpunkte gesetzt:

I. Lese- und Schreiblehrgang, um M.'s Anschluß an die Klasse wieder zu erreichen und ihren dortigen Verbleib zu sichern.

II. Motopädagogische Übungen zur Förderung der sensorischen Integration.

Die beiden Schwerpunkte sind eng miteinander verflochten.

M.'s Probleme bei der Rechts/Links-Diskrimination, die eine Orientierung am eigenen Körper erschweren, führen auch zu Problemen beim Lesen und

Schreiben. So fällt die in unserer Kultur übliche Schreib- und Leseweise von links nach rechts schwer; es entstehen Ungenauigkeiten in der Buchstabenfolge und im Wortumgang.

Ein Kind, das Probleme mit seinem Körperschema hat, dem es schwer fällt, sich am eigenen Körper zu orientieren, hat auch Schwierigkeiten, diese Orientierung auf den äußeren Raum sowie auf ein Blatt Papier zu übertragen; d und b z.B. sind dann keine unterscheidbaren Buchstaben mehr, weil Bezugspunkte im Koordinatensystem zur Orientierung der Lage und Beziehung im Raum fehlen.

Betrachtet man nun M.'s Schwierigkeiten mit serialen Leistungen und der Koordination und untersucht den Lesevorgang, findet man auch hier ähnliche Beeinträchtigungen. Sie hat Schwierigkeiten, die Reihenfolge einzuhalten beim Aufgliedern eines Wortes in Buchstaben oder -gruppen »Tomate – Toamte« und beim Zusammensetzen der Laute bzw. Lautgruppen zu einem sinnvollen Wortgebilde. Das Gleiche gilt für das Schreiben. Beide Vorgänge erfordern die Integration verschiedener Sinnesleistungen und Hirnfunktionen und die Fähigkeit, das Analysierte in der richtigen Reihenfolge zusammenzufügen.

Im allgemeinen ist bei Teilleistungsschwächen dieser Art die Speicherfähigkeit mitbetroffen. Bei M. scheint dies nur bedingt der Fall zu sein, da sie im Verlauf des Förderprogramms, nachdem die Fähigkeit aufzugliedern entwickelt war, die analysierten Segmente in richtiger Reihenfolge speichern und wiedergeben konnte.

Förderprogramm

Lese- und Rechtschreiblehrgang

M. erhielt 3 Stunden wöchentlich zusätzlichen Einzelunterricht. Gearbeitet wurde zunächst nach der Radigk-Fibel, dann nach dem Stütz- und Förderkurs Rechtschreiben (SFR) ebenfalls von WERNER RADIGK.

Da M. große Unsicherheiten in der Zuordnung von Buchstabe und Laut hatte, wurde mit dem Synthese-Vorsatz der Fibel begonnen.

Zur Unterstützung der auditiven und visuellen Wahrnehmung wurde für den Lernprozeß die taktil-kinästhetische Wahrnehmung hinzugezogen. So wurden bei schwierigen Buchstaben Fingerzeichen benutzt. Bei den Fingerzeichen ging es nicht nur darum, ein »Zeichen für den Buchstaben« zu finden, sondern auch darum, die richtige Lautbildung zu fühlen, z.B. das »M« als drei Finger auf den Lippen zur Unterscheidung von »N« als zwei Finger auf der Nase.

Zur Strukturierung der visuellen Eindrücke und zur Erleichterung der Aufnahme, Speicherung und Wiedergabe von Wortbildern, erhielten verschiedene Farben Symbolcharakter. Die Farbe »rot« stand für links, »grün« für rechts. Diese Markierungen wurden übertragen auf die Hände (durch Klebepunkte) und durch entsprechende Farbpunkte am Anfang, bzw. am Ende des Wortes. Begonnen wurde allerdings mit der Markierung nur einer Hand, der linken, und des Beginns des Wortes, um den Einstieg in den Begriff »Anfang« zu sichern.

Ein weiteres Mittel, das sich als hilfreich erwies, war der Lesepfeil, der das Einhalten der Reihenfolge der Buchstaben beim Leseprozeß erleichterte.

Die Radigk-Programme erwiesen sich als sehr geeignet für diese Arbeit, da sie mit vielen Wiederholungen arbeiten und einen gesicherten Grundwortschatz ermöglichen. Die Fibel bietet zum anderen für jeden Buchstaben ein Bild an, das ein Anknüpfen an die Erlebniswelt des Kindes ermöglicht, eine emotionale Gestimmtheit[72] und Bereitschaft für das zu Lernende schafft und das Erfassen des Bedeutungsgehaltes der graphischen Symbole bzw. Worte erleichtert. Häufig war es möglich, aus der angebotenen Geschichte den neuen Buchstaben herauszukristallisieren.

M. sollte lernen, Wörter in Buchstaben bzw. Buchstabengruppen aufzugliedern. Diese Aufgabenstellung ist in den Radigk-Programmen vorgesehen. Zusätzlich wurden von den neu erarbeiteten Wörtern Karteikarten hergestellt und mit diesen auf verschiedene Weise gearbeitet:

a) Zuordnung Wort – Bild

b) Selbstdiktat, Selbstkontrolle

c) Zerschneiden der Wortkarte, Rekonstruktion des Wortes

d) Finden gleicher Buchstabengruppen in verschiedenen Wörtern.

Darüber hinaus wurden die Karteikarten nach Nomen, Verben, Adjektiven mit unterschiedlichen Symbolen (N.V.A.) und unterschiedlichen Farben gekennzeichnet.

Während bei der Arbeit in der Fibel eine ständige Betreuung durch den Lehrer notwendig war, konnte M. im anschließenden Tonbandprogramm SFR ziemlich selbständig und selbstverantwortlich arbeiten. Daß dies in einem so hohen Maße möglich war, liegt an M.'s Selbstdisziplin, Konzentrationsfähigkeit und Genauigkeit. Hinzu kommen die starke Motivation durch das Medium Tonband und die Erfolgserlebnisse bei der Arbeit.

---

72 Zur Bedeutung der emotionalen Gestimmtheit für den Lernprozeß 8.1

Bei diesem Programm machte M. große Fortschritte. Es ist zu vermuten, daß durch die Arbeit mit dem Tonbandprogramm vermittels Kopfhörer M.'s Vestibularsystem stark stimuliert wurde. Man nimmt an, daß diese Stimulation die Fähigkeit des Gehirns fördert, die angebotenen Sinnesreize, in diesem Fall hauptsächlich auditive und visuelle, zu integrieren.

Sensomotorische Förderung

M. nahm wöchentlich an 2 Förderstunden zur Bewegungs- und Wahrnehmungsförderung teil. Diese Stunden fanden in festen, altersgemischten Gruppen von 6–10 Kindern im Alter von 7–8 Jahren statt.

Es zeigte sich schon früh, daß M. die Verarbeitung von Sinneseindrücken auf intramodaler Stufe[73], d.h. in der Aufnahme, Verarbeitung und Wiedergabe einer Wahrnehmungsmodalität, keine Schwierigkeiten bereitete. Auch die Integration der einzelnen Sinnesgebiete untereinander (intermodal) fielen ihr in der Regel nicht schwer.

Große Probleme traten dagegen auf, sollten die Sinneswahrnehmungen nach Raum und Zeit geordnet werden (seriale Stufe) .

Da sich die Planung auf die ganze Gruppe bezog, ist die nun folgende Beschreibung allgemeiner gehalten. Neben Anregungen aus anderen bekannten Bewegungs- und Wahrnehmungsprogrammen (z.B. von FROSTIG, KIPHARD) bildete den wesentlichen Schwerpunkt der Arbeit die »Bewegung im strukturierten Raum«, ausgehend von TONI STEINITZ' (1981) Modell der musisch-rhythmischen Erziehung.

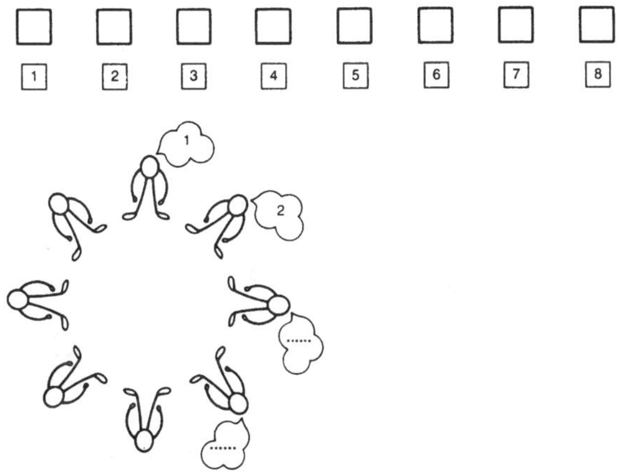

73 AFFOLTER, S. 95

Der Rhythmik wird bei dieser Förderung eine hohe Bedeutung zugewiesen, denn sie beinhaltet Erkennen und Wiedergeben von Klangfolgen unterschiedlicher Länge und Intensität. Dies wird verbunden mit dem Umsetzen dieser Rhythmen in adäquate Bewegungsabläufe.

Die *erste Lernstufe* beinhaltet das Erkennen und Unterscheiden verschiedener Rhythmen in Verbindung mit Bewegungsabläufen.

> Dieser Lernprozeß wurde in der Gruppe eingebunden z.B. in eine Geschichte von Pferden, die langsam und müde gehen, oder die fröhlich auf der Weide herumspringen. Die Verbindung von Klangmustern mit verschiedenen Bewegungsarten wurde in vielfältiger Form geübt: z.B. der Lehrer spielt einen Rhythmus, die Kinder bewegen sich; ein Kind macht die Bewegung vor, die anderen spielen einen entsprechenden Rhythmus.

Auf der *zweiten Lernstufe* werden für verschiedene Bewegungsarten Symbole eingeführt, so für langsames Gehen = ... (eine halbe Note), für Rennen = ... (achtel Noten), für Galopp = ... (achtel und sechzehntel Noten), für Haltestelle (Stoppen und einen kleinen Moment stehenbleiben) = o (ganze Note). Es werden also visuelle Reize und Bewegungsmuster miteinander verbunden.

> Auch hier bieten sich zahlreiche Übungsformen an, z.B. ein Kind zeigt ein Symbol, alle anderen bewegen sich entsprechend und halten das richtige Symbol hoch.

Die *dritte Lernstufe* beinhaltet die Integration der visuellen (Symbole) und der auditiven (Rhythmen) Reize.

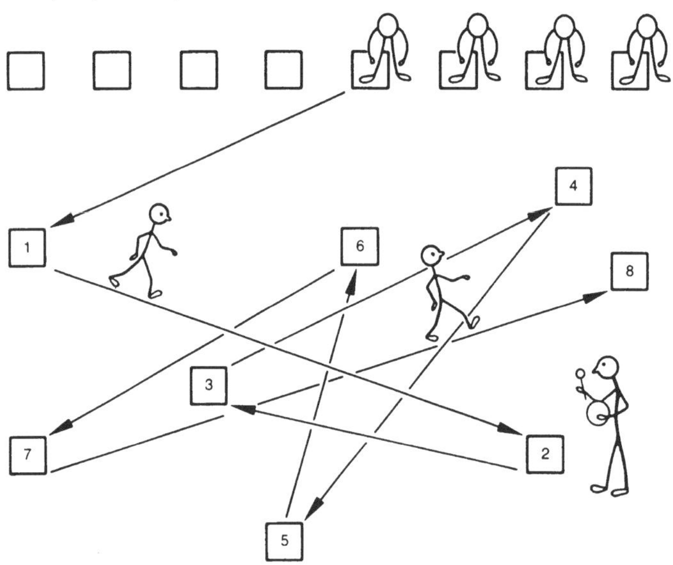

Die Kinder sollen nun den Symbolen entsprechend Rhythmen spielen, oder gespielten Rhythmen Symbole zuordnen. So konnte ein Kind z.B. eine Gruppe vermittels der Symbolkarten »dirigieren«, bzw. es wurden gehörte Rhythmen aufgemalt oder gelegt.

Nun folgt auf der *vierten Lernstufe* die Integration von Bewegung, Sehen und Hören.

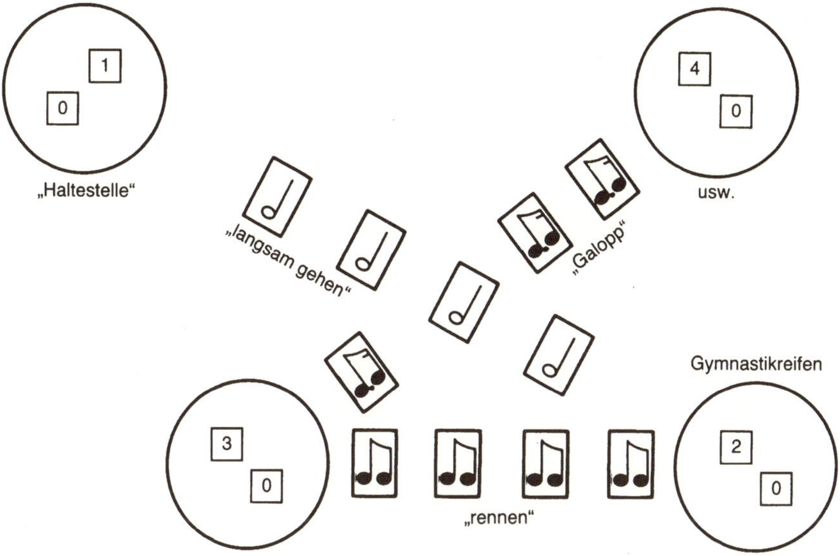

An gelegten Symbolreihen wurde entlanggegangen und ihrem Aussagewert entsprechend sich bewegt und mit Instrumenten gespielt.

Die *fünfte Lernstufe* hat zum Ziel, die Kinder zur kreativen Arbeit mit den erlernten Rhythmen, Symbolen und Bewegungsabläufen zu führen.

In dieser Lerngruppe war dies nur in geringem Umfang möglich.

Neben diesen fünf Lernschritten bildet die Strukturierung des Raumes ein grundlegendes Prinzip. Ziel ist es, Kindern die Orientierung im Raum zu erleichtern. Die Einführung dieses Prinzips erfolgt wiederum auf verschiedenen Stufen.

Zunächst wurde zu Beginn der Stunde im Kreis sitzend abgezählt und damit das Vorwärts- und Rückwärtszählen geübt, wobei letzteres den Kindern sichtlich schwerfiel. Durch dieses Durchzählen hatte nun jeder eine Zahl, die er sich merken mußte. Dieser entsprach ein bestimmter vorbereiteter Platz im Raum, gekennzeichnet durch Sitzkissen und Zahlenkärtchen.

Vorher vereinbarte Klangzeichen waren das Signal, den Platz einzunehmen. So wurden die Kinder entweder einzeln gerufen, z.B. Kind Nr. 4 durch 4 Trommelschläge, oder alle gleichzeitig, wenn ein Gongschlag ertönte. Somit wußte jedes Kind, wo sein »Haus« war und wo es hinzugehen hatte, wenn während eines Spiels – z.B. beim Frei-Durcheinander-Laufen ein entsprechendes Zeichen ertönte. Das klingt zunächst sehr rigide. Die Erfahrungen mit Kindern, deren Orientierung im Raum diffus ist, zeigen aber, daß entsprechende Strukturierungen ihnen helfen, das unsichere Gefühl in bezug auf Raum und erwartetes Verhalten zu verringern oder abzubauen. So sind neue Erfahrungen mit Raum und Gruppe, ausgehend von einem bekannten und vertrauten Bezugspunkt – dem eigenen »Haus« möglich.

Kinder mit Verhaltensauffälligkeiten können sich in bezug auf die Gruppe und in ihrer Beziehung zum Lehrer anders erleben und ansatzweise zu einem veränderten Selbstbild kommen. Andererseits hat der Lehrer die Möglichkeit, sich Ruhe und Aufmerksamkeit zu verschaffen, um neue Lernschritte einzuführen. Bei Kindern mit sensorisch-integrativen Dysfunktionen ist eine solche Besinnungspause von besonderer Bedeutung, um eine Verarbeitung von Sinneseindrücken zu ermöglichen und eine Überstimulierung zu verhindern.

Hatten die Kinder nun gelernt, ihren festen Bezugspunkt wiederzufinden und einzunehmen, wurde der Raum durch Auslegen der Zahlen strukturiert, indem jedes nacheinander nach Aufruf einen neuen Platz für sein Zahlenkärtchen auf dem Fußboden suchte. Danach gingen die Kinder die Strecke von Zahl zu Zahl der Reihenfolge nach ab.

War die Struktur erfaßt, wurden die Teilstrecken mit Symbolen gekennzeichnet, z.B. die Strecke von 1 bis 2 mit dem Zeichen , die Strecke von 2-3 mit dem Zeichen usw. Das bedeutet: jedes Kind beginnt bei der Zahl 1 und bewegt sich den Symbolen entsprechend bis zur höchsten Zahl, beginnt dann wieder bei der Zahl 1 oder kehrt auf seinen Platz zurück, je nach Absprache. Das folgende Kind beginnt dann, wenn das vorherige bei der Zahl 2 angekommen ist.

Als Erweiterung und Veränderung dieses Ablaufes lassen sich viele Varianten entwickeln. So wurden zu den Zahlenkärtchen die Zeichen für »Haltestelle« gelegt. Es sollte ein bewußtes Innehalten der Bewegung und eine Neuorientierung zum nächsten Punkt erfolgen. Des weiteren wurden Musikinstrumente hinzugenommen, evtl. an den »Haltestellen« ausgewechselt.

Außerdem konnte die Struktur geändert werden, indem nicht eine Station sondern immer zwei vorwärts, oder eine bzw. zwei Stationen rückwärts gegangen wurde.

Es sind also zahlreiche Möglichkeiten gegeben, deren Aufzählung den Rahmen dieses Kapitels sprengen würde. Neben der Förderung der sensorischen Integration und der Wahrnehmung von Zeit und Raum werden in diesem Programm auch andere Lernziele angesprochen. Hier einige Beispiele:

Sind die Prinzipien der Arbeit verstanden, können die Kinder mehr gruppen- als lehrerzentriert arbeiten.

Das Achten, Beachten und Rücksichtnehmen auf andere wird in besonderer Weise betont.

Jedes Kind wird in vielen Bereichen gefordert. Will es die Aufgaben erfolgreich meistern, muß es sich konzentrieren.

Spielerisch wird der Umgang mit Symbolen geübt, was große Bedeutung für Lesen und Schreiben hat.

Das Besprechen der Aufgaben und das sprachliche Umsetzen räumlicher Begriffe hilft, Erfahrenes zu abstrahieren.

M. hatte zu Beginn des Übungsprogrammes große Schwierigkeiten, einen Rhythmus zu erkennen und wiederzugeben. Nachdem sie verschiedene Rhythmen gelernt hatte, konnte sie sie mühelos mit den entsprechenden Bewegungen bzw. Symbolen verbinden. Große Probleme traten auf, als auf der vierten Lernstufe Bewegung und Rhythmus und Symbol verbunden werden sollte und dabei durch die Zahlenkärtchen eine bestimmte Strecke vorgegeben war. Diese Lernstufe bereitete fast allen Kindern die größten Schwierigkeiten, und es bedurfte vieler Varianten und Wiederholungen, um sie zu sichern.

Das Prinzip der Strukturierung des Raumes wurde auch für Bewegungsspiele unter Einbeziehung anderer Wahrnehmungsbereiche wie des Gleichgewichtssinnes, der Propriozeption und des Tastsinnes, z.B. beim Rollerbrettfahren, benutzt.

Zusammenfassend ist festzustellen, daß die Kinder große Motivation zu diesem Übungsprogramm hatten, daß aber, wollte man die einzelnen Lernstufen – besonders die vierte – wirklich sichern, zahlreiche Varianten, aber auch andere Bewegungsspiele verwandt werden mußten, um Langeweile und Desinteresse zu vermeiden.

Schlußbetrachtung

Etwa ein Jahr nach Beginn der intensiven Förderung hatte M. so gute Fortschritte gemacht, daß die Zahl der Förderstunden von 5 auf 3 wöchentlich gesenkt wurde: Zwei Stunden für den Lese- und Rechtschreiblehrgang, 1 Stunde für die sensomotorische Integration. Ein halbes Jahr später (nach insgesamt 1 1/2 Jahren Förderung) zeigte M. im Deutschunterricht in bezug auf ihre Klasse durchschnittliche Leistungen. Dieser Leistungsstand ist stabil mit Tendenz nach oben. Die Überprüfung ihrer Seitigkeit nach DELACATO sowie nach AYRES zeigte keinerlei Unsicherheiten in der Rechts-Links-Diskrimination und eine dominante Rechtsseitigkeit. Der Nachtest mit dem KTK ergab einen ihrem Alter entsprechenden durchschnittlichen Motorik-Quotienten. Neben der Diagnose und der Auswahl angemessener Förderprogramme ist es wichtig, das Kind in seiner Gesamtheit, seiner emotionalen Gestimmtheit wahrzunehmen und für seine Bedürfnisse offen zu sein. Wirksames und dauerhaftes Lernen setzt die Verknüpfung von Emotion und Kognition voraus. Die Wirkung von Förderung ist fraglich, wenn das Kind aufgrund negativer Erfahrungen sich nicht zutraut, daß es die Leistungen, die von ihm erwartet werden, erfüllen kann. Das übergeordnete Prinzip, von dem die Effektivität jeglicher Förderung abhängt, muß deshalb die Reflexion des kindlichen Selbstbildes und die Arbeit an dessen positiver Veränderung sein.

Die Bedeutung des Selbstbildes

Hat ein Kind größere Schwierigkeiten beim Erlernen des Lesens und Schreibens und halten diese Probleme einige Zeit lang an, zeigen der eigene Vergleich mit den Leistungen der Mitschüler und die Reaktionen des Lehrers, der Lerngruppe und der übrigen Umwelt dem Kind sein Versagen. So kann das Kind zu einem Selbstbild gelangen, das sich vereinfacht in dem Satz: »Ich bin schlechter als alle anderen, ich kann nicht lesen und schreiben lernen, so sehr ich mich auch anstrenge«, zusammenfassen läßt.

Je öfter diese Selbsteinschätzung sich durch Erfahrungen bestätigt, desto mehr verfestigt sie sich. Entsprechend schwer ist es, diesen Teufelskreis zwischen Einschätzung der eigenen Leistungen – Erbringen von geforderten Leistungen – Feedback der Umwelt – Bestätigung der eigenen Einschätzung – zu durchbrechen. Über den Zusammenhang zwischen Selbstbild – Fremdbild gibt es hinreichend bekannte Untersuchungen (z.B. WATZLAWIK, 1974), so daß ich hier nicht weiter darauf eingehen möchte.

Ein erster Schritt zur Änderung des negativen Selbstbildes ist das möglichst objektive, konkret beschreibende und nicht wertende Benennen des Problems, das Einkreisen der Schwierigkeiten, z.B. im Falle M.: »Du kannst gut und richtig abschreiben, hast aber beim Lesen Schwierigkeiten mit den einzelnen Buchstaben und ihrer Reihenfolge«.

Durch die Konkretisierung wird aus dem diffusen Gefühl des Versagens ein klar umrissenes Problem. Sie ermöglicht, die Wahrnehmung auf Bereiche zu richten, in denen man erfolgreich ist.

Dazu bedürfen die Kinder aber meistens der Hilfe der Pädagogen. Leider neigen auch sie – mich eingeschlossen – eher dazu, Fehler zu sehen und zu kritisieren, als Erfolge des Kindes – und zwar bezogen auf den individuellen Leistungsstand – zu bewerten und zu loben. Wen nimmt es wunder, daß Kinder diese Haltung, bei ihren Leistungen eher das Negative als das Positive zu sehen, häufig übernehmen. Die grundlegende Frage ist, welches Bild vermittle ich dem Kind von sich selbst? Halte ich es für einen Versager oder sehe ich es als ein Kind sowohl mit bestimmten Begabungen als auch mit bestimmten Lernproblemen.

Das Vermitteln eines positiven Selbstbildes setzt voraus, daß wir als Pädagogen immer wieder reflektieren, wie wir selbst zu dem Kind und seinen Leistungen stehen. Kinder, die in bezug auf ihre Leistungen ein negatives Selbstbild haben, stehen ihrer Arbeit äußerst kritisch gegenüber. Auch wenn sich ihre Selbsteinschätzung mit der Zeit verändert, bleibt dies ein sensibler Punkt, bei dem sie besonders wachsam und empfindsam reagieren. Übertriebenes Loben, Herabspielen der Fehler und Negieren der Probleme macht unglaubwürdig (GORDON, 1978).

Ein weiterer wichtiger Schritt ist die Entwicklung konkreter Hilfsmöglichkeiten. Dazu muß man sich immer wieder verdeutlichen, daß man mit dem Kind in einem Bereich arbeiten will, in dem es viele leidvolle Erfahrungen gesammelt hat, sehr verletzlich ist und vermeiden will, daß es wieder Mißerfolge erlebt. Die bei M. vorhandene Bereitschaft zur Mitarbeit ist nicht allgemein und grundsätzlich vorauszusetzen. Vielmehr muß häufig eine anfängliche Abwehr und Verweigerung überwunden werden. Das Berücksichtigen der Interessen des Kindes, das Ansetzen an Inhalten, die es interessieren, das Einsetzen von motivierenden Materialien ist sicherlich mittlerweile pädagogisches Allgemeingut. Trotz allem ist nicht immer zu vermeiden, daß das Kind etwas tun soll, zu dem es wenig Lust verspürt. Neben der Notwendigkeit, in einem bestimmten Lernprogramm weiterzuarbeiten, halte ich es auch für eine wichtige Erfahrung für die Kinder, daß Forderungen an sie gestellt werden. Allerdings müssen diese für das Kind in seinem augenblicklichen Leistungsstand erfüllbar sein und ihm Erfolgserlebnisse vermitteln. Aufgrund der negativen Vorerfahrungen und Selbsteinschätzung wird es sich häufig nicht ohne weiteres einer Aufgabe zuwenden. Dazu bedarf es der konkreten Hilfestellung durch den Pädagogen, indem er das Kind durch Schwierigkeiten und Widerstände hindurchgehen läßt, aber es dabei begleitet, führt und ermutigt.

Das Festsetzen und Bearbeiten eines konkreten Lernzieles soll dem Kind zweierlei vermitteln:

1. Ich bin davon überzeugt, daß du diese Aufgabe lösen kannst.

7 Diagnostische Verfahren zur Erfassung von Teilleistungsschwächen

7.1. Allgemeine Überlegungen

Wie unter dem Abschnitt »Neuropsychologische Voraussetzungen für Lernen und Verhalten« und im Zusammenhang mit den verschiedenen Beeinträchtigungen mehrfach dargestellt wurde, ist das Wissen um neuropsychologische Prozesse ein wichtiger Beitrag zum Verständnis von Teilleistungsschwächen. Die Bedeutung der intersensorischen Vorgänge konnte zwar nur angedeutet werden, das Schema von AYRES (5.5.4) veranschaulicht aber, daß alle Fähigkeiten und Leistungen, die wir von Schülern erwarten, Reifungsprodukte einer neuropsychologischen Entwicklung sind und daß diese »Endprodukte« Vorstufen haben, die auf ganz elementare Wahrnehmungsprozesse zurückgehen. Nur wenn die kindliche Entwicklung im wesentlichen ungestört verlaufen ist, können wir auf der obersten Ebene (4. Ebene) gleichmäßige Leistungen erwarten. Liegen Störungen oder Verzögerungen vor, kann es zu Teilleistungsschwächen kommen, die sich je nach Art der Beeinträchtigung im Sprachverständnis, im Sprechen, im Lesen, Schreiben, Rechnen oder im Verhalten, manchmal auch in mehreren Bereichen gleichzeitig auswirken. Das Schema zeigt aber auch, welche Behandlungsmöglichkeiten sich für die einzelnen Störungen anbieten und macht deutlich, daß mit Stütz- und Förderkursen nicht immer die Ebene erreicht wird, auf der die Störungen ansetzen.

Die Entwicklung der Wahrnehmung, der Sensomotorik, der integrativen Prozesse, der kognitiven Fähigkeiten beinhaltet aber mehr, als in einem Denkmodell dargestellt werden kann. Hier fehlt die 3. Dimension, nämlich der Einfluß auf die Emotionalität des Kindes durch die Mutter und das soziale Umfeld.

Unter diesem Gesichtspunkt soll noch kurz auf die Frage eingegangen werden: Sind Teilleistungsschwächen nun neurologisch-physiologisch oder sozialpsychologisch begründet? AYRES geht von einem physiologischen Modell aus, was zu verstehen ist, denn sie kommt von der Beschäftigungstherapie her und ihr Bezugsrahmen ist die Medizin. In der Ausbildung von Pädagogen hat lange Zeit der sozialpsychologische Ansatz als Grundlage für eine Diagnose von Lern- und Verhaltensauffälligkeiten gedient und das auch wiederum aus gutem Grund, da die Erziehung von Kindern ja immer in Wechselwirkung mit dem sozialen Umfeld geschieht und das Verhalten des Einzelnen unter dem Aspekt der Interaktion mit anderen verstanden werden muß. Wir haben es auch heute noch mit zwei Lagern zu tun: Pädagogen, die, wie besonders die Diskussion um die »Legasthenie« zeigt, Ursache und Behandlung als rein »schul«- pädagogisches Problem sehen, und Kinderärzte, Kinderpsychiater,

Ergotherapeuten, die den neuropsychologischen Aspekt vertreten. Es gibt aber kein Kind ohne Umfeld und es gibt, jedenfalls auf der Entwicklungsebene der höheren Lebewesen, kein Verhalten ohne Gehirn.

Das Ayres-Schema kann zeigen, wie schon auf der untersten Stufe der neurologischen Organisation eben nicht nur die Intaktheit des neurologischen Apparates darüber entscheidet, wie die Entwicklung von Wahrnehmung und sensorischer Integration vor sich geht. Die Art und Weise, wie das Kind »bemuttert« wird, der Hautkontakt (taktile Empfindung), das Tragen und Wiegen (propriozeptive und vestibuläre Stimmulation), die Art des Fütterns, des »Behandelns« bestimmen mit, ob und wie das angelegte Potential des Kindes sich entfaltet. WINNICOT, A. FREUD, BURLINGHAM, MAHLER, um nur einige Namen zu nennen, können sich nicht genug darin tun, immer wieder von einer »hinreichend« guten Mutter zu sprechen und auf die Wichtigkeit der Art der Versorgung des Kindes im frühesten Alter hinzuweisen, damit sich sowohl die Wahrnehmung als auch die emotionale Stabilität entwickeln kann, und sie sprechen von Deprivationserscheinungen, wo diese Voraussetzungen fehlen. Auch unter den Entwicklungsneurologen gibt es solche, die der Physiologie und andere, die der mütterlichen Betreuung die wichtigste Bedeutung zumessen. Das Kind, der Mensch, ist aber immer eine Ganzheit. Es wäre gewiß einfacher, könnten wir die zwei Seiten, die individuelle und die soziale, die neurophysiologische und die emotionale auseinanderhalten. Wir diagnostizierten dann bestimmte Ausfälle und füllten die in irgendeiner Weise möglichst geschickt auf, trainierten die geschwächten Funktionen oder ersetzten ausgefallene Schaltkreise mit intakten Systemen. Der Mensch, vor allem das Kind, reagiert aber nicht nur nach einem Reiz-Reaktions-Schema, auch wenn das in gewissen Bereichen so erscheinen mag. Es ist ein kompliziertes Wesen, religiös ausgedrückt, Geschöpf Gottes, und das wiederum besagt, daß unwägbare Mächtigkeiten, Kräfte und Einflüsse an der Entwicklung beteiligt sind, auf die wir nur begrenzt einen Einfluß haben. Innerhalb dieser Grenzen allerdings sollten wir ihn nutzen. MILANI COMPARETTI, Entwicklungsneurologe in Florenz, der wohl betont, daß Therapie erforderlich ist, verordnete in erster Linie einen Therapeuten und keine Therapie! (Bemerkung im Referat 1983 auf dem Konkreß für Entwicklungsneurologie in Hamburg).

Unter diesem Gesichtspunkt wird einmal mehr deutlich, was für eine umfassende Aufgabe dem Lehrer und vor allem dem Sonder- und Heilpädagogen zufällt. Mit dem Wissen um Methodik und Didaktik alleine ist es sicher nicht getan. Zu den vielfältigen Bereichen, die uns Möglichkeiten eröffnen, heilpädagogisch-therapeutisch zu arbeiten, kommen eben auch Grundkenntnisse aus der Entwicklungsneurologie bzw. der Neuropsychologie hinzu, hier im Sinne von AYRES oder, wie von Pädagogen interpretiert z.B. von FROSTIG, GADDES, JOHNSON/MYKLEBUST, KEPHART UND KIPHARD und schließlich auch von Montessori. Das zeigt zum einen, wie umfassend der Lehrer ausgebildet sein sollte, um präventiv vorzugehen und daß wir sicher in der Praxis noch längst nicht alle Möglichkeiten ausgeschöpft haben, die sich uns dafür bieten. Es wird aber auch deutlich, wie vielseitig und vielschichtig diagnostisches Vorgehen u.U. sein kann.

Zunächst müssen wir das Kind beobachten. Da fallen uns im Schulalltag häufig nicht so sehr die Teilleistungsschwächen der Kinder auf sondern eher die Verhaltensstörungen. Deshalb ist der erste Schritt, Verursachungen für das symptomatische und situative Verhalten zu finden, woraus sich möglicherweise die Notwendigkeit einer Intervention ergeben kann. Vielleicht hilft schon eine andere Haltung des Lehrers dem Kind gegenüber oder eine organisatorische Veränderung innerhalb der Klasse. Vielleicht ist eine Umschulung z.B in eine Sprachheilschule oder in eine Sonderschule für Lernhilfe erforderlich. Und sicher muß eine Beratung und Aufklärung der Eltern über die Zusammenhänge der Störungen erfolgen, damit ein gemeinsames Vorgehen möglich wird.

7.2 Überprüfung auf Teilleistungsschwächen

Bevor auf weitere Möglichkeiten zum diagnostischen Vorgehen eingegangen werden kann, sei noch einmal auf Kapitel 3 »Was verstehen wir unter Teilleistungsschwächen?« verwiesen. Hier ging es zunächst um die Klärung der Begrifflichkeit. Es wurde auch versucht zu zeigen, wie sich der Schwerpunkt des Begriffes Teilleistungsschwächen - störungen im Laufe der Zeit verschoben hat. Lempp (1977) schreibt:

> Es liegt auf der Hand, daß solche Teilleistungsstörungen, die erfahrungsgemäß einzeln oder in unterschiedlicher Kombination auftreten können, in jeglicher Form geeignet sind, den Lernprozeß zu stören, zu behindern und zu verlangsamen, in jedem Fall aber die Intelligenz, d.h. also die Summe der zerebral-organischen Leistungen, wenn nicht unbedingt zu vermindern im Sinne einer Unterbegabung oder eines Schwachsinnes, so doch in ihrer Struktur zu verändern. (Mit Struktur ist hier die Struktur der Intelligenz, z.B. das Profil in einem Intelligenztest gemeint; Anm. der Verfasserin).

Aus seinen weiteren Ausführungen geht hervor, daß hier mit Teilleistungsstörungen neuropsychologische Beeinträchtigungen gemeint sind (siehe Modell 2 und 3 Kap. 3.1).

Es wurde weiter gezeigt wie nach ICD 10 eine Klassifikation der Teilleistungsstörungen vorgenommen werden kann. Wie uneindeutig die Definition aber sein kann, zeigt nochmals folgender Hinweis: (Wirth S. 186)

Zu den Teilleistungsstörungen werden z.B. folgende Störungsbilder gerechnet:

Umschriebene (d.h. nicht insgesamt Einschränkung der Leistungsfunktionen eines Kindes) Rückstände der Sprachentwicklung
Lese-Rechtschreibschwäche (Legasthenie)
Umschriebene Rechenschwäche
Umschriebene Rückstände der Motorik
Umschriebene Lernschwäche
Multiple Entwicklungsrückstände.

Hier werden Ausdrucksformen als Störungsbilder verstanden.

Diese verschiedenen Sichtweisen von Teilleistungsschwächen, einmal die neuropsychologischen Beeinträchtigungen selbst (siehe ICD 10), zum anderen ihre Auswirkungen auf Lernen und Verhalten, erschweren ein konstruktives Miteinander zwischen denen, die mit einem betroffenen Kind oder Erwachsenen arbeiten sollen, vor allem aber die Erstellung einer Diagnose. Dazu ist eine gemeinsame Sprache zu finden, die einen Austausch zwischen Kinderärzten bzw. Kinderpsychiatern, Ergotherapeuten und Pädagogen möglich macht. Ansonsten wird ein gezieltes diagnostisches Vorgehen schwierig.

7.3 Beispiel für sequenzielles Vorgehen zur Erfassung von Teilleistungsschwächen

7.3.1. Erläuterungen zum Diagramm

Das folgende Diagramm gibt einen Überblick darüber, welchen Verlauf ein diagnostisches Verfahren nehmen kann und welche Hilfsmittel zur Verfügung stehen. Manchmal werden partielle Lernstörungen deutlich zu Tage treten und man wird keine Schwierigkeiten haben, sie zu erkennen. Dann erübrigen sich natürlich alle weiteren Untersuchungen. Häufig aber sind Teilleistungsschwächen weniger genau zu erfassen, und es kann zu Fehlbeurteilungen und Fehlbehandlungen kommen. In uneindeutigen Fällen sollten deshalb möglichst viele diagnostische Informationen eingeholt werden, um nichts zu übersehen und zu versäumen.

Für den Elementarbereich gibt es in der Literatur vielfältige Anregungen, wie altersgerecht und z.T. in Spielsituationen eingebunden, gezielt beobachtet werden kann, beispielsweise: welche Spiele und Tätigkeiten vermeidet das Kind oder bevorzugt es, wie werden bei den Mahlzeiten die Eßgeräte benutzt und wie sieht der Eßplatz aus, wie bewegt es sich auf dem Spielplatz, im Sandkasten? Kann es sich alleine an- und ausziehen? Generell aber sollten Vermutungen über Teilleistungsschwächen vor allem bei Schulkindern testpsychologisch überprüft werden. (Gezielte Vorgehensweisen und standardisierten Verfahren sind am Ende des Buches aufgeführt.)

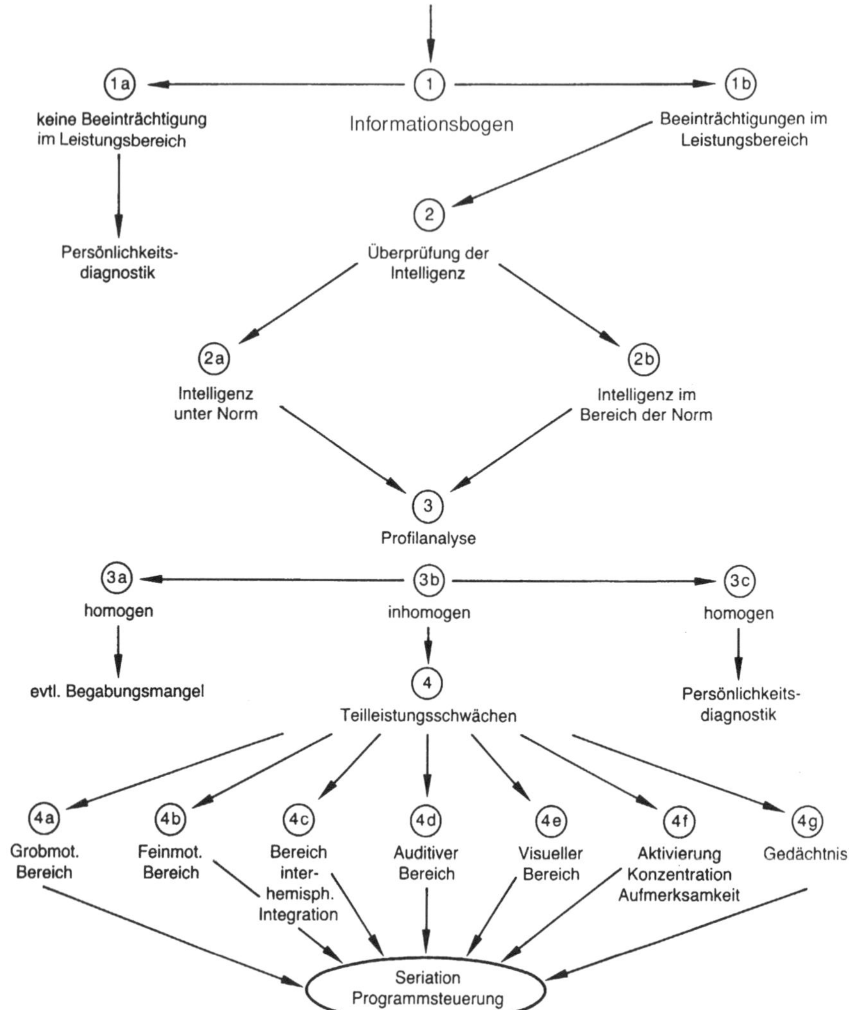
1a
keine Beeinträchtigung im Leistungsbereich
1
Informationsbogen
1b
Beeinträchtigungen im Leistungsbereich
Persönlichkeits-diagnostik
2
Überprüfung der Intelligenz
2a
Intelligenz unter Norm
2b
Intelligenz im Bereich der Norm
3
Profilanalyse
3a
homogen
3b
inhomogen
3c
homogen
evtl. Begabungsmangel
4
Teilleistungsschwächen
Persönlichkeits-diagnostik
4a
Grobmot. Bereich
4b
Feinmot. Bereich
4c
Bereich inter-hemisph. Integration
4d
Auditiver Bereich
4e
Visueller Bereich
4f
Aktivierung Konzentration Aufmerksamkeit
4g
Gedächtnis
Seriation Programmsteuerung

(1)
Mit Hilfe eines Informationsbogens[74] können Auffälligkeiten im Lernen und Verhalten des Kindes zusammengetragen werden. Der Bogen listet zudem noch Funktionsstörungen innerhalb der Körpersphäre auf sowie Auffälligkeiten der emotionalen Befindlichkeit. Auch Informationen über die äußeren Umstände, unter denen das Kind lebt und über das soziale Umfeld sollten, wenn möglich, erfragt werden. Sofern nicht Lernstörungen ohnehin der Grund der Untersuchung sind, können Informationen aus dem Bogen Hinweise darüber geben, ob Beeinträchtigungen im Tätigkeits- und Leistungsbereich auftreten oder nicht und ob es sonstige Anzeichen für eine neurologische Auffälligkeit gibt. Aber selbst bei vorher festgestellter Lernstörung können auf diese Weise u.U. zusätzliche Symptome erfaßt werden, die eine genaue Diagnose erleichtern.

(1a)
Ist die Schulleistung nicht beeinträchtigt, sollten die Ursachen der Verhaltensauffälligkeiten im emotionalen oder sozialen Bereich gesucht werden, z.B. mit Hilfe projektiver Tests oder anderer Verfahren der Persönlichkeitsdiagnostik.

(1b)
Ist die Schulleistung beeinträchtigt, sollte die Intelligenz überprüft werden.

(2)
Infrage kommen z.B.
der Hamburg-Wechsler-Intelligenztest (HAWIK III) für Kinder und Jugendliche von 6;0 bis 16;11 Jahren
die Kaufmann Assessment Battery for Children (K-ABC) (deutsche Version) für Kinder zwischen 2;6 und 12;5 Jahren
der Grundintelligenztest Skala 1 (CFT 1) für Kinder von 3;5 bis 9;5 Jahren
der Grundintelligenztest Skala 2 (CFT 20) mit Wortschatztest (WS) und Zahlenfolgetest (ZF) für Kinder und Jugendliche von 8;7 bis 18 Jahren
die Columbia Mental Maturity Scale (CMM) für 6- bis 9-jährige Grundschüler
der Bildertest für die Anwendung in der 1. bis 2. Klasse (BT 1-2)
der Bildertest für die Anwendung in der 2. und 3. Klasse (BT 2-3)
Snijders-Oomen Non-verbaler Intelligenztest (SON-R) für Kinder von 2;6 bis 7 Jahren
Snijders-Oomen Non-verbaler Intelligenztest (SON-R) für Kinder von 5;6 bis 17 Jahren
Coloured Progressive Matrices (CPM) für Kinder von 4;9 bis 11 Jahren

74 siehe Anhang

Prüfsystem für Schul- und Bildungsberatung für 4. bis 6. Klassen (PSB-R 4-6)
Prüfsystem für Schul- und Bildungsberatung für 6. bis 13. Klassen ((PSB-R 6-13)

(2a)
Liegt das Ergebnis des Intelligenztests unter der Norm, wird mit Hilfe einer Profilanalyse zu untersuchen sein, wodurch es zustande kam.

(2b)
Liegt das Ergebnis im Bereich der Norm, wird ebenfalls das Leistungsprofil analysiert.

(3)
Die Analyse des Profils dient zur Erfassung von Stärken und Schwächen im Bereich der kognitiven Verarbeitung, je nach Test z.B. auch zur Einschätzung einer eher ganzheitlichen oder einzelheitlichen Verarbeitung (K-ABC) oder einer Bevorzugung von verbalen bzw. handlungsbezogenen Aufgaben (HAWIK III).

(3a)
Bei homogen unterdurchschnittlichem Profil könnte ein Begabungsmangel vorliegen, eine Pseudodebilität, oder es könnte sich um extreme Beeinträchtigungen im Bereich der Wahrnehmung handeln, um Deprivationsschäden, vielleicht auch um schwere emotionale Störungen.

(3c)
Bei homogen mindestens durchschnittlichem Profil läßt sich vermuten, daß die Probleme des Kindes in seiner Person oder in seinem Umfeld liegen. Dann ist eine Persönlichkeitsdiagnostik zu empfehlen.

(3b)
Bei inhomogenem Profil empfiehlt sich eine Überprüfung auf Teilleistungsschwächen.

(4)
Ein Befund kann verschiedene Leistungsbereiche betreffen. Die Auflistung in einem solchen Schema ist zwangsläufig lückenhaft. Es sind vor allem die aufgeführt, in denen bei Schulkindern am häufigsten Störungen zu beobachten sind.

(4 a-g)
Eine genaue Diagnose wird elementare Wahrnehmungsfunktionen und ihre Beeinträchtigungen zu erfassen haben. So können grobmotorische Auffälligkeiten verursacht sein durch Störungen der propriozeptiven und in der Folge davon der kinästhetischen Wahrnehmung, des Gleichgewichtssinnes, des Muskeltonus, der visuellen Wahrnehmung, der Verarbeitung und Integration dieser einzelnen Bereiche und deren Feedback. Die feinmotorischen Auffälligkeiten können verursacht sein durch gestörte taktile und taktil-kinästhetische Beeinträchtigungen,

durch einen zu schwachen oder zu starken Muskeltonus sowie ebenfalls mangelhaftes Feedback. In gleicher Weise können die Voraussetzungen für alle anderen Bereiche, die Teilleistungsschwächen zeigen, analysiert und überprüft werden (siehe z.B. AFFOLTER, AYRES, BRAND et al., FROSTIG, KEPHART, KIPHARD, MILZ, JOHNSON/ MYKLEBUST).

Wichtig sind auch die Beobachtungen des Kindes während des Testens. Wie ist die Bereitschaft, sich auf ein derartiges Verfahren einzulassen, wie versteht es die Anweisungen, wie ist die Konzentration, das Durchhaltevermögen, wie geht es bei den einzelnen Aufgaben vor? So können im Rahmen einer Überprüfung durch »klinische Beobachtungen« weitere Funktionen erfaßt werden. Grundlage dafür ist aber neben neuropsychologischen Kenntnissen der Zusammenhänge bei demjenigen, der den Test durchführt, auch die gründliche Erfahrung in der Handhabung, sonst kann nicht zusätzlich beobachtet werden und wichtige Hinweise gehen möglicherweise verloren. Die Durchführung von Intelligenz- und Persönlichkeitstests ist deshalb Psychologen und Sonderschullehrern vorbehalten.

Zu beachten ist, daß, wenn wir mit Hilfe verschiedener Methoden bis zu den vermuteten elementaren Faktoren, die dem Kind das Lernen erschweren, durchgedrungen sind, wir noch nicht mit Sicherheit sagen können, was diese Beeinträchtigungen verursacht hat. Ob es sich bei den Störungen der Wahrnehmung und ihrer Verarbeitung um Auswirkungen einer frühkindlichen Hirnschädigung, einer extremen Deprivation, krankhafter neurologischer Prozesse oder um schwere emotionale Störungen handelt (wie u.U. bei bestimmten Formen des Autismus), wird sich nicht in jedem Falle eindeutig feststellen lassen. Meist ergeben Hinweise aus der Lebensgeschichte Anhaltspunkte für eine mögliche Ursache.

7.3.2 Zur Lebensgeschichte des Kindes

Für die Erfassung von Teilleistungsschwächen ist es hilfreich, die Lebensgeschichte des Kindes zu erfragen. Die Anamnese anhand eines Elternfragebogens[75] gibt Hinweise auf

familiäre Veranlagungen in bezug auf die Händigkeit und Lese- und Rechtschreibprobleme, frühkindliche Hirnschädigungen, im Sinne einer minimalen cerebralen Dysfunktion (sie können durch Informationen aus dem Vorsorgeheft ergänzt werden),

Verzögerungen der allgemeinen Entwicklung, der Motorik, der Sprache,

Beeinträchtigungen der visuellen und auditiven Wahrnehmung,

körperliche und seelische Belastungen z.B. durch Krankheit, Krankenhausaufenthalte,

---

75 siehe Anhang

Hinweise auf Deprivation u.a.m.,
gegenwärtige Probleme des Kindes.

7.3.3 Überprüfung nach AYRES[76]

Wenn Teilleistungsschwächen als Leistungsminderung einzelner Faktoren oder Glieder innerhalb eines größeren funktionellen Systems zu verstehen sind, muß zum Zweck einer Diagnose die Funktionsfähigkeit dieser Faktoren oder Glieder überprüft werden. Das kann in umfassender Weise mit Hilfe des SCSIT (Southern California Sensory Integration Tests, 1980), der von J. AYRES entwickelt wurde, geschehen. Dieser Test ist zwar an einer US-amerikanischen Population normiert worden und es existiert auch bereits eine Neubearbeitung. In Deutschland wird aber, nicht zuletzt wegen der Auswertungsschwierigkeiten, (die Bögen müssen in die USA geschickt werden), auch im Sinne klinischer Beobachtung, die Ausgabe von 1980 weiter verwendet. AYRES empfahl, diese Überprüfung zu ergänzen durch Informationen aus dem PET (Psycholinguistischer Entwicklungstest), dem HAWIK (Hamburg-Wechsler-Intelligenztest für Kinder, heute revidiert HAWIK-III), einem dichotischen Hörtest (z.B. Uttenweiler), einer klinischen Untersuchung zur Abklärung weiterer neurologischer Zeichen und der Feststellung der bevorzugten Hand und des bevorzugten Auges. Diese Verfahren sind allerdings zeitaufwendig. Alleine die Durchführung des SCSIT erfordert u.U. 2 Stunden. Die Auswertung ist verhältnismäßig einfach. Für die Interpretation ist aber viel Erfahrung nötig, ebenso für die Zuordnung der einzelnen Ergebnisse zu bestimmten »Syndromen«[77]

Wer die Zusammenhänge neuropsychologischer Funktionen versteht und die Bedeutung, die sie für Lernen und Verhalten haben, auch in dem Sinne, wie sie für gesprochene und geschriebene Sprache dargestellt wurden, wird mit Hilfe dieser Untersuchungsmethoden feststellen können, wo sich Dysfunktionen vermuten lassen, die u.U. innerhalb eines funktionellen Systems Leistungen beeinträchtigen. Ob sie mehr den verbalen oder den averbalen Bereich betreffen, Aufnahme, Verarbeitung oder Ausdruck auditiver oder visueller Informationen, intramodale, sensorisch-integrative oder seriale Leistungen oder ob es sich um höhere kognitive Funktionen handelt wie: Erfassen von Zusammenhängen, Konzeptbilden und Analogien herstellen: Die vollständige Überprüfung mit den aufgeführten zusätzlichen Testverfahren, wie AYRES sie empfiehlt, ermöglicht eine hinreichend differenzierte Diagno-

---

76 Dieses Verfahren war ursprünglich für Ergotherapeuten und Psychologen gedacht, wurde und wird aber nur wenig angewendet. Wenn es hier dennoch aufgeführt ist, dann darum, weil es eine differenzierte Sicht der einzelnen Leistungsbereiche ermöglicht.

77 Näheres dazu in Ayres 1979, 1984, Brand et. al. 1985

se. Hier könnte die interdisziplinäre Zusammenarbeit mit entsprechend ausgebildeten Ergotherapeuten hilfreich sein.

7.3.4 Überprüfung nach FROSTIG

Auch FROSTIG hat ein umfassendes Untersuchungsverfahren zusammengestellt. Dazu gehören:

1. Die Überprüfung motorischer Fähigkeiten (FTM - FROSTIG Test der motorischen Entwicklung). Dieser Test ist im deutschen Sprachraum noch wenig bekannt. Er gibt vielfältige Hinweise zur Erfassung von Störungen der motorischen Entwicklung, der Kinästhesie und der sensorischen Integration.

2. Die Überprüfung der visuellen Wahrnehmung (FEW)

3. Die Überprüfung der Intelligenz (HAWIK-III)

Die Überprüfung der auditiven Verarbeitung bzw. der psycholinguistischen Entwicklung (PET) und die Überprüfung der Schulleistung mit einem Schulleistungstest.

Die Testergebnisse sind auf eine Tabelle zu übertragen (siehe Anhang), aus der dann zu ersehen ist, welche Leistungen über dem Durchschnitt und welche darunter liegen und einer Behandlung bedürfen. Die Ergebnisse sind aufgrund einer Normierung vergleichbar.

Diese Testbatterie wurde an dem nach FROSTIG benannten Institut in Los Angeles als Grundlage für eine Behandlung benutzt, desgleichen aber nach einer gewissen Zeit auch zu einer Überprüfung, wie weit die Therapie erfolgreich war. Der Vorteil gegenüber dem AYRES-Verfahren besteht darin, daß bis auf den Intelligenztest alle Überprüfungen vom »Normal«-Lehrer durchgeführt werden können. Während der SCSIT zur Diagnose in der Beschäftigungstherapie vorgesehen ist, hat FROSTIG den Bewegungstest für die Anwendung im Schulbereich entwickelt. Er überprüft Bewegungsmerkmale wie Koordination, Beweglichkeit, Gelenkigkeit, Kraft und Gleichgewicht mit Aufgaben, von denen einige, ähnlich denen sind, die bei kinderneurologischen Untersuchungen durchgeführt werden. Für die Bewegungstherapie/Psychomotorik können die Ergebnisse Hinweise auf Schwerpunkte für gezielte Bewegungsangebote geben.

7.3.5 Weitere diagnostische Möglichkeiten

Es wird nicht immer möglich und auch nicht immer nötig sein, eine Untersuchung auf Teilleistungsschwächen in derart umfassender Weise vorzunehmen. In vielen Fällen reicht die genaue Beobachtung. Auf die sind wir für die Bereiche Grobmotorik, Praxie, taktil-kinästhetische Verarbeitung ohnehin angewiesen, es sei denn, wir empfehlen, das Kind einer Ergotherapeutin bzw. einem Kinderarzt vorzustellen. In schweren Fällen sollte allerdings gezielt vorgegangen werden. Wichtig ist es, die Zusammenhänge von möglichen Beeinträchtigungen der Wahrnehmungsverarbeitung, bzw. die Erscheinungsformen von Teilleistungsschwächen im Bereich der Sprachbenutzung gesprochener und geschriebener Sprache und ihre möglichen Ursachen zu kennen und zu verstehen. Dann kann z.B. eine genaue Fehleranalyse in schriftlichen Arbeiten und schulleistungsbezogenen Tests (siehe Testverzeichnis), wie solchen für die Rechtschreibung[78] und das Lesen,[79] bereits Hinweise auf Art und Ausmaß von partiellen Lernschwächen geben. Es geht zunächst darum, nicht vorschnell auf Begabungsmängel zu schließen. Da wir aber wissen, daß neuropsychologische Beeinträchtigungen zu unterschiedlichen Ausdrucksformen führen können, sollte das betreffende Kind in jedem Fall genau beobachtet werden. Und dazu können die vielfältigen Hinweise dienen, die für die verschiedenen Bereiche der Sprachbenutzung in dieser Arbeit aufgeführt sind. Im allgemeinen wird die Sprachverarbeitung durch den örtlichen Sprachheildienst, Sprachheillehrer, Logopäden und erfahrene Sonderschulpädagogen überprüft werden können, im besonderen Fall durch einen Pädaudiologen. Da, wie die Erfahrung im Schulalltag zeigt, »Normallehrern« im allgemeinen Kriterien zur Einordnung von Auffälligkeiten im Bereich der gesprochenen Sprache (hier hinsichtlich der Grammatik) fehlen, sei im Folgenden ausdrücklich auf einige hingewiesen.

Nach Eisenberger und Elstner (1975)
»wird erwartet, daß ein sprachlich normal entwickeltes Kind noch vor Vollendung des 3. Lebensjahres alle Wortarten verwendet, die Beugung gebräuchlicher Haupt- und Zeitwörter beherrscht, Haupt- und Nebensätze in der richtigen Wortordnung bildet und über einen bestimmten Wortschatz verfügt. Ist dies nach dem 3. Lebensjahr noch nicht erreicht, so spricht man von Dysgrammatismus.

Man kann den Dysgrammatismus in drei Stufen einteilen. Die Einteilung entspricht etwa dem Verlauf der normalen Sprachentwicklung.

1. Stufe: Grammatikalisch-syntaktisch richtige Sätze können weder selbst gebildet noch nachgesprochen werden. Die spontanen sprachlichen Äußerungen beschränken sich auf sog. »Einwortsätze« und strukturlose Wortgruppen (aus 2 oder 3 Gliedern). Der Sinn des Gesprochenen ist nur aus der Situation verständlich, oder er wird durch Gebärden und Tonfall erläutert.

2. Stufe: Kleine Sätze können richtig oder mit nur geringen grammatikalischen Fehlern nachgesprochen werden. Spontan werden verbindungslose Wortreihen gesprochen, die Wortbeugung fehlt jedoch. Das Zeitwort wird stets in

78 Wie sie für die gängigen Rechtschreibtests ausgearbeitet wurden, siehe Anhang.
79 Lindner/Grissemann: Zürcher Lesetest

der Nennform verwendet (Infinitivsprache), der Ich-Begriff fehlt, das Geschlecht der Hauptwörter wird häufig verwechselt.

3. Stufe: Kurze Sätze können fehlerlos nachgesprochen werden. In der Spontansprache erscheinen häufig falsche Wortbeugungen und fehlerhafte Zeitformen, die Wortordnung im Satz ist oft eigenartig verschoben; Artikel werden auch auf dieser Stufe noch verwechselt.«

Es muß in diesem Zusammenhang auch noch einmal die enge Beziehung zwischen Sprachbenutzung und Verhalten hervorgehoben werden.

»Ein Kind, das sich sprachlich nicht entsprechend mit seiner Umgebung auseinandersetzen kann, wird sowohl in seiner Persönlichkeitsreifung, als auch im Aufbau positiver Gemeinschaftsbeziehungen gegenüber anderen Kindern zurückbleiben. Je nach Temperament stellen sich Fehlverhaltensweisen ein; das Kind wird unfolgsam, zornig, bockig oder unsicher, ängstlich, schüchtern und gerät damit immer mehr in eine Außenseiterstellung. Es ist daher außerordentlich wichtig, das Kind so rasch wie möglich auf das altersgemäße Sprachniveau zu bringen. Mit der zunehmenden sprachlichen Leistungsfähigkeit wird sich auch das Verhalten des Kindes bessern.« (EISENBERGER und ELSTNER)

Auf welche Weise dem Kind geholfen werden kann, wird von der Schwere der Sprachbeeinträchtigung abhängen und von den örtlichen Gegebenheiten. Im allgemeinen ist eine Sprachheilschule zu empfehlen oder eine ambulante Behandlung durch einen Sprachheillehrer.

Interessant ist ein Verfahren, an das immer auch bei Sprachverstehensproblemen sowie Verlangsamungen im Lesen und Schreiben gedacht werden sollte. Es handelt sich dabei um die zeitliche Verarbeitung auditiv und auch visuell zu verarbeitender Reize. Bekannt geworden ist es durch Prof. Kegel/München und ungefähr zur gleichen Zeit durch den Akustiker Fred Warnke (siehe Materialien im Verzeichnis). Es geht dabei um die Bestimmung des Interstimulationsintervalles, allgemein bekannt als Ordnungsschwelle. Manche Beeinträchtigungen der gesprochenen und geschriebenen Sprache können hierdurch verstanden und abgebaut werden. (Nähere Ausführungen in Milz 1999).

7.3.6 Überprüfungen durch den HNO-Arzt, Pädaudiologen

Hier sollte neben einem Reintonaudiogramm ein Sprachaudiogramm monaural und dichotisch durchgeführt und u.U. das Sprachverständnis unter Störschall überprüft werden. Dazu ist es erforderlich, dem Arzt, im günstigsten Falle einem Pädaudiologen, die eigenen Beobachtungen mitzuteilen. Wichtig ist auch zu schildern, unter welchen Umständen sich die Auffälligkeiten zeigen (z.B. während oder nach Erkältungen, nach den ersten Schulstunden, beim Schreiben nach Diktat u.a.m.). Besondere Schwierigkeiten macht die Diagnose der zentralen Fehlhörigkeit. Hierzu ist ein interdisziplinäres Vorgehen erforderlich, weil nur unter Berücksichtigung vieler zusätzlicher schulischer Alltagsbeobachtungen im Gespräch mit einem Pädaudiologen das Störungsbild verstanden werden kann. (Siehe auch im Anhang Lehrerbeobachtungsbogen zur Erfassung von Störungen der zentralen auditiven Wahrnehmung).

7.3.7 Überprüfungen durch den Augenarzt

Bei Beeinträchtigungen der geschriebenen Sprache wie der Lese- und Rechtschreibschwäche ist es u.U. erforderlich, neben der Sehschärfe das binokulare Sehen, das räumliche Sehen, die Augenfolgebewegungen, vor allem aber auch die Dominanz eines Auges im Hinblick auf ein funktionelles Skotom untersuchen zu lassen. Bei Kindern, denen beim Abschreiben von der Tafel die Einstellung von nah auf fern und umgekehrt schwerfällt und die dabei Fehler machen und zu langsam sind, sollte auch die Akkomodation überprüft werden. Häufig sind es medizinisch geringfügige Beeinträchtigungen, die sich aber auf den Lernprozeß erschwerend auswirken können.

7.3.8 Überprüfung auf Teilleistungsschwächen durch den Kinderarzt oder Kinderpsychiater.

An den Modellen 2+3 unter (Kap. 3.1) wird ersichtlich, daß sich Teilleistungsschwächen in sehr unterschiedlicher Ausprägung und unter unterschiedlichen Bedingungen darstellen können. So kann es sein, daß Leistungen in bestimmten Situationen erbracht werden können und in anderen nicht. Ein typisches Beispiel dafür ist, daß das Kind zu Hause oder generell in der Zweiersituation mit Leistungen überrascht, die im Klassenverband nicht in gleicher Weise möglich sind. Hier sind es dann eher die Verhaltensauffälligkeiten, die die Teilleistungsschwächen verdecken.

In schweren Fällen müßten die Informationen aus den verschiedenen Richtungen beim Kinderarzt oder Kinderpsychiater zusammenlaufen und ausgewertet werden. Eigentlich läßt sich nur auf diese Weise eine »Arbeitshypothese« für die Behandlung und den »Umgang« mit dem Kind entwickeln. Das wiederum wird unter den heutigen Umständen vermutlich nur in entsprechenden Einrichtungen möglich sein, in denen die Wege zu einem Miteinander kurz sind.

Grundsätzlich sollte immer daran gedacht werden, daß diagnostische Verfahren nur eine vorläufige Einschätzung der Problematik geben können. Im therapeutischen Prozeß muß weiterhin beobachtet werden, ob der eingeschlagene Weg der richtige ist oder ob er gegebenenfalls modifiziert werden sollte.

7.4 Möglichkeiten zum Erkennen von Ausdrucksformen neuropsychologischer Beeinträchtigungen

Allgemeine Informationen aus Verhaltensbeobachtungen und Auskünften der Eltern	Informationsbogen
Anamnese	Anamnesebogen
Erfassen von Auffälligkeiten im Rahmen der Schule und des schulpsychologischen Dienstes	
Überprüfung der visuellen Verarbeitung	Beobachtung Körperhaltung beim Schreiben, Abstand vom Papier, nach welcher Seite ist der Kopf geneigt? Schriftform und Schriftbild, Aufteilung des Raumes, wie gelingt das Abschreiben von der Tafel? Beobachtung der Augenfolgebewegungen und Überprüfung des bevorzugten Auges Hinweise aus Testverfahren Untertests des HAWIK-III Untertests aus dem K-ABC Untertests aus dem PET FEW, CPM, Benton-Test, Göttinger Formreproduktionstest,GMT
Überprüfung der auditiven Verarbeitung	Beobachtungen Ist der Mund häufig offen? Versteht das Kind immer richtig? Scheint es abgelenkt, unruhig; kann es Aufträge in Handlung umsetzen, oder muß es immer beim Nachbarn gucken? Wie artikuliert es, spricht es laut - leise, viel - wenig, kann es nachsprechen oder gelingt das nur sinngemäß, Fehleranalyse (lassen Fehler in schriftlichen Arbeiten auf beeinträchtigte auditive oder taktil-kinästhetische Verarbeitung schließen?) Hinweise aus Testverfahren Untertests aus HAWIK-III Untertests des PET Mottier aus Zürcher Lesetest HSET
Überprüfung der Grobmotorik	Beobachtungen Körperhaltung, (wie steht, geht, rennt, sitzt das Kind?), Verhalten bei Bewegungsspielen, Überkreuen der Körpermittellinie, Entwicklungsstand der Lateralität (welche Hand,

	welches Auge, Ohr, Bein wird bevorzugt?) Hinweise aus Testverfahren KTK, CMV, MOT, LOS, FTM
Überprüfung der Feinmotorik im Handbereich	Beobachtungen Beobachtungen beim Schreiben, Beurteilung der Schrift, der Stifthaltung, des Schreibdruckes; Geschicklichkeit beim Malen und Ausschneiden Hinweise aus Testverfahren Untertests des SCSIT, des FEW, des FTM, des GMT
Im Mundbereich	Beobachtungen Beobachtung der Mundmotorik, der Mundstellung, der Zungenstellung und deren Beweglichkeit, der Artikulation, der Salivation (Speichelfluß)
Fachärztliche Untersuchungen, Untersuchungen in einem Sozialpädiatrischen Zentrum (SPZ)	
Untersuchung der visuellen Verarbeitung	Untersuchung des Visus, des Gesichtsfeldes, der Akkomodation, des binokularen Sehens, der Okulomotorik
Untersuchung der auditiven Verarbeitung durch einen Pädaudiologen und/oder durch den örtlichen Sprachheildienst	Überprüfung der auditiven Sprachverarbeitung mit verschiedenen audiometrischen Verfahren z.B. Reintonaudiogramm (für akustische Verarbeitung), Sprachaudiogramme (für auditive Sprachverarbeitung) z.B. Freiburger Sprachtest, Uttenweiler dichotischer Hörtetest, Überprüfung des Hörverständnisses unter Störschall, Untersuchung des Interstimulationsintervalles (ISI) zur Bestimmung der Ordnungsschwelle
Untersuchungen durch den Kinderarzt , evtl. den Kinderneurologen, den Kinderpsychiater	neurologische Untersuchung, EEG, evtl. neuropsychologische Untersuchung
Überprüfung kognitiver Leistungen	mit Hilfe z. B. des RAVEN HAWIK-III K- ABC CFT 20 SSON auch Schulleitungstests

7.5 Die Lese-Rechtschreibschwäche eine Teilleistungsstörung?

Das Kapitel »Diagnostische Verfahren zur Erfassung von Teilleistungsschwächen« kann nicht abgeschlossen werden, ohne auf *die* »sogenannte« *Legasthenie* einzugehen. Das Phänomen Lese-Rechtschreibschwäche (LRS) bietet kein einheitliches Störungs- oder Krankheitsbild. In den Modellen in Kap. 3.1, mit deren Hilfe neuropsychologische Beeinträchtigungen und ihre Ausdrucksformen verständlich gemacht werden sollten, kann deutlich werden, daß es hier um eine Vielzahl inhomogener Beeinträchtigungen gehen kann, die hochkomplexe funktionelle Systeme der Sprachbenutzung wie die des Lesens, Schreibens und Rechtschreibens betreffen. Wir wissen heute, daß auch Motivation, Emotion, Aktivierung, Antrieb, Gedächtnis ihren Anteil zur Funktionsfähigkeit innerhalb der Vernetzungen im Zentralnervensystem beitragen und daß dieser Anteil u.U. ein ganz wesentlicher für die Interaktion mit der Umwelt, auch Lernumwelt ist. Die Bezeichnung *Legasthenie* vermittelt leicht den Eindruck eines zusammenfassenden Syndroms und als solches ist sie nicht zu verstehen.

Das Phänomen der LRS beschäftigt seit Jahrzehnten weltweit die pädagogische und kinderpsychiatrische Fachwelt. Wenn Lesen, Schreiben und Rechtschreiben nicht oder nur unzureichend erlernt werden kann, ist die Not der Betroffenen zwangsläufig groß, jedenfalls in den Industrieländern. Die Zahl der Analphabeten wächst ständig, auch in Deutschland. Für diejenigen, die diese Kulturtechnik beherrschen, ist es schwer, sich vorzustellen, wie das ist, wenn man nicht lesen und schreiben kann. Manchmal sind betroffene Jugendliche und Erwachsene bereit, über ihre Probleme zu sprechen und die Öffentlichkeit z.B. über das Fernsehen daran teilnehmen zu lassen. Da wird dann deutlich, wie ausgeschlossen sich diese Menschen fühlen und wie sie eigentlich ständig auf der Hut sein müssen, um ihren Mangel zu verbergen, ganz abgesehen von den Problemen einer Berufsausbildung. Die Verantwortung, die auf der Schule liegt, ist groß. Auf die ersten beiden Schuljahre kommt es in besonderer Weise an. Und wenn es nicht oder nicht gleich oder nicht problemlos klappt? Dann wird nach Gründen und Ursachen gesucht und natürlich auch nach Wegen zu helfen.

Es würde an dieser Stelle zu weit führen, die »Geschichte« der LRS/Legasthenie zurückzuverfolgen. Ungefähr ab 1960 begann im Bereich der Schulpädagogik eine Beachtung der Problematik. Vonseiten einer Gruppe von Kinderpsychiatern wurde etwas später, zunächst im Rahmen des frühkindlich exogenen Psychosyndroms, auf die Teilleistungsschwächen aufmerksam gemacht, was, wie an der entsprechenden Literatur nachzuverfolgen ist, zu einer intensiven Auseinandersetzung mit dieser Thematik führte. So wurde von zwei Seiten versucht, die Ursachen der LRS zu verstehen. Mittlerweile ist bekannt, daß es *die* Ursache und auch nicht *die* Behandlungsform gibt, die für jedes Kind die einzig richtige wäre. Vonseiten der Medizin (siehe Definition im ICD 10) sowie der Didaktik und Methodik des Erstlese- und Schreibunterrichtes lassen sich im Einzelfall mögliche Gründe für das finden, was dann die Beeinträchtigung im Lernprozeß ausmacht, und die kann sehr unterschiedlich sein. Ganz sicher sind für eine erfolgreiche »Behandlung der LRS« wiederum zusätzlich weitere Bedingungen zu bedenken wie die mögliche Unterstützung im häuslichen Umfeld, die Kompensationsmöglichkeiten durch Teilleistungsstärken, die emotionale Belastbarkeit des Kindes, die Bereitschaft der Pädagogen u.a.m.

Leider hat es immer wieder in der Beurteilung der Problematik mehr Auseinander-Setzungen gegeben, als Zusammen-Setzungen. Die Ausführungen zu Kapitel 7 sollten aber deutlich machen, daß es unter keinen Umständen um Positionskämpfe, welcher Richtungen auch immer, gehen darf, daß hier vielmehr ein interdisziplinäres Zusammenarbeiten notwendig ist, um die Not der Betroffenen zu wenden. Und es wird immer um das einzelne Kind gehen, denn jedes Kind und jeder »Fall« ist anders und anders »schwer«.

Wie diese »Andersartigkeit« unter allen Umständen berücksichtigt werden muß, soll noch einmal mit Blick auf die medizinische Zuordnung zeigen.

Die Zuordnung einer LRS zu der Klassifikation der Teilleistungsstörungen nach ICD 10 setzt (nach Wirth 2000) Folgendes voraus:

> Teilleistungsschwächen hindern ansonsten *gut begabte* Kinder, eine ihrem Intelligenzniveau angemessene schulische Entwicklung zu durchlaufen. Sie können bei normal oder fast normal intelligenten Kindern auftreten und auch bei Kindern mit verminderter Intelligenz bis hin zur geistigen Behinderung.
> Da die überwiegende Zahl der umschriebenen Entwicklungsstörungen verbaler Art ist, sollte zur Bestimmung der allgemeinen Intelligenz ein Verfahren verwendet werden, das nonverbale Intelligenzleistungen mißt. Insbesondere sollte das schlußfolgernde Denken in Form des Erkennens von Regeln und Gesetzmäßigkeiten gemessen werden.
> *Kriterien einer umschriebenen Entwicklungsstörung sollten sein:*
> *IQ über 70*
> *eine Diskrepanz zwischen Teilleistung und Intelligenzleistung von mehr als 2 Standardabweichungen und*
> *eineTeilleistung, die mindestens 2 Standardabweichungen unter dem Mittelwert der Altersgruppe für diese Teilleistung liegt.*

Die Unsicherheit, wie mit dem Phänomen der LRS im Rahmen der Schule umgegangen werden soll, zeigt die unterschiedliche Praxis in zwei Bundesländern. Bayern hat sich offensichtlich dem medizinischen Denkmodell hinsichtlich der Lese- und Rechtschreibschwäche angeschlossen.

Hier gilt

die Bekanntmachung des Bayerischen Staatsministeriums für Unterricht und Kultus vom 16.11.99. Sie unterscheidet
*1. Schüler mit Lese- und Rechtschreib**störungen***, (entspricht der «klassischen Legasthenie«) gem. ICD-10 F 81.0 und F 81.1
*2. Schüler mit einer vorübergehenden Lese- und Rechtschreib**schwäche***, die z.B. infolge einer psychischen Erkrankung oder eines Schulwechsels vorübergehend in der schriftsprachlichen Entwicklung den Anschluß an die Klassenleistung verloren haben
3. Schüler mit sonderpädagogischem Förderbedarf: Gemeint sind Schüler mit Lese- und Rechtschreibschwächen im Rahmen einer allgemeinen Intelligenzminderung, die in der Regel in einer Sonderschule für Schüler mit Lernbehinderung oder geistigen Behinderung (...) beschult werden.

Voraussetzung für die Fördermaßnahmen bei Lese- und Rechtschreib**störung** ist das schriftliche Gutachten des Facharztes für Kinder- und Jugendpsychiatrie. Die Feststellung einer Lese- und Rechtschreib**schwäche** erfolgt durch den örtlich zuständigen staatlichen Schulpsychologen. Auch in den Fördermaßnahmen wird nach Störung (klassische Legasthenie nach ICD-10 F81.0 und F81.1) = Krankheit und Schwäche unterschieden. Gefördert und entlastet wird nach **Mußbestimmung bei Störung**, nach **Kannbestimmung bei Schwäche**. (Näheres in Legasthenie-Erlaß des Bayerischen Staatsministeriums für Unterricht und Kultus vom 16.11.99)

In Hessen gilt seit 22.10.85 und modifiziert seit 15.12.95:

Für die Feststellung der LRS ist allein die Klassenkonferenz zuständig. Sie entscheidet gemessen am Klassendurchschnitt, am Schweregrad und der zeitlichen Ausdehnung der Störung. Tests sind von der Verordnung nicht bindend vorgesehen. Wichtigstes Kriterium ist in der Rechtschreibung die Fehlerzahl, weil es keine allgemeinen legasthenietypischen Fehler gibt. Die Fehlerart spielt erst in zweiter Linie eine Rolle, nämlich um zwischen den Schweregraden der Störung zu differenzieren. Ein Kind, das vorwiegend Wortruinen mit schweren Verstößen gegen die Lauttreue produziert, muß natürlich als schwerer gestört gelten als ein anderes, das sich fast nur noch bei der Groß- und Kleinschreibung vertut. In solchen Grenzfällen kann die Klassenkonferenz den LRS-Status natürlich trotz hoher Fehlerzahl verweigern.

Für die Einzelheiten hinsichtlich der Entlastung in der Notenbewertung und der Förderung im Bereich der Schule gibt es umfangreiche Richtlinien, die, (wenn sie angewendet werden), einen weiten Raum zum Verständnis der Situation des Kindes geben und vielfältige Möglichkeiten einer Förderung. Das Problem ist die Umsetzung in der konkreten Situation. Dazu bedarf es einmal grundlegender Kenntnisse über die neuropsychologischen Zusammenhänge derartiger Teilleistungsschwächen, zum anderen einer therapeutischen Haltung, die nicht in jedem Fall bei Pädagogen vorausgesetzt werden kann.

Vielleicht könnte der zunehmenden Problematik im Bereich des Erwerbs von Lesen, Schreiben und Rechtschreiben durch eine andere Form des Unterrichtes begegnet werden. Kinder, die beispielsweise ihre Kindergartenzeit in einem Montessori-Kinderhaus verbringen und danach weiter eine Montessori-Grundschule besuchen, haben in den Kulturtechniken Lesen, Schreiben, Rechnen im allgemeinen keine (zumindest weniger) Probleme dieser Art.

8. Behandlung von Teilleistungsschwächen

8.1 Allgemeine Überlegungen

Die genaue Diagnose gibt Anhaltspunkte für eine gezielte Therapie. Das Schema von AYRES (S. 129) wurde zu diesem Zweck um Behandlungsmöglichkeiten, die auf die einzelnen Entwicklungsebenen einwirken, erweitert. Als Grundsatz kann gelten, daß, wenn die Ebene der Beeinträchtigung feststeht, auf der darunterliegenden Entwicklungsstufe angesetzt werden sollte. Das bedeutet aber gleichzeitig, daß nicht in jedem Falle die Hilfe für das Kind von Seiten der Schule kommen kann. Krankengymnastik, Beschäftigungstherapie, Psychomotorik, Psychotherapie bieten sich als außerschulische Möglichkeiten an.

Im schulischen Rahmen wird es zumeist darum gehen, das Kind einerseits zu entlasten und andererseits aufzubauen, und das im emotionalen Bereich sowie in dem der Leistungen.

Teilleistungsschwache Kinder sind häufig seelisch wenig belastbar, auch können seelisch wenig belastbare Kinder teilleistungsschwach sein. Sie kompensieren dann vielleicht ihre Lernprobleme mit Verhaltensauffälligkeiten z.B. mit motorischer Unruhe, Kaspereien, Angebereien u.a.m. Oder sie reagieren mit psychosomatischen Störungen wie »Schulkopfschmerzen und Schulbauchschmerzen«, u.U. mit Stottern, Mutismus, mit Regressionen und Depressionen. Deshalb gilt es, den Druck, der durch die ständige Überforderung auf dem Kind lastet, abzubauen und ihm zu einem neuen Selbstwertgefühl und Selbstverständnis zu verhelfen. In einigen Familien kommt es aufgrund der Unkenntnis der Zusammenhänge – manchmal allerdings auch trotz besseren Wissens – zu Beziehungsstörungen zwischen Eltern und Kind. Es entsteht so eine Dauersituation, die dieses schwer ertragen kann, und es gerät in einen Teufelskreis: Die emotionale Belastung wächst, und die partiellen Lernstörungen wachsen mit. Hier kann zunächst nur Aufklärung und Entlastung helfen.

Allein die Diagnose »Teilleistungsschwäche« kann da schon etwas bewirken, denn sie nimmt den Makel vom Kind, »dumm« zu sein. Neben den Teilbereichen, die beeinträchtigt sind, gibt es meist auch solche, in denen das Kind »normale« Leistungen zu erbringen in der Lage ist. Und wo die nicht durch einen Test ausgewiesen werden können, gehört es zum Handwerk des therapeutischen Lehrers, ein Gebiet herauszufinden, auf dem der Schüler, die Schülerin mit den Klassenkameraden mithalten, wenn nicht sogar »glänzen« kann. Den Eltern, die den Grundsatz vertreten, ihr Kind könnte schon, wenn es nur wollte, muß klar gemacht werden, daß es manchmal einfach nicht wollen kann, auch wenn es so scheint, als ob elterliche Strenge da zeitweise etwas ausrichtet.

Es würde in diesem Rahmen zu weit führen, alle Möglichkeiten darzustellen, die helfen, einem teilleistungsschwachen Kind den Druck von der Seele zu nehmen. Auch die Einstellung des Lehrers zum Kind gehört sicher dazu. Daneben ist jedoch immer zu bedenken, ob mit einer Klassenwiederholung eine schulische Entlastung zu erreichen ist und ob diese in dem betreffenden Fall hilfreich sein könnte. Wenn es sich wirklich um Teilleistungsschwächen handelt, was besonders bei Kindern mit Deprivationsschäden (siehe der Fall J.) nicht immer leicht zu beurteilen ist, und wenn die Möglichkeit besteht, dieses Jahr zur Behandlung auszunutzen, ist eine Wiederholung immer zu empfehlen.

Entlastungen im Leistungsbereich, die zur Behandlung von lese-rechtschreibschwachen Schülern vorgesehen sind, sollten auch teilleistungsschwachen Kindern, die nicht als Legastheniker gelten, weil sie nicht unter die jeweiligen Bestimmungen fallen[80], zugute kommen. Vorschläge für entsprechende Maßnahmen sind in der Literatur zur Legasthenie reichlich vorhanden und brauchen hier nicht zusammengestellt zu werden.

Um Leistungen zu ermöglichen, sind bestimmte Grundsätze zu berücksichtigen. Von diesen ist die Bedeutung von Raum, Zeit und Leistungsgrenze, sowie die von Rigidität und Widerstand an anderer Stelle ausführlich dargestellt (KEPHART, 1977; MILZ, 1980/81/82/96).

Hier soll es darum gehen, neuropsychologische Erkenntnisse über Lernprozesse in die Arbeit mit teilleistungsschwachen Kindern einzubeziehen und mit Hilfe einiger Beispiele zu verdeutlichen.

Zur Behandlung von Teilleistungsschwächen sind nach FROSTIG 3 Prinzipien zu berücksichtigen.

1. Es ist möglich, einzelne Funktionen zu trainieren und damit das beeinträchtigte funktionelle System leistungsfähiger zu machen;

2. Es ist möglich, das funktionelle System als Ganzes zu trainieren. Dabei werden geschwächte Teilglieder mittrainiert, oder es übernehmen andere Teilglieder die Aufgabe des geschwächten oder ausgefallenen Gliedes;

3. Dauerhafte neuronale Veränderungen sind nur zu erreichen, wenn Hirnregionen, die Emotion, Motivation und Aktivierung mitbestimmen, die Übertragung von Informationen an den Nervenendigungen (Synapsen) begünsti-

80 Die Bestimmungen sind regional unterschiedlich.

gen[81]. Da die Nervenbahnen aller afferenten Erregungen (input) und aller efferenten Impulse (output) durch diese Regionen (limbisches System und Formatio retikularis) führen und vielfältige Verbindungen zwischen ihnen und anderen Systemen bestehen, wird der Erfolg eines Trainings hier entscheidend beeinflußt. Es kann blockiert, aber auch unterstützt werden.

Von diesen Gesichtspunkten, die FROSTIG als wesentlich für die Behandlung von Kindern mit Lernstörungen darstellt, ist wenig in die allgemeine, aber auch in die Sonder- und Heilpädagogik übernommen worden. Von seiten der Erziehungswissenschaft sind zwar vielfältige didaktische und methodische Überlegungen angestellt worden, wie Kindern mit Lernstörungen zu helfen sei. Im Rahmen der Sonderschule für Lernbehinderte laufen diese Überlegungen in der Praxis aber meist darauf hinaus, daß das, was zu lernen ist, an den Anforderungen der Normalschule gemessen wird, wenn auch in Verdünnung. Der Lernstoff wird langsamer und intensiver an die Kinder herangebracht, ohne aber letztlich die neuropsychologischen Ursachen der Lernbehinderung zu erfassen und zu behandeln. Bei allen Kindern, bei denen Teilleistungsschwächen vorliegen, reicht es aber nicht aus, wenn das Sonderpädagogische im wesentlichen darin besteht, neben den geforderten kognitiven Leistungen einen heilpädagogischen Rahmen zu bieten, der den Kindern mehr praktisches Tun ermöglicht, so wertvoll das sein mag. Natürlich kann auch dadurch Einfluß auf Wahrnehmungsfunktionen und sensorische Integration genommen werden; und durch das persönliche Engagement der Lehrer und die Zuwendung zum Kind wird in vielen Fällen Erstaunliches erreicht. Bei Kindern mit Teilleistungsschwächen, die häufig auch unter den Sonderschülern zu finden sind und sicher nicht in geringer Zahl, reicht ein allgemein verdünntes kognitives Angebot, aufgefüllt mit viel praktischem Tun, nicht aus. Hier muß gezielt vorgegangen werden.

Das gleiche gilt für teilleistungsschwache Kinder der Regelschule. In Unkenntnis der neuropsychologischen Zusammenhänge und aus Hilflosigkeit empfehlen Lehrer den Eltern, mit dem Kind zu üben und nochmal zu üben, was in derlei Fällen nur Frustration und Resignation auslösen kann. Es muß erfolglos bleiben, an den Endprodukten der kognitiven Entwicklung anzusetzen, wenn Basisfunktionen beeinträchtigt sind.

Auf welche Weise mit einem teilleistungsschwachen Kind Voraussetzungen zum Erwerb der Kulturtechniken erarbeitet werden können, wurde bereits an mehreren Beispielen im Zusammenhang mit der Beeinträchtigung der gesprochenen und geschriebenen Sprache dargestellt.

---

81 Das betrifft sowohl die Verbindungen einer Nervenzelle mit ihrem Erfolgsorgan (periphere Synapsen) wie die Verbindung von Nervenzellen untereinander (zentrale Synapsen).

Des weiteren sollen nun heilpädagogische Möglichkeiten aufgezeigt werden, die noch keinen, oder keinen allgemeinen Eingang in die Schulpädagogik bzw. die Schulpraxis gefunden haben:

1. Als Beispiel für den Aufbau von grundlegenden Funktionen eine Therapieeinheit von E. ZAPKE
2. Therapiemöglichkeiten nach FROSTIG
3. Therapiemöglichkeiten im Rahmen der Montessori-Pädagogik
4. Kognitive Bewegungstherapie nach T. STEINITZ
5. Funktionelle Entspannung nach M. FUCHS

Die folgende Therapieeinheit von E. ZAPKE gibt Anregungen, wie die Orientierung im Raum, der Sinn für die Leserichtung und das Erkennen der unterschiedlichen Richtungen an Buchstabengestalten in einer Weise aufgebaut werden kann, die elementare Entwicklungsvorgänge berücksichtigt.

Ausgehend von der Wahrnehmung am eigenen Körper, der Wahrnehmung der Richtungen innerhalb des dreidimensionalen Raumes, auf einer Fläche und auf einer Linie wird die Grundlage zur Differenzierung von Beziehungen im Raum gelegt, und zwar unter Einbeziehung der verschiedenen Modalitäten und auf vielfältige Weise. Die Bedürfnisse des Kindes weisen dabei den Weg und bestimmen auch den zeitlichen Rahmen für die Therapie.

8.2 Therapieeinheit zur Richtungsorientierung (links – rechts) als Teilaspekt der Raumorientierung und wesentliche Voraussetzung beim Erlernen der Kulturtechniken

ELISABETH ZAPKE

Gliederung

Vorbereitung auf das Therapieprogramm

Therapiesequenz Links-Rechtsorientierung

1. Körperorientierung mit Schwerpunkt links, rechts

1.1 Taktile Übungen

1.2 Visuelle Übungen

1.3 Taktile und verbale Übungen

2. Raumorientierung mit Schwerpunkt links, rechts

2.1 Nach verschiedenen Angaben mit dem Körper in den gewünschten Richtungen reagieren

2.1.1 Richtungsangabe durch Signalfarben (gelb – braun); Kinder bewegen sich mit dem ganzen Körper

2.1.2 Richtungsangabe durch Raumaufteilung (Fensterseite, Türseite) und Zuordnung der Signalfarben; Kinder bewegen nur entsprechende Körperseite

2.1.3 Richtungsangabe durch Worte links, rechts und Zuordnung der Signalfarben und Zimmerseiten; Kinder bewegen nur entsprechende Körperseite

2.1.4 Richtungsangabe durch hohen (links) oder tiefen (rechts) Ton und Zuordnung der Signalfarben, Zimmerseiten und Worte, Kinder bewegen sich mit Körper und entsprechender Körperseite

2.2 Bei anderen Objekten Richtung erkennen und benennen können

2.2.1 An gezeichneten Figuren (Fahnenmännchen)

2.2.2 An beweglichen Figuren (Bidi und Bodo) (Basistraining zur Unterscheidungsfähigkeit der Schriftzeichen b und d)

Vorbereitung auf das Therapieprogramm

Bevor das Therapieprogramm eingesetzt wird, müssen die Kinder folgende Fähigkeiten entwickelt haben, die in einem flankierenden Training ständig weiter gestützt werden müssen:

- den Körper bewußt wahrnehmen und gezielt bewegen können;
- sich im Raum orientieren können;
- die Position des eigenen Körpers im Raum wahrnehmen und bestimmen können;
- Raum-, Zeit- und Formbegriffe verfügbar haben;
- sich auf Ebenen orientieren können (waagrecht – Arbeitsblatt, senkrecht – Tafel);
- sich auf der Linie orientieren können;

Es ist besonders darauf zu achten, daß die Körperorientierung mit den entsprechenden Raumbegriffen verknüpft und zur Raumorientierung eingesetzt werden kann.

z.B. Kopf – oben
Füße – unten
Brust – vorn
Rücken – hinten

Erst wenn das Kind die aufrechte Stellung des Körpers mit dem Lagebegriff senkrecht und die z.B. auf dem Rollbrett liegende Stellung des Körpers mit waagerecht verbinden kann, wird es später Sicherheit für die Links-Rechtsorientierung finden.

Lernziel

Körper in senkrechter und waagerechter Lage erleben	*Durchführung* – Erleben der Senkrechten und Waagerechten am eigenen Körper, z.B – an der Wand, am Schrank hochrecken – an allen senkrecht stehenden Gegenständen hochrangeln – an Ringe hängen und schaukeln – an Sprossenwand strecken – sich auf Boden, Bank, Matte, Rollbrett legen – auf schräger Bank rutschen – mit Stab angeben, ob senkrechte oder waagerechte Körperlage eingenommen werden soll – mit Strichen an der Tafel Körperlage angeben z.B. senkrechter Strich – stehen waagrechter Strich – liegen – ähnliche Übungen mit den Armen – ähnliche Übungen als Pantomime – an Puppe z.B. Armhaltungen einstellen und danach entsprechende Armhaltung einnehmen

Literatur: KIPHARD

Therapiesequenz Links-Rechtsorientierung

Das Kind benötigt bei der eigenen Körperorientierung das Erleben, die Erfahrung, das Wissen um eine gedachte Linie seines Körpers, die wir als Symmetrieachse oder als Körpermittellinie bezeichnen.

Das Kind muß die linke und rechte Körperseite unterscheiden und damit reagieren können, d.h., es muß seitigkeitsbewußt reagieren und diese Fähigkeit im Raum, auf der Ebene (Fläche) und der Zeile einsetzen können.

Übungsvorschläge

Lernziele	*Durchführung*
1. Übungen und Spiele zur *Körperorientierung* mit dem Schwerpunkt links – rechts; aktiv und passiv wahrnehmen und unterscheiden können.	1.1 Taktile Körperorientierung z.B. Therapeut berührt Körperteile des Kindes, Kind zeigt oder/und benennt Körperteil, Übung mit offenen, später geschlossenen Augen, taktil wahrgenommene Stellen beim Partner zeigen
	1.2 Visuelle Körperorientierung z.B. Gezeigte Körperteile wiedererkennen – Fehlende Körperteile wiedererkennen (fehlender Arm beim Kasperl) – Fehlende Körperteile richtig zuordnen – Puzzle – Vorgegebene Körperpositionen nachmachen und auf einer Zeichnung z.B. Strichmännle wiedererkennen
	1.3 Taktile und verbale Körperorientierung z.B. Bewußtes Greifen, Stampfen usw. mit dem berührten Arm/Fuß nach vorheriger Berührung, später nach verbaler Angabe – Spiel: Pantomime Für das spätere Links-Rechtstraining sollte der linke Arm/Fuß oder Bein mit gelber Schleife, der rechte Arm/Fuß oder Bein mit brauner Schleife versehen werden.
2. Übungen und Spiele zur *Raumorientierung* mit dem Schwerpunkt links – rechts unterscheiden können. Die am Körper gewonnenen Erfahrungen und verbalen Bezeichnungen (Wörter) auf den Raum übertragen können.	
2.1 Nach verschiedenen Angaben mit dem Körper in der gewünschten Richtung reagieren. (Der eigene Körper ist Mittelpunkt des Raumes)	

2.1.1 Richtungsangabe durch <u>Signalfarben</u> (gelb, braun); Kinder bewegen sich mit dem ganzen Körper Verknüpfung links – gelb rechts – braun	2.1.1 Gezieltes Gehen im Raum, die Richtungen werden mit Farben verknüpft links – gelb rechts – braun z.B. Auf dem Fußboden wird eine Fahrstrecke angegeben. Sie ist mit Pfeilen links (gelb) rechts (braun) angelegt. Der Therapeut gibt mit farbigen Richtungspfeilen die die Fahrrichtung an. Die Kinder ziehen mit Kreide die Fahrstrecke nach. Die Kinder spielen Rennauto. Sie bekommen gelbe und braune Karten, mit denen sie an Kreuzungen durch Angabe einer Farbkarte beim Verkehrspolizisten ihre Fahrtrichtung bestimmen können. – Abwandlung: Polizist bestimmt die jeweilige Fahrtrichtung mit Hilfe der Farbkarten – Die Kinder richten ihre Fahrtrichtung nach verbaler Anweisung (die gelben Straßen sind links, die braunen Straßen sind rechts). – Die Kinder fahren die Rennstrecke ab und verbalisieren »Ich fahre nach links« usw.
2.1.2 Richtungsangabe durch <u>Raumaufteilung</u> (Fensterseite, Türseite) und Zuordnung der Signalfarben; Kinder bewegen nur entsprechende Körperseite; bewußtes Zuordnen der Körperseite zur Richtung	2.1.2 Zeigen der Richtung Fensterseite – hell gelb – links Türseite – dunkel braun– rechts Beispiele: Sitzordnung Die Kinder sitzen in einer Reihe hintereinander in Blickrichtung Tafel (Fensterseite ist links – Türseite ist rechts) – Wir fliegen im Flugzeug nach Amerika – Therapeut steht vor den Kindern und gibt mit Farbkarten (gelb – braun) die Flugrichtung an. – Die Kinder reagieren mit ihren gelben oder braunen Farbkarten (Flugtickets) und zeigen und neigen sich in die angegebene Richtung und benennen sie mit gelb, braun oder Fensterseite, Türseite.

	– Jedes Kind sollte einmal Flugkapitän spielen. Achtung – nicht spiegelbildlich! Wenn ein Kind Kapitän spielt, soll es nicht antlitzgerichtet, sondern in Flugrichtung stehen. – Abwandlung: Die Fluggäste berichten, was sie »außerhalb« des Flugzeugs sehen.
2.1.3 Richtungsangabe durch Verbalisation (links, rechts) und Zuordnung der Signalfarben und Zimmerseiten, Kinder bewegen nur entsprechende Körperseite – Auf verbale Anweiung dem eigenen Körperschema entsprechend reagieren können – Selbständiges seitenrichtiges Reagieren über einen längeren Zeitraum	2.1.3. Einsatz von verschiedenen Buntstiften gelb braun Die Begriffe links – rechts werden mit und ohne Veranschaulichung eingesetzt. – Je nach Richtungsangabe ergreifen die Kinder mit der entsprechenden Hand den entsprechenden Stift. Die Kinder sitzen »normal« an ihrem Platz mit Blickrichtung in Tafel. Die Kinder sind jetzt belastbar und die Übung kann gut als Wettspiel durchgeführt werden. Spiel: Es wird eine Geschichte vom Hund Struppi erzählt. Wenn innerhalb der Geschichte helle – dunkle Seite oder links – rechts erwähnt wird, reagieren dieKinder mit dem gelben oder braunen Stift. Bei besonders hartnäckigen Fällen sollte die linke und rechte Hand mit einem gelben – braunen Farbpunkt versehen werden.
2.1.4 Richtungsangabe durch helles oder dunkles Geräusch/Ton und Zuordnung der Signalfarben, Zimmerseiten und Worte – Kinder bewegen sich mit dem Körper und entsprechender Körperseite – Anwendung der erlernten Richtungsorientierung bei wechselnden Standorten	2.1.4 Spiel: Ertönt auf der linken Seite ein helles Geräusch (Ton), reagieren die Kinder mit dem linken Arm/Bein bei dunklem Geräusch mit dem rechten Arm/Bein. Spiel: Reise nach Amerika – Im Raum steht eine Stuhlreihe paarweise hintereinander. – Die Kinder laufen nach Musik um die Stuhlreihe.

- Bei Stop der Musik bleiben sie stehen und setzen sich auf die durch Signalkarte angegebene Stuhlseite (Standortbestimmung).
- Die Richtungssignale werden auch verbal und durch Geräusche angegeben.
- Wenn die Übung klappt, kann sie im Wettstreit durchgeführt werden.
  Ein Platz weniger als Mitspieler, wer übrig bleibt ist Sieger.

2.2 Bei anderen Objekten Richtung erkennen und benennen können.

2.2.1 An gezeichneten Figuren Richtung erkennen und benennen können.

2.2.1 Einsatz der Therapieblätter
- Die Kinder sollen anhand der Fahnenrichtung, Fußstellung die Richtung auf dem Arbeitsblatt erkennen und mit der Signalfarbe ausmalen.

2.2.2 An beweglichen Figuren Richtung erkennen und benennen können.

2.2.2 Einsatz der Papierpuppen Bidi und Bodo (die Puppen haben bewegliche Augen), Anlage 1

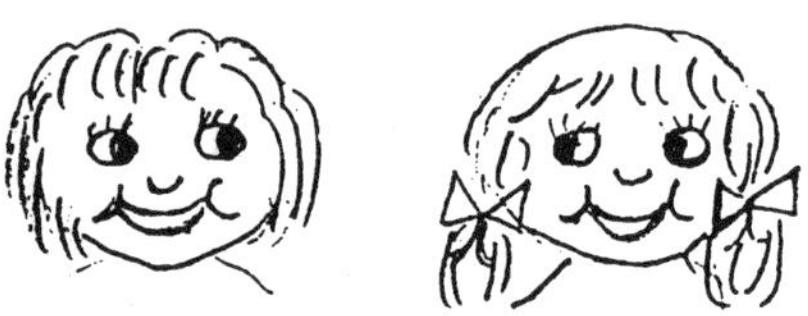

Herstellung:
Gesicht wie oben dargestellt auf DIN A 4-Blatt aufzeichnen Augenöffnungen ausschneiden, auf zweites Blatt Pupillen malen; durch Hin- und Herbewegen des zweiten Blattes kann gewünschte Blickrichtung (links, rechts, oben, unten) dargestellt werden! Bitte, die Puppen *immer* aus der Blickrichtung des Kindes bewegen!
Anlage 1 und 2

Spiel:
- Das Kind erkennt anhand der Augenbewegungen der Puppe die Richtung und benennt sie.

	– Das Kind bestimmt die Richtung, in die die Puppe sehen soll. Jedes Kind bekommt eine Puppe und geht damit um. Einsatz der »Bauchmännchen« als Symbole für d und b Herstellung: ein gelber und ein brauner Pappkreis, ein grauer Pappstreifen – Kinder legen entsprechenden Pappkreis nach Blickrichtung der Puppen an den Pappstreifen z.B. (bidi blickt nach links, bodo blickt nach rechts). – Triangel ertönt *vom Kind aus gesehen* auf linker Zimmerseite Kinder legen d Trommel ertönt auf rechter Seite – Kinder legen b – Gelbes Fähnchen wird hochgehalten Kinder legen d; braunes Fähnchen – Kinder legen b *immer* aus der *Blickrichtung* des *Kindes* richtungsweisende Signale geben!
– Seitenbewußter selbständiger Umgang mit den Zeichen	Einsatz der Therapieblätter (Anlage 3–6) – Therapieblatt Anlage 3 – Kinder malen mit gelber und brauner Farbe die Fähnchen aus. – Therapieblatt Anlage 4 Je nach Blickrichtung von bidi und bodo wird die richtungsweisende Fahne vom Kind gezeichnet und mit der Signalfarbe ausgemalt. – Therapieblatt Anlage 5 1. Zeile: Bauch des Bauchmännchen b braun ausmalen, in leere Felder b schreiben und ausmalen 2. Zeile: wie Zeile 1 nur gelb 3. Zeile: je nach Blickrichtung schreiben und ausmalen 4. Zeile: nichts ausmalen darunter stehendes Schriftzeichen ergänzen

- Therapieblatt Anlage 6
  Bauch von d und b und Richtungszeichen mit entsprechender Farbe ausmalen; Richtungszeichen ohne Hilfe ergänzen.
  Besonders aufgrund der schnellen Reaktion sollten die Hände anfangs mit Farbpunkten gekennzeichnet sein.
- Auf dem Fußboden sind gelbe Kreise auf der linken Seite und braune Kreise auf der rechten Seite angegeben. Die Kinder bewegen sich nach Musik frei im Raum. Wenn die Musik stoppt, rennen die Kinder in die gelben oder braunen Kreise, je nach Richtungsangabe. Immer ein Kreis weniger als Mitspieler. Wer übrig bleibt, ist Sieger.
- Abwandlung: Männle hüpfen, aber nur vorwärts, nicht zurück, sonst seitenverkehrt.

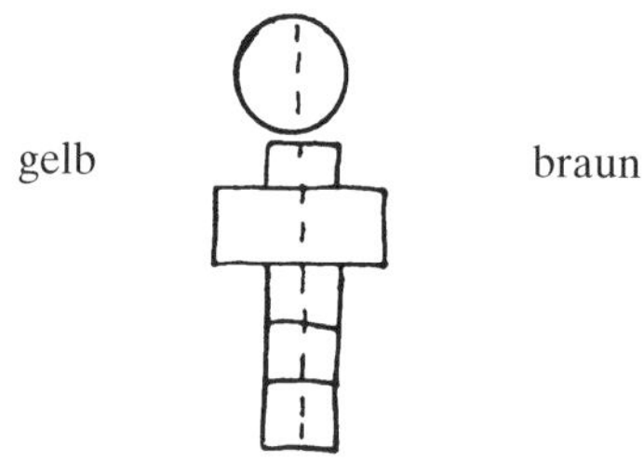

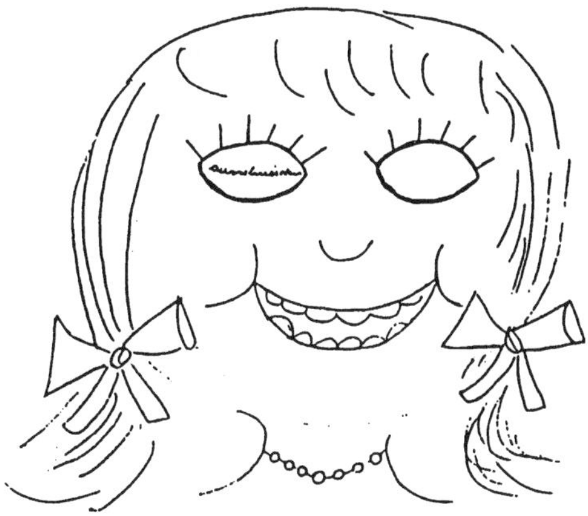

Anlage 1

Anlage 2

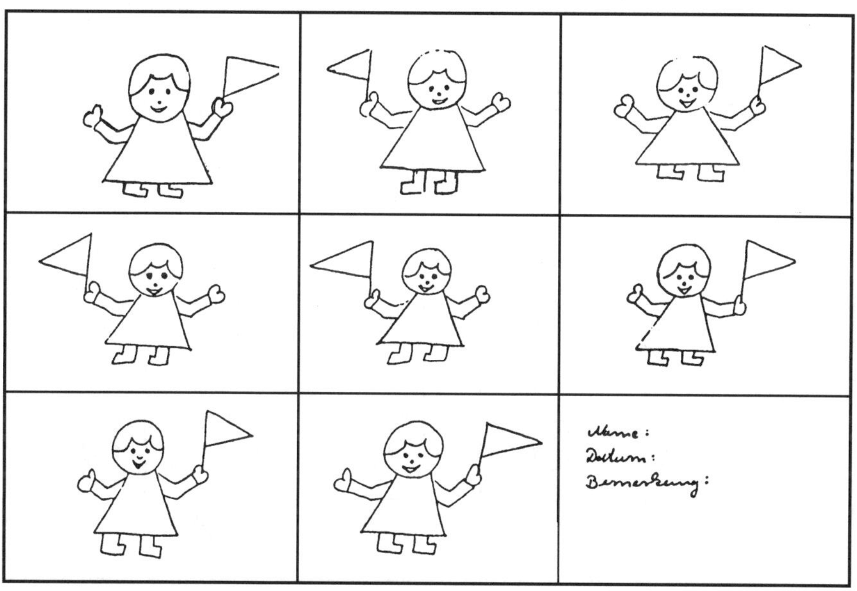

Anlage 3

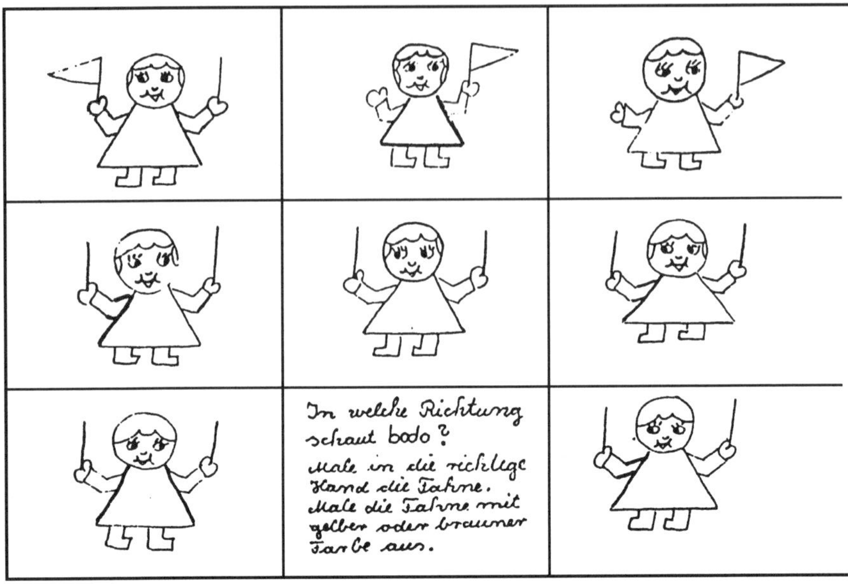
In welche Richtung schaut bodo?
Male in die richtige Hand die Fahne.
Male die Fahne mit gelber oder brauner Farbe aus.

Anlage 4

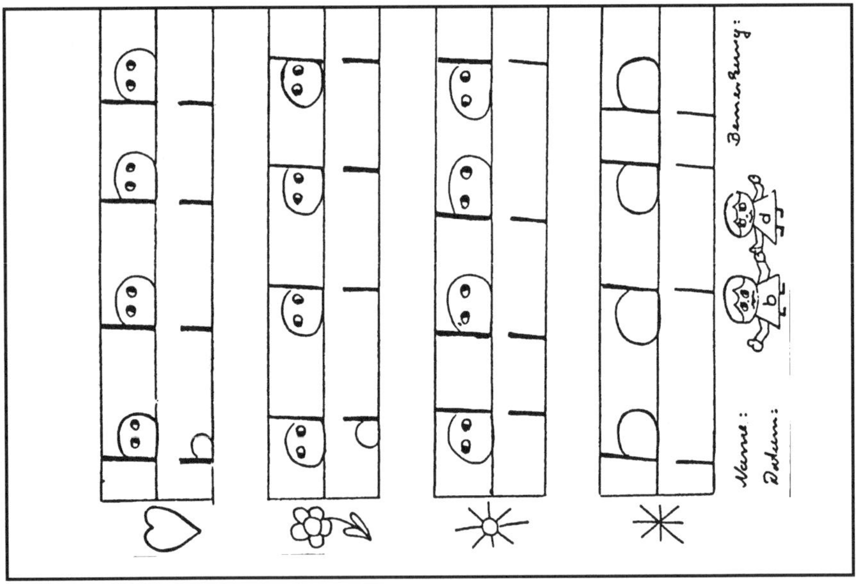

Anlage 5

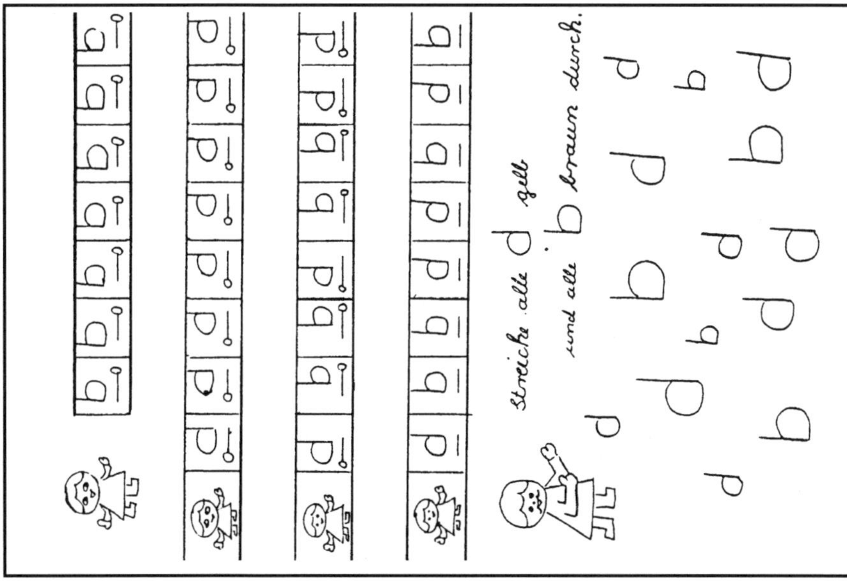

Anlage 6

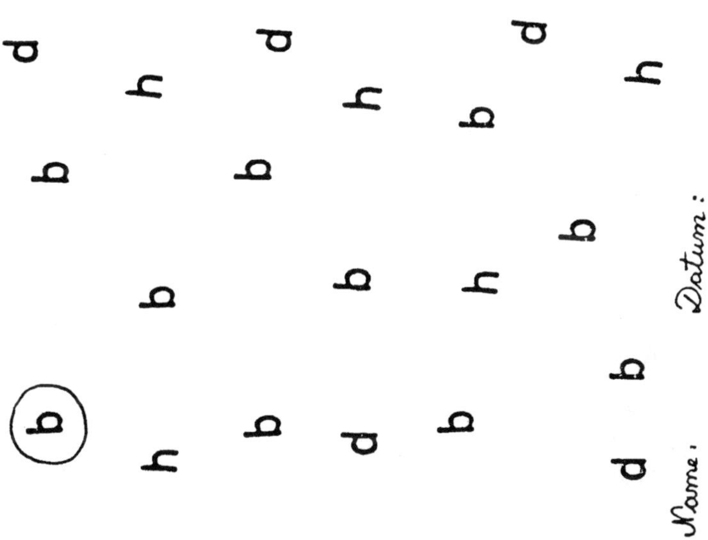

Anlage 7

8.3 Therapiemöglichkeiten nach Frostig

Im Zusammenhang des FEW ist Frostigarbeit bereits vorgestellt worden. Deshalb erfolgt an dieser Stelle nur ein kurzer Überblick über die Bedeutung der Arbeit nach ihrem Ansatz.

Frostig gibt vielfältige Hinweise dafür, wie eine Behandlung von Kindern mit Teilleistungschwächen in der Schule erfolgen kann. Sie hat insbesondere für den Vorschul- und Primarbereich Materialien entwickelt, die, wenn sie so benutzt werden, wie von ihr vorgesehen und wie sie es in ihrer Literatur beschrieben hat, dem Lehrer Möglichkeiten bieten, gesprochene und geschriebene Sprache zu fördern. Sprachförderung durch Bewegung ist für sie ein wichtiges Thema. Das Bewegungsprogramm »Bewegen, Wachsen, Lernen« und das Programm zur Förderung der visuellen Wahrnehmung spricht elementare Wahrnehmungsbereiche an sowie sensorisch-integrative Funktionen. Alles aber hat in Beziehung zur kindlichen Phantasie zu stehen, nichts darf in mechanisches Üben ausarten. Den Rahmen für jegliche Förderung bildet einmal die lustvolle Beteiligung des Kindes, die z.B. durch eine Geschichte angeregt werden soll. Den Rahmen bildet weiter die vielfältige sensorische Stimulation, die jeweils auf einen Schwerpunkt ausgerichtet ist. Ihrem Bewegungsprogramm entsprechend werden folgende Bereiche angesprochen: Koordination und Rhythmus; Beweglichkeit, Gelenkigkeit; Kräftigung; Gleichgewicht; Ausdauer; Flexibilität; Geschwindigkeit; Geschicklichkeit. Auch die Übungen zur visuellen Wahrnehmung sind eingebettet in multisensorische phantasievolle Tätigkeiten. Ein Handbuch mit vielen Anregungen stellt eine gute Hilfe dar.

Damit hat der Lehrer zur Förderung der sensomotorischen Funktionen Hilfen für die therapeutische Arbeit mit teilleistungsschwachen Kindern an der Hand, ohne Angst haben zu müssen, etwas falsch zu machen. Mit zunehmender Sicherheit wird er sich von den vorgegebenen Angeboten lösen und selbst aus der jeweiligen Situation heraus wissen, wie er Bewegung und Wahrnehmung bei dem Einzelnen oder in Gruppen fördern kann.

8.4 Therapiemöglichkeiten im Rahmen der Montessori-Pädagogik

Montessori hat zur Schulung der Sinneswahrnehmung ein Konzept entwickelt, das als Montessori-Pädagogik bekannt geworden ist. Die Prinzipien dieser Pädagogik sind vor allem für Kinder mit Teilleistungsschwächen von besonderer Bedeutung (Milz 1981, 1999). Ein kleiner Hinweis auf Ziel und Anwendung einiger Materialien für die Förderung bestimmter Bereiche der visuellen Wahrnehmung wurde bereits unter Kap. 5.5 gegeben.

MONTESSORI legte neben der Förderung des »mathematischen Geistes« besonderen Wert auf die Ausbildung und Förderung gesprochener und geschriebener Sprache. Sie erarbeitete Materialien und Methoden, mit denen wir besonders bei teilleistungsschwachen Kindern eine Grundlage für eine systematische Behandlung haben. Die Schulung der Sinne, die sensorische Stimulation zur Förderung intra- und intermodaler Wahrnehmung, die vielfältigen Variationen zur Generalisierung von erworbenen Fähigkeiten, die freie Wahl des Materials, die Erziehung zur Eigenverantwortlichkeit sind nur einige Elemente aus dem pädagogischen Konzept, das neuropsychologische Erkenntnisse zur Grundlage hat, obwohl es die Neuropsychologie dem Namen nach zur Zeit MONTESSORIS noch gar nicht gab. Wenn wir heute neuropsychologisches Wissen in die Schule bringen wollen, sollten wir auf MONTESSORI zurückgreifen[82].

8.5 Kognitive Bewegungstherapie im strukturierten Raum nach TONI STEINITZ

Die Darstellung dieser Form eines heilpädagogischen Umgangs mit teilleistungsschwachen Kindern soll eine Anregung zum Selbstausprobieren sein. Die kognitive Bewegungstherapie unterscheidet sich durch die strukturierten Aufgabenstellungen ganz wesentlich von anderen Bewegungstherapien. Sie hat besonderen Einfluß auf Kinder mit Teilleistungs- und Verhaltensstörungen, weil sie von ihrem Ansatz her die Integration der verschiedenen Sinnesbereiche anregt.

Kinder mit Teilleistungsschwächen im Bereich der Sprachbenutzung haben oft Schwierigkeiten, Strukturen zu erkennen, seien es nun Strukturen innerhalb eines Raumes, eines Rhythmus oder grammatische Strukturen der Sprache. Reihenfolgen von Bewegungsmustern oder Wortfolgen (wie bei der Satzbildung), können nicht gut behalten und reproduziert werden. Auch hier gilt es, zunächst Basisfähigkeiten zu entwickeln, will man auf die Teilleistungsschwächen Einfluß nehmen und die Sprachbenutzung verbessern.

TONI STEINITZ zeigt, wie man mit Hilfe eines strukturierten Raumes visuelle, auditive und kognitive Funktionen in Verbindung mit Bewegung aktivieren kann, wobei die Strukturierung des Raumes mittels Zahlen, Bewegungssymbolen und Geräten vorgenommen wird. Ein strukturierter Raum kann in vie-

---

82 Ausbildungsmöglichkeit z.B. Anna-Schmidt-Schule, Frankfurt am Main. Weiterbildung für Lehrer: Siehe unter Möglichkeiten zur Weiterbildung

ler Hinsicht bei teilleistungsschwachen und verhaltensgestörten Kindern zu ihrer Förderung beitragen, weil er nicht nur die Bewegung selbst anregt, sondern sie auch reguliert.

Er ermöglicht dem Erzieher, Situationen zu schaffen, in denen der Orientierungssinn in Zeit und Raum entwickelt wird (wann, wohin, von wo, auf welche Weise), die Bewegungen durch Momente der Ruhe auf nonverbalem Wege unterbrochen werden können und die visuelle, auditive und gedankliche Konzentration in der Bewegung angeregt wird.

Das Konzept basiert auf den Ideen des Schweizer Musikers und Erziehers EMIL JAQUES-DALCROZE.

In ihrem Buch »Seeing, Listening, Thinking and Moving« (1981) führt STEINITZ 16 Übungseinheiten auf, in denen sie die Ziele kurz umreißt und Anleitungen gibt, mit Kindern in der beschriebenen Weise zu arbeiten. Da die Kognitive Bewegungstherapie im Bereich der Schule noch wenig bekannt ist, andererseits für die Arbeit mit teilleistungsschwachen Kindern eine große Hilfe sein kann, soll sie hier vorgestellt werden. Wenngleich es nach STEINITZ nicht auf das Einhalten einer bestimmten Reihenfolge ankommt, liegt doch ein gewisser Aufbau der Übungen und ihres Schwierigkeitsgrades vor, daß es zunächst sicher besser ist, sich an die vorgegebene Reihenfolge zu halten[83].

1. Einführung

Bekanntmachen mit rhythmischen Elementen und Verknüpfen von Grundbewegungen und Körperempfindungen mit entsprechenden Symbolen.

gehen: ... , rennen: ... , hüpfen: ... , langsam gehen: ... anhalten: ... . Später werden andere Symbole hinzugenommen.

83 Die Ausführungen sind ihrem Buch in englischer Sprache entnommen. Erfahrungen in dieser Methode vermittelte sie in einem Spezialseminar anläßlich des Kongresses für Sozialpädiatrie 1984 in Brixen.

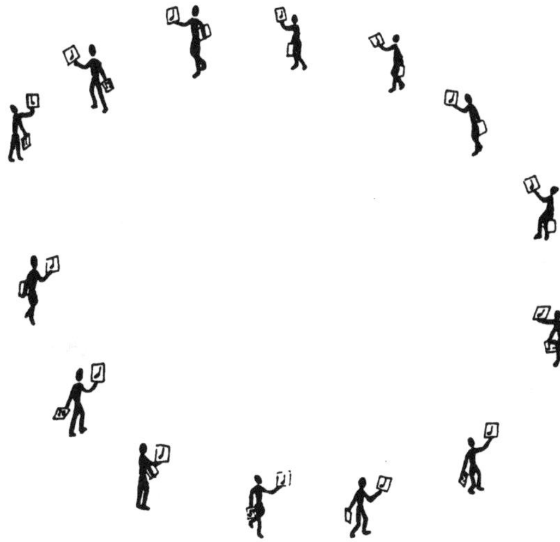

Abb. 1: Geh-Rhythmus, die Karten mit den entsprechenden Symbolen werden hochgehalten.

Orientierung im Raum: Mit Hilfe der audiovisuellen Methode lernt das Kind zu gehen, zu hüpfen usw. Es beginnt die Symbole zu lesen, die auf dem Fußboden ausgelegt sind und hört auf den Rhythmus, der einen bestimmten Weg markiert (Abb. 2).

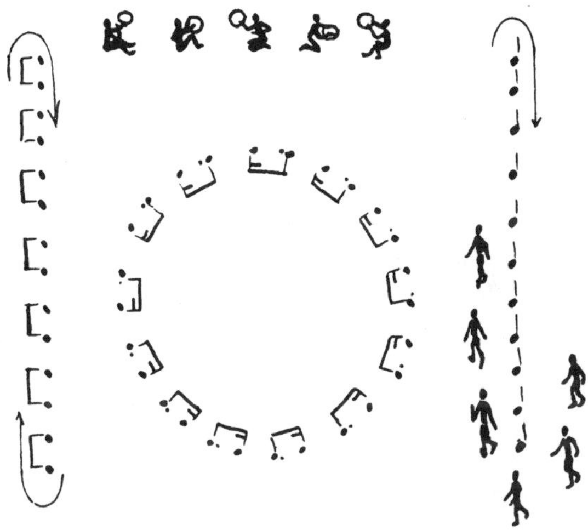

Abb. 2: Der Raum ist durch Karten mit verschiedenen rhytmischen Symbolen aufgeteilt. Diese zeigen den Kindern, wo sie rennen, hüpfen oder gehen sollen.

Rhythmisches Diktat – von der Bewegung zum Symbol: Das Kind wird aufgefordert, selbst zu entscheiden, wie es sich zu einer neuen Station auf dem Fußboden hinbewegen will. Ein anderes Kind wählt das zur Bewegung passende Symbol. Die Stationen sind durch verschiedene Farben markiert. Dies ist ein erster Schritt zum rhythmischen Diktat durch Bewegung (ausgeführt visuell) (Abb. 3).

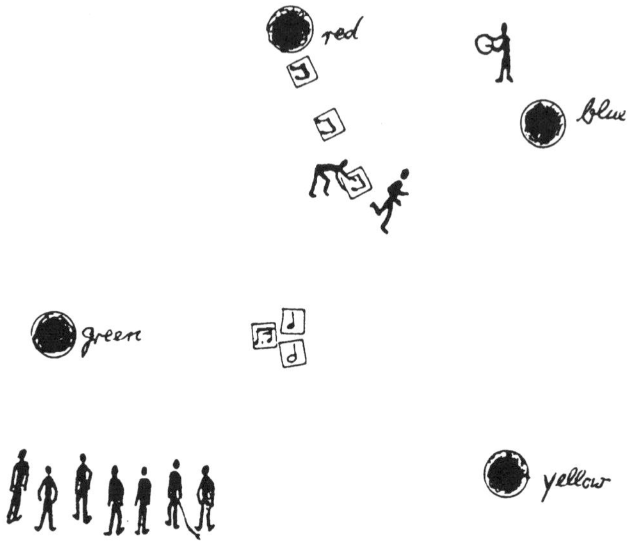

Abb. 3: Ein Kind legt einen Weg mit Rhythmuskarten entsprechend dem Rhythmus, den ein anderes Kind angibt.

2. Raum strukturiert mit Hilfe von Rhythmuskarten; vom Symbol zur Bewegung, Spiralübungen

Nachdem die Kinder die Symbole für »gehen«, »rennen«, »hüpfen« und »langsam gehen«, sowie die Bedeutung von »anhalten« verstanden und anzuwenden gelernt haben, sollen sie nun rhythmische Symbole vom Ansehen her erkennen und in Bewegung umsetzen (Abb 4).

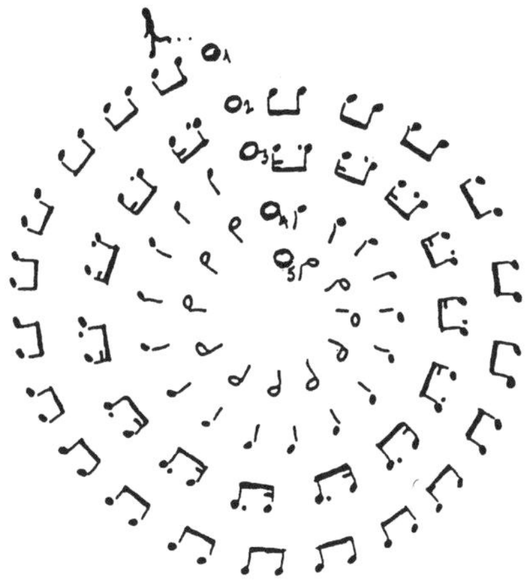

Abb. 4

3. Raum-Zeit-Beziehung

In dieser Übungseinheit wird mit Hilfe visueller und auditiver Demonstration eine Beziehung zwischen Raum und Zeit hergestellt. Das Kind soll erkennen, daß es für den Weg von einer Station zur nächsten die gleiche Zeit benötigt, obgleich es unterschiedliche Abstände sieht und verschiedene Rhythmen hört und empfindet (Abb. 5 und 6)

4. Rhythmen spielen (mit Rhythmusinstrumenten) und sich gleichzeitig bewegen

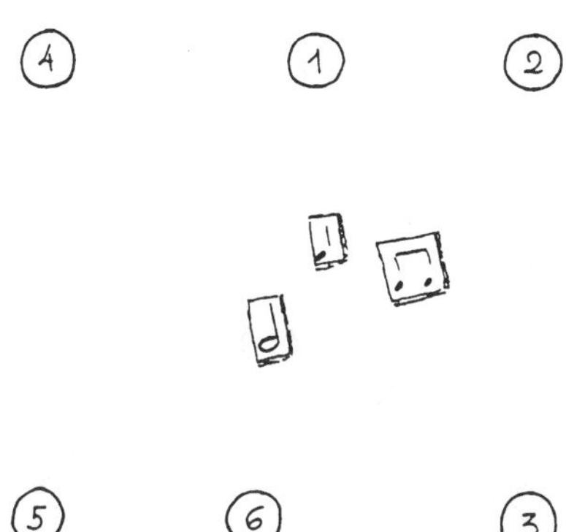

Abb. 5

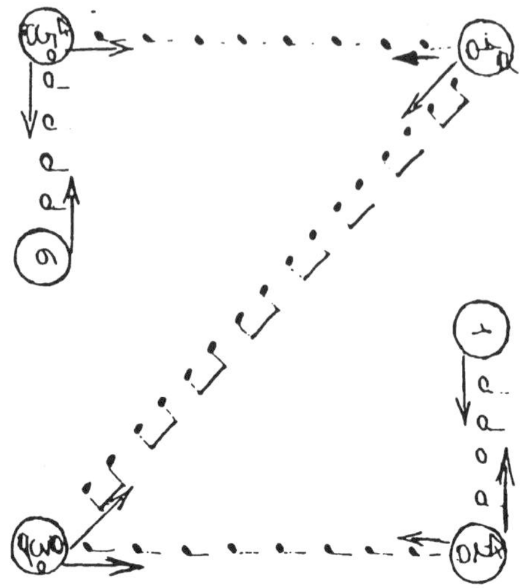

Abb. 6

In dieser Übungseinheit liegt der Schwerpunkt auf der nonverbalen Kommunikation zwischen Partnern, die verschiedene Aktivitäten ausführen: Rhythmen lesen und bewegen, spielen und hören. Auf das genaue Einhalten der Rhythmen wird besonderer Wert gelegt (Abb. 7)

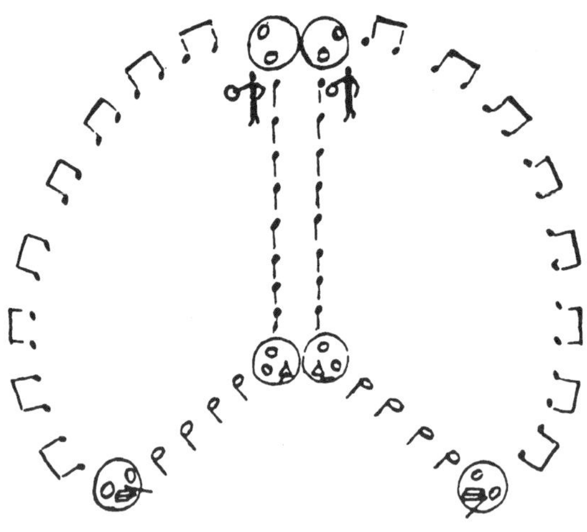

Abb. 7: Einen Rhythmus schlagen und sich gleichzeitig dabei bewegen

5. Entwickeln rhythmischer Geschicklichkeit

Jetzt sollen die Kinder zwischen sechs verschiedenen Körperempfindungen und den dazugehörigen Symbolen unterscheiden, indem sie auf den Rhythmus, den der Lehrer spielt, hören und danach die Fähigkeit für eigenes unabhängiges Spielen mit Rhythmusinstrumenten entwickeln (Abb. 8).

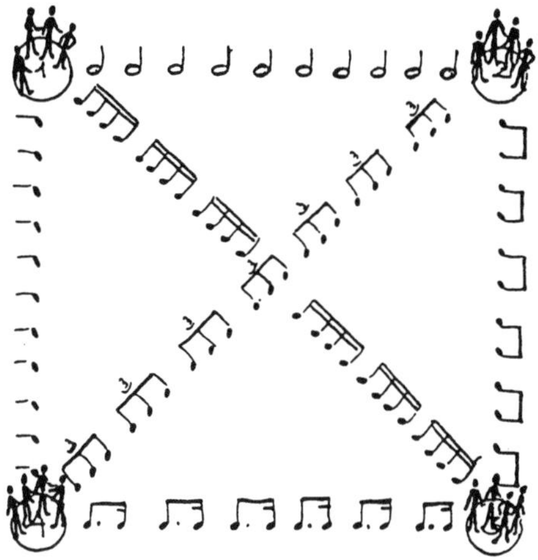

Abb. 8

6. Von rhythmischen Elementen zu rhythmischen Mustern

Im nächsten Schritt werden rhythmische Muster mit Hilfe verschieden kombinierter Rhythmuskarten gelegt und mit dem Körper oder Schlaginstrument nachvollzogen (Abb. 9).

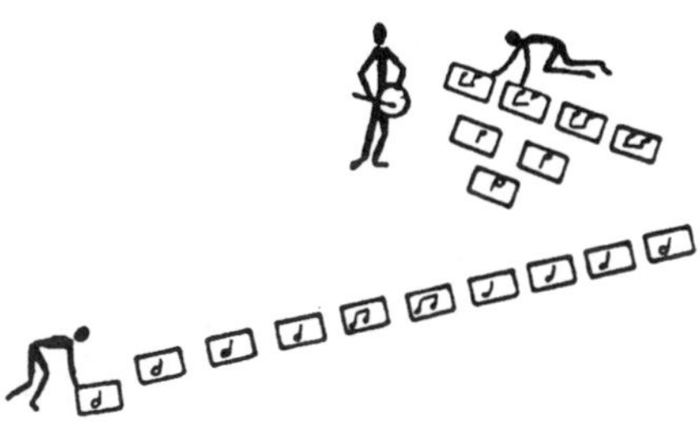

Abb. 9

7. Rhythmische Spiele auf der Grundlage von rhythmischen Mustern

Der Grundgedanke der Spiele ist, die Geschicklichkeit im »Lesen« und Spielen von Rhythmen zu entwickeln, ohne die Kinder zu langweilen. Sie lernen zu »lesen«, zu hören und sich zu verschiedenen Rhythmen zu bewegen, während sie untereinander Spiele ausführen, bei denen der Lehrer so wenig wie möglich eingreifen soll. Diese Spiele geben einen Einblick in die Persönlichkeit der Kinder, denn die Spiele erfordern intellektuelles Verstehen von Regeln, Konzentration, Kooperation und die Fähigkeit zur Annahme von gegenseitiger Kritik (Abb 10).

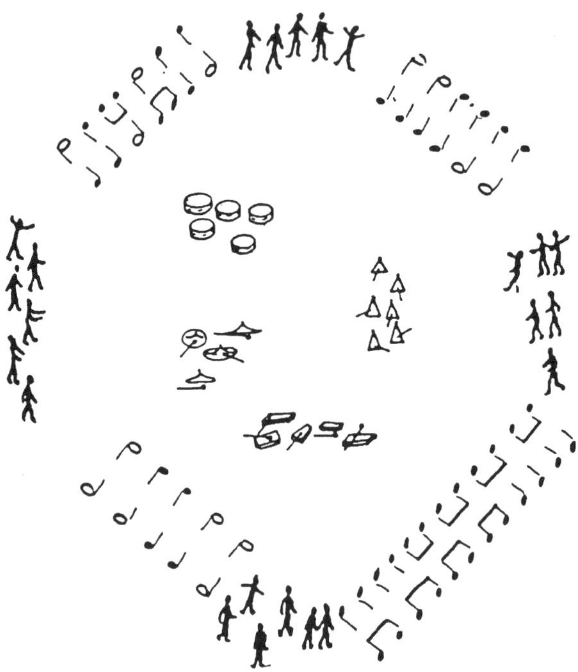

Abb. 10: Kommunikationsspiel – Ausgangsstellung

8. Rhythmische Ballspiele

Ballspiele sind eine beliebte Tätigkeit für alle Altersgruppen. Diese Tatsache wurde für erzieherische Zwecke ausgenutzt, indem jedes einzelne rhythmische Element durch eine bestimmte Art, mit dem Ball umzugehen, dargestellt wurde. Diese Methode, Ball zu spielen, entwickelt rhythmische Geschicklichkeit, reguliert psychomotorische Fähigkeiten und aktiviert audio-visuelle

Funktionen, und es veranlaßt die Kinder nachzudenken, während sie sich bewegen. In den meisten Fällen werden Tennisbälle benutzt oder Gummibälle der gleichen Größe, für ältere Kinder auch größere Bälle.

9. Raum, strukturiert mit Hilfe von numerierten Karten

Die folgenden Übungen sollen den Schüler befähigen, sich im Raum zu bewegen und zwar anhand von numerierten Karten. Die Orientierung im Raum, die Konzentration, der visuelle und nonverbale Kontakt werden auf diese Weise gefördert (Abb. 11).

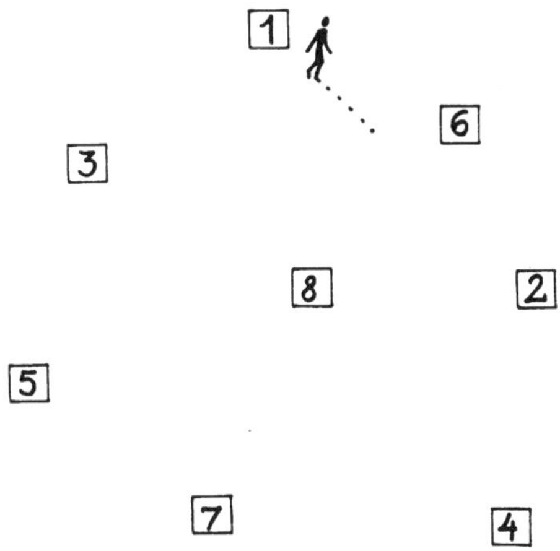

Abb. 11

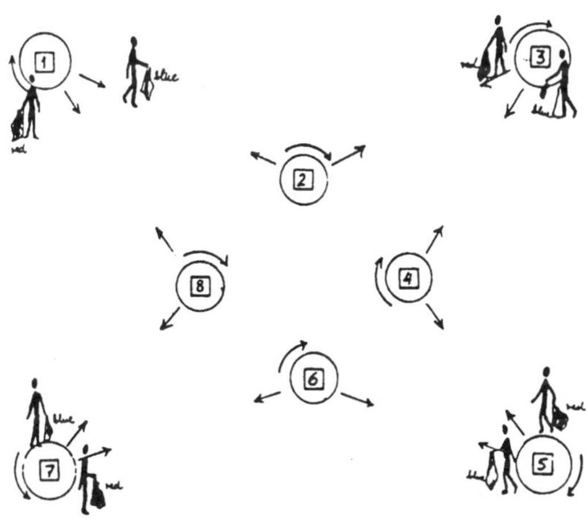

Abb. 12: Paartanz – soziale Aktivität und konzentrierte Aufmerksamkeit

10. Raum, strukturiert durch einen kreativen Prozeß

Es werden verschiedene Wege auf dem Fußboden markiert und mit Hilfe verschiedenen Materials gekennzeichnet. Dieses soll Bewegung und rhythmisches Spiel stimulieren. Als Materialien werden farbige Holzstäbe benutzt sowie Tücher, Bänder, Klötzer u.a.m. (Abb. 12 und 13).

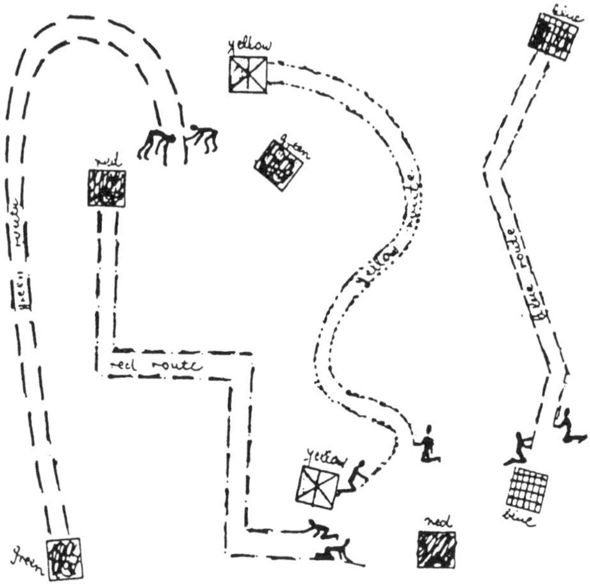

Abb. 13

11. Individuelle Arbeit mit verschiedenen Materialien

Es folgt eine Variation und Ausweitung des Grundgedankens der bisherigen Übungseinheiten, wobei die verschiedenartigsten Materialien benutzt werden, um die Phantasie auch in anderen Bereichen anzuregen (Abb. 14).

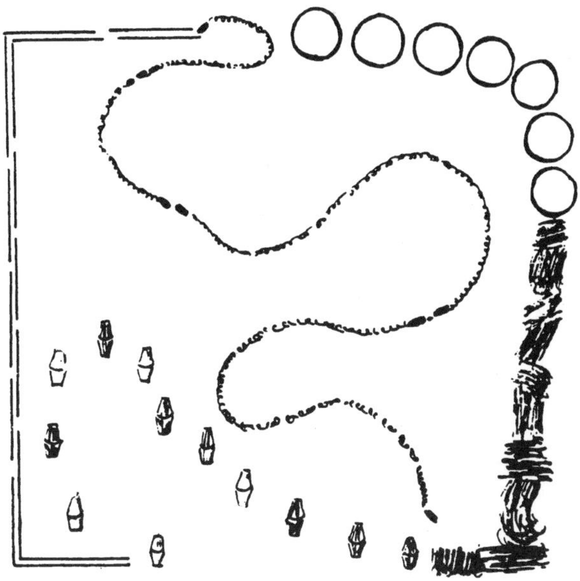

Abb. 14: Der Raum ist mit Hilfe verschiedener Materialien aufgeteilt, von denen jedes zu einer anderen Art von Bewegung anregt.

12. Arbeit mit einem Schlagorchester

Schlaginstrumente sind hinreichend bekannt und werden für vielfältige Zwecke eingesetzt. Hier geht es darum, einen besonderen Ansatz, wie man mit diesen Instrumenten arbeiten kann, zu demonstrieren. Indem das Kind, während es mit den verschiedenen Schlaginstrumenten Klänge produziert, die Handbewegungen dabei genau beobachtet, werden Fähigkeiten in verschiedenen Bereichen gefordert: z.B. die Ausführung sauberer, wohldefinierter Bewegungen, die visuelle Konzentration, die nonverbale Kommunikation, die auditive Reaktion auf visuelle Stimulation, die Fähigkeit, mit anderen ohne die Hilfe des Lehrers zusammenzuarbeiten (Abb. 15 und 16).

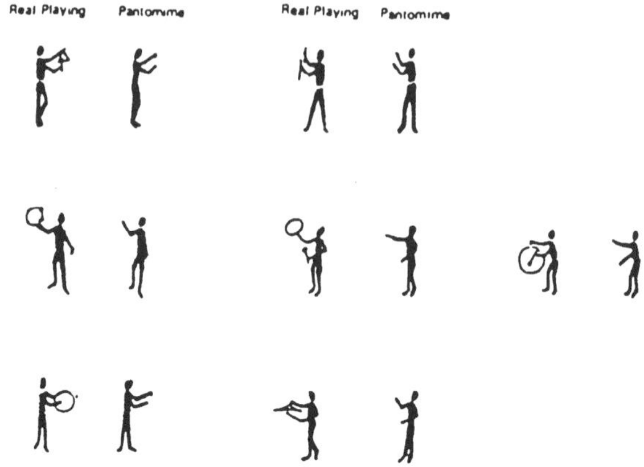

Abb. 15

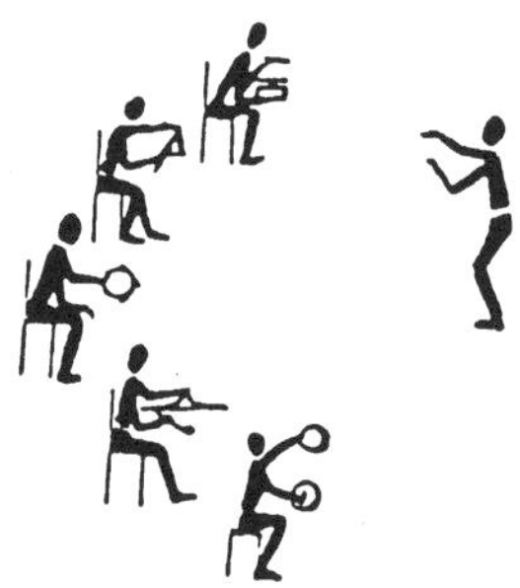

Abb. 16

13. Metrik, Takt und Zählen

In jeder Art von Musik spielen der Takt und das Zählen eine wichtige Rolle. Und die Verbindung zwischen ihnen ist klar definiert. In diesem Kontext wird das rhythmische Zählen in Verbindung mit Körperbewegungen in erster Linie behandelt. Zum Beispiel zählt ein Dirigent mit Hilfe seines Taktstockes, während die Sänger oder Musiker Hand- oder Fußbewegungen benutzen, um für sich den Takt mitzuzählen. Das Besondere am musikalischen Zählen ist, daß es sich (zwischen einem Taktstrich und dem nächsten) in gleichen Zeitintervallen wiederholt. Dieser zyklische Aspekt hebt die »betonten« Noten heraus und gibt dem Rhythmus seine charakteristische Eigenschaft. Die Verwendung der Beziehung zwischen Musik und Zahl und die Entwicklung der Fähigkeit, musikalisch zu zählen, verbessert die Integration visueller und auditiver Funktionen und die Fähigkeit, während des Sich-Bewegens zu denken.

14. Die vier Richtungen der Bewegung im Raum und ihre Klangcharakteristik

Die vier Richtungen der Bewegung im Raum sind »vorwärts«, »rückwärts«, »seitwärts«, »um-sich-selbst-drehen«. Jede von ihnen bewirkt unterschiedliche körperliche und emotionale Eindrücke. Diese Tatsache kann in größerem Umfang für erzieherische Zwecke ausgenutzt werden (Abb. 17).

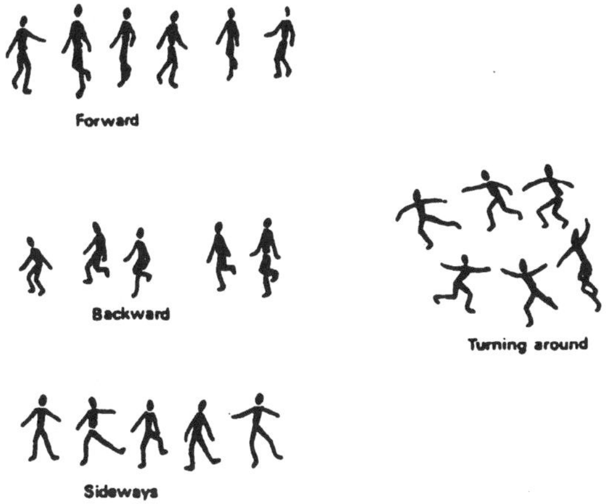

Abb. 17: Die vier Richtungen der Bewegung im Raum

15. Rhythmische Ostinato-Stimmen, Klang, Bewegung und Raum

Basso-ostinato ist ein kurzes melodisches Rhythmusmuster, das eine ganze musikalische Komposition hindurch die Melodie begleitend ständig wiederholt wird. ORFFs Schulwerk enthält eine Anzahl solcher mehrstimmiger Basso-ossinatos. Jede Stimme besteht aus einem mehrfachen, leicht zu spielenden Rhythmus und gibt so auch unerfahrenen Schülern die Möglichkeit, in einem längeren komplexen Stück mitzuwirken.

Die Durchführung dieses Gedankens im Rahmen der kognitiven Bewegungstherapie bedeutet: Bewegung mit oder ohne musikalische Begleitung, Bewegung und Spiel gleichzeitig, Musik zur Bewegung selbst finden u.a.m.

Der Schwerpunkt im Aufbau der einzelnen »Stimmen« liegt im Üben von visuellen, auditiven, rhythmischen und kognitivplanenden Funktionen.

16. Aktives Hören auf Musik

Wenn man sagt, man ist bewegt von der Musik, so bezieht sich das sowohl auf körper-motorische wie emotionale Bereiche. Darauf hat DALCROZE seine Prinzipien bezüglich musikalischer und allgemeiner Erziehung begründet. Die Kinder werden angehalten, sich frei zur Musik zu bewegen. Das befähigt sie, Musik ganzheitlicher zu verstehen als beim passiven Zuhören. Im Zusammenhang mit ihrer körperlichen, emotionalen und intellektuellen Einbezogenheit während des Ausdrucks eines musikalischen Inhaltes durch Bewegung entwickeln sie ihre eigene Persönlichkeit.

Zusammenfassung

»Die Arbeitsweise für eine kognitive Bewegungstherapie hat zum Ziel, einige, der bei Kindern beliebtesten Aktivitäten wie: Ballspielen, Hüpfen, Rennen, auf Instrumenten spielen (vor allem auf der Trommel), mit Geräten hantieren usw. in solcher Weise auszunutzen. Daß das begriffliche Denken geübt und die Konzentrationsfähigkeit gefördert werden und ein Gleichgewicht zwischen Aktivität und Ruhe hergestellt wird, was eine Verbesserung der Psychomotorik zur Folge hat.

Ein wesentliches pädagogisches Prinzip besteht in der nonverbalen Kommunikation der zu behandelnden Kinder untereinander, wobei die Raumstrukturen quasi zu den Kindern »sprechen«, und dies an Stelle der in Worten ausgedrückten Unterweisungen des Therapeuten« (TONI STEINITZ, 1984 in: Der Kinderarzt. 15. Jg., Nr. 6).

Die hier aufgeführten Übungseinheiten oder Aspekte der Therapie nach STEINITZ, können den Wert dieser Methode und ihre Auswirkungen auf Kinder nicht wiedergeben. Die Kognitive Bewegungstherapie muß selbst erfahren werden. Wenn hier dennoch darauf verwiesen wird, dann, um damit bekannt zu machen und Anregungen für Lehrer und Erzieher zu geben, sich mit dieser Methode auseinanderzusetzen.

8.6 Funktionelle Entspannung nach MARIANNE FUCHS

Auch die nun folgenden Ausführungen über die Funktionelle Entspannung, FE, können nur als Hinweise verstanden werden auf weitere Möglichkeiten des therapeutischen Vorgehens mit teilleistungsschwachen Kindern. Wenngleich es sich bei der FE um eine Therapie mit psychosomatischem Schwerpunkt handelt, gibt es wichtige Gründe, sie auch heilpädagogisch anzuwenden.

»Ziel der Funktionellen Entspannung ist es, Körpergefühl zu wecken, Fehlhaltungen zu verändern, Schwächen anzunehmen, Fähigkeiten kennenzulernen. Das Instrument Leib soll gestimmt werden, damit es lustvoll und frei zur Verfügung steht. Das ist ein pädagogischer Weg, der sich mit Psychotherapie verbinden laßt. Kein Training zwingt zu vorgeschriebenen Übungen. Der Patient selbst entdeckt sich und sammelt Erfahrungen. Solches Üben mit dem Leibe weckt Neugier, Selbstkritik, Selbstgefühl. Der therapeutische Erzieher bestätigt, ermutigt, ermöglicht Entwicklung. Besonders Kinder, auch in kleinen Gruppen, lernen zudem Hinschauen, Hinhören, Sich-Einfühlen, und sie üben dabei die Vorstellungskraft, wenn die Aufgabe in verwandten Bildern gestellt wird, z.B. Sich-Aufrichten »wie ein Baum«, Sich Schwingen-Lassen »wie eine Schaukel«. Auch ohne Musik oder Instrument läßt sich rhythmisches Geschehen im Bewegen und Bewegtwerden entwickeln« (Fuchs, 1985).

Wenn M. Fuchs das Wecken des Körpergefühls, das Verändern von Fehlhaltungen (im Sinne von Fehlverhalten), das Annehmen von Schwächen, das Entdecken von Fähigkeiten als Ziele für die Behandlung mit FE erwähnt, so sind dies wesentliche Aspekte auch im Rahmen der Behandlung von Kindern mit Teilleistungsschwächen, und zwar aus folgenden Gründen:

1. Bei Kindern mit Teilleistungsschwächen sind meist elementare Wahrnehmungsfunktionen mehr oder weniger stark betroffen.

Mit Hilfe der FE werden durch feine Bewegungen an den Muskeln und Gelenken die Propriozeptoren stimuliert. Der Spürsinn für diese Reize wird entwickelt, die taktil-kinästhetische Wahrnehmung dadurch verbessert, die Voraussetzungen zur Ausbildung des Körperschemas unterstützt. Auch bei Artikulationsstörungen kann die FE durch verbesserte taktil-kinästhetische Wahrnehmung im Mundbereich eine wesentliche Hilfe darstellen.

2. Bei Kindern mit Teilleistungsschwächen liegen häufig sensorisch-integrative Dysfunktionen vor.

Durch die Auswirkungen der FE auf bestimmte cerebrale Bereiche (Formatio retikularis und limbisches System) kann die Integration sensorischer Funktionen verbessert werden (visuell-motorisch, auditiv-motorisch, visuell-auditiv, visuell-auditiv-motorisch).

3. Kinder mit Teilleistungsschwächen sind häufig motorisch wie emotional gehemmt. Auch im Bereich der Sprachbenutzung können sich Gehemmtheiten zeigen, z.B. in einer Rhythmusstörung beim Sprechen (Stottern).

Die FE kann hier helfen zu »deblockieren«, Blockaden zu lösen, und durchlässig zu machen. Erreicht wird dieses durch kleine Bewegungsreize in Verbindung mit der Ausatmung. Der Rhythmisierung des Atems kommt dabei besondere Bedeutung zu. Über das Zwerchfell und seine Verbindungen zum Gehirn (Stammhirn) werden cerebrale Bereiche angeregt, die ihrerseits wiederum Auswirkungen auf vegetative Funktionen und emotionale Gestimmtheit haben.

Möglicherweise wird Rhythmus überhaupt primär auf diese Weise erfahren. Dann ist FE eine wesentliche Hilfe auch für solche Kinder, die keinen Rhythmus empfinden und ihn deshalb auch nicht einhalten können.

4. Viele Kinder mit Teilleistungsschwächen können sich schlecht konzentrieren. Häufig liegt die Ursache dafür in einer allgemeinen Schwäche der Figur-Grund-Wahrnehmung (Tonusunterschiede werden nicht deutlich genug wahrgenommen) primär im körperlichen Bereich mit sekundären Auswirkungen auf die visuelle und auditive Perzeption.

Die FE kann über eine verbesserte propriozeptive und taktil-kinästhetische Perzeption auch zu einer verbesserten Figur-Grund-Unterscheidung zunächst im ganzen Körper, aber auch im auditiven und visuellen Bereich führen.

5. Kinder mit Teilleistungsschwächen haben häufig ein wenig ausgeprägtes Selbstbewußtsein.

In der FE wird durch die Arbeit am Gerüst (der Wirbelsäule und den großen Gelenken) der Halt in sich selbst, der innere Halt, die »Ich-Achse«, wie M. FUCHS es nennt, erspürt und damit Selbstbewußtsein entwickelt.

6. Kinder mit Teilleistungsschwächen haben bisweilen Schwierigkeiten in ihren sozialen Beziehungen.

In schweren Fällen kann das daran liegen, daß die frühe Mutter-Kind-Beziehung nicht geglückt ist und die Wahrnehmung dadurch so beeinträchtigt wurde, daß sie sich auch auf andere Objektbeziehungen auswirkt, bis hin zu Störungen der visuellen Wahrnehmung im Bereich der Raumbeziehung. In anderen Fällen mag primär eine Wahrnehmungsstörung die frühen Objektbeziehungen beeinträchtigt haben. (Beide Aspekte findet man auch in Theorien zur Entstehung des Autismus.) Im allgemeinen geraten Kinder mit Teilleistungsschwächen aufgrund ihres Lernversagens in zusätzliche Not. Nicht nur, daß sie nicht die Leistungen erbringen, zu denen sie ihrer Intelligenz nach fähig wären, sie bekommen auch sehr deutlich die Enttäuschungen ihrer Eltern zu spüren und leiden darunter. Die Beziehungen werden gespannt, und nicht nur die zwischen Eltern und Kind, auch die zwischen Lehrer und Schüler und unter Umständen die innerhalb der Klasse. Wenn dann noch, wie es immer wieder vorkommt, eine Sonderschulüberweisung vorgeschlagen wird bzw. »droht«, kann es bei Eltern und Kind zu panischen Reaktionen kommen.

Die FE kann helfen, wieder »in Beziehung« zu bringen, und zwar über die Hand des Therapeuten oder der Mutter. »Jede Berührung ist Beziehung. Sie muß, wenn sie therapeutisch wirken soll, sorgfältig gelernt und verantwortet werden« (FUCHS). So wird die Mutter im therapeutischen Anfassen angeleitet und erfährt gleichzeitig, wie sie sich selbst loslassen, sich zurücknehmen und bei sich sein kann, während sie sich auf den Atemrhythmus des Kindes einstellt. Anfassen in »verantworteter« Beziehung heißt es bei MARIANNE FUCHS, um nicht eine symbiotische Beziehung entstehen zu lassen.

So wichtig die Beziehung zwischen Mutter und Kind und der Mutter zu sich selbst, so wichtig ist auch die Beziehung des Lehrers zu sich selbst wie zum Schüler. Auch er kann mit Hilfe von FE lernen, Verspannungen an sich wahrzunehmen, loszulassen, bei sich zu sein, den Spielraum zu spüren zwischen sich und dem Kind. Mit sich im Gleichgewicht, kann ihn so schnell nichts aus der Ruhe bringen, kann er angemessen auf das Kind eingehen und es auch leichter »ertragen«. Dieses immer wieder Zu-Sich-Zurück-Finden und Bei-Sich-Sein ist eine große Hilfe im Umgang mit teilleistungsschwachen Kindern.

Die FE als Therapie im eigentlichen Sinne wird sich im Rahmen der Schule nicht so durchführen lassen. Aber allein, wenn der Lehrer FE-mäßig mit sich und den Kindern umgeht, ist das für ihn und sie von Nutzen. Eine Lehrerin, die ihre Klasse in dieser Weise führt, wurde bei Besichtigungen durch den Schulrat immer wieder gefragt, was sie eigentlich mit den Kindern mache, sie seien so anders. Im Verhalten untereinander und im »Klassenklima« gäbe es einen deutlichen Unterschied zu anderen Klassen.

Bei besonders unruhigen Kindern konnte ich selbst erleben, wie beruhigend es wirkte, wenn ich meine Hand auf ihren Rücken legte. Zufällig saßen in einer Vertretungsstunde zwei Zappelphilippe nebeneinander und störten sich und die Mitschüler. Ich stellte mich zwischen die beiden, legte meine Hände auf ihren Rücken und konnte zusehend erleben, wie das auf sie wirkte. Wenn sie vorher nicht in der Lage waren, ohne Hin- und Her-Gewackel und ständiges Schwatzen von der Tafel abzuschreiben, wurden sie »unter der Hand« ruhiger, gelöster und arbeitsfähig. – Ob das nun an meinem »Dazwischentreten« oder an meinem »therapeutischen« Anfassen gelegen hat, letzteres scheint mir in diesem Fall wahrscheinlicher.

9. Ein Lernmodell für wahrnehmungsgestörte und teilleistungsschwache Kinder – dargestellt am Beispiel der sprachheilpädagogischen Arbeit einer Sprachheilschule

MARTIN FINK

Dieser beachtenswerte Beitrag von Martin Fink wurde bei der letzten Überarbeitung 1977 in dieses Buch aufgenommen. Drei Jahre danach, mit der erneuten Überarbeitung zur 5. Auflage haben sich die äußerlichen Umstände, auch die politischen Rahmenbedingungen, unter denen er geschrieben, wurde zwar geändert, der Beitrag enthält aber »überregionale und überzeitliche« Fragestellungen und Anregungen, die es mir wichtig erscheinen lassen, ihn an dem Gesamtthema interessierten Pädagogen nicht vorzuenthalten. I. Milz

9.1 Eine verordnete Schulreform mit guten Ansätzen

Vielfach ist schon von der »Schule 2000« die Rede, einer Schule, die sich nach dem Willen von Bildungspolitikern um die Jahrtausendwende weiterentwickelt haben soll. Gemeint ist vor allem die Grundschule, die beispielsweise in Hessen seit kurzem nach einem neuen Rahmenplan mit dem Ziel, noch schülergerechter zu unterrichten, arbeitet. Neben der Verbindlichkeit von Unterrichtselementen gibt der Rahmenplan viele Beispiele, wie individuell gearbeitet werden kann und soll. Insofern wird nicht mehr der Durchschnittsschüler angesprochen, sondern die Person eines jeden Schülers in seinem individuellen Lern- und Leistungsvermögen. Für einzelne Kinder sollen Förderpläne erstellt werden. Zweifelsfrei wichtige Voraussetzungen für den Erfolg eines Reformvorhabens. Mehr zwischen den Zeilen als direkt wird auch der Erziehungsauftrag der Schule stärker betont. So heißt es: Die Grundschule hat auch sozialpädagogische Aufgaben.

Es soll eine Öffnung der Schule nach außen entsprechend den Wünschen der Schülerinnen und Schüler und ihrer Eltern gegenüber außerschulischen Einrichtungen und Trägern erfolgen.

Die Elternmitarbeit im Unterricht ist auf ein sichereres Fundament gestellt worden und die örtliche Schule ist angehalten, ein ihr eigenes Profil zu entwickeln, wobei sie sich nicht nur als Lernschule, sondern auch als lebensgestaltende Schule darstellen und damit in ihrer Eigenverantwortlichkeit gestärkt werden soll.

Die Sonderschulen sollen sich zu sonderpädagogischen Unterstützungssystemen auch für die allgemeinen Schulen entwickeln. Die Vorbereitung von Entscheidungen und die Entscheidung über spezifische Fördermöglichkeiten sollen sich an dem Ziel einer größtmöglichen Selbstbestimmung und Integration in die Gemeinschaft orientieren und das Verfahren zur Feststellung des sonderpädagogischen Förderbedarfs soll neu geregelt werden.

Damit sind die Begriffe und Bereiche angesprochen, die Schule verändern können – sofern sie »von unten« mit Leben bereichert werden. Die Crux der gut gedachten Schulreform ist, daß sie »von oben« geplant und bei leeren Kassen durchgeführt werden soll. Es ist unbestritten eine gesellschaftliche Notwendigkeit, daß sich die Institution Schule öffnet, doch sollte dies aus Gründen möglicher Einsparungen geschehen, dann wäre sie bereits im Ansatz zum Scheitern verurteilt. Sofern es gelingt, vielfältigste Ideen und Kompetenzen durch das Engagement der Eltern, Vereine und anderer Einrichtungen bei der Gestaltung des Schulalltags zu berücksichtigen, wird in den Schulräumen neues Leben entstehen. Soll dies möglich sein, dann muß die Schulbehörde aber auch unbürokratisches Handeln zulassen, was ihr sicherlich schwerfallen wird, da weite Bereiche der Schule bürokratischen Zwängen unterliegen.

Öffnung von Grundschule könnte bewirken, daß Lernen nicht mehr nahezu ausschließlich in den Köpfen der Kinder auf papierener Grundlage stattfindet. Das »plattgedrückte« Lernen muß sich weiten in körpererfahrbares Lernen. Die so entstandene Empfindsamkeit verändert zwangsläufig das Kommunikationsverhalten eines Kindes. Raum und Zeit müssen mit allen Sinnen er-spürbar und er-lernbar sein.

Schulärztliche Untersuchungen belegen, daß jedes 4. Kind nicht die notwendige Schulfähigkeit bei der Einschulung mitbringt. Beeinträchtigungen der Sinne, also Wahrnehmungsbeeinträchtigungen, ziehen sich wie ein roter Faden durch die Entwicklungsrückstände der Einzuschulenden. Doch weder das Hess. Schulgesetz noch die relevanten Verordnungen und Richtlinien kennen außer in den klassischen Formen der Blinden, Sehbehinderten und Hörgeschädigten den Begriff »Wahrnehmungsstörung«.

Die Sprachheilschule und ihre innovative Bedeutung für die Grundschularbeit

Da die Sprachheilschule aufgefordert ist, Entwicklungsrückstände von Kindern vor allem unter sprachlich-kommunikativen Gesichtspunkten zu sehen und im Hinblick auf zu erwartende Schwierigkeiten beim Schriftspracherwerb zu interpretieren, hat die Sprachheilschule und das in Hessen vorbildlich angelegte System der schulischen Sprachheilambulanz bei der Einschulung von Kindern wichtige Beratungsaufgaben zu erfüllen. Auch später, sofern Probleme im Lese- und Schreiblernprozeß des Schülers wie auch beim Rechnen sichtbar werden, kann der Sprachheillehrer bis hin zur Mitgestaltung eines individuellen Förderplans notwendige kollegiale Hilfestellung leisten. Das setzt allerdings voraus, daß auch bei den Sprachheillehrern ein Umdenken stattfindet – insofern ist auch die Sprachheilschule reformbedürftig. Die eher am Symptom orientierte schulische Sprachheilarbeit glaubt immer noch, mit logopädischer Arbeit konkurrieren zu können. Dabei wird übersehen, daß selbst logopädische Praxen mittlerweile ihren Patienten teilweise empfehlen, im epochalen Wechsel ergotherapeutische Behandlung wahrzunehmen. Mit anderen Worten, das außerhalb der Schule angebotene Beratungs- und Behandlungsangebot hat sich weiter entwickelt, während schulische Sprachheilarbeit auf der Stelle tritt. Logopädische Behandlung sollte man in der Tat den Logopäden überlassen, die davon mehr verstehen als Sprachheilpädagogen, sofern sie sich nicht für diesen Bereich spezialisiert haben, während die Aufgabe der Sprachheillehrer und der Sprachheilschule eine ganz andere ist: Sprachentwicklungsverzögerungen sind auf dem Hintergrund zentral auditiver Wahrnehmungsstörungen zu sehen und erfordern besondere methodisch-didaktische Überlegungen hinsichtlich der Herstellung von Phonem-Graphem-Zusammenhängen und damit für das Erlernen von Lesen und Schreiben. Das setzt Kenntnisse der der Sprachentwicklungsverzögerung zugrundeliegenden Wahrnehmungsbeeinträchtigungen und ihrer Auswirkungen auf den Schriftspracherwerb voraus.

Nach der Definition des Vereins zur Förderung wahrnehmungsgestörter Kinder e.V. wird unter »Wahrnehmungsstörung« eine »*Beeinträchtigung der Aufnahme von Sinnesreizen und ihrer Verarbeitung zu Informationen (Bedeutungsvolles Erkennen) sowie die Fähigkeit zu adäquater Reaktion/ Handeln*« verstanden. Daraus wird gefolgert: »*Die Beeinträchtigungen können die Bereiche Sensorik, Motorik, Sprache und Verhalten betreffen. Sie können sich im Lernen als Teilleistungsschwäche und im Verhalten als emotionale Störung oder auch als allgemeine Entwicklungsverzögerung darstellen*.« (Rohde-Köttelwesch)

Damit sind die überwiegend in Sprachheilschulen anzutreffenden sprach- und wahrnehmungsgestörten Kinder aber auch die teilleistungsschwachen Schüler in den Grundschulen charakterisiert, die unsere besondere Aufmerksamkeit haben.

Ein besonders sensibler Punkt im Verhältnis der Grundschule zur Sonderschule und somit auch zur Sprachheilschule ist das Überprüfungsverfahren. Obwohl schon seit Jahren von den Sonderschulen sonderpädagogischer Förderbedarf ermittelt werden soll, wird immer noch nach den alten Verwaltungsvorschriften eher nach Mängeln und Fehlern als nach Stärken beim Kind gesucht. Selbst wenn demnächst das Überprüfungsverfahren geändert werden sollte, wird es vermutlich noch Jahre dauern, bis Pädagogen gelernt haben, aus Verhaltensbeobachtungen Rückschlüsse auf die schulischen Entwicklungsmöglichkeiten eines Kindes zu ziehen. In der Lehrerfortbildung fehlen bislang solche Schulungsangebote, eine Lücke, die von Sprachheillehrern in Zusammenarbeit mit Grundschullehrern geschlossen werden könnte.

In den Sprachheilschulen in Hessen wird nach dem Rahmenplan der Grundschule unterrichtet. Insofern muß ein in der Sprachheilschule entwickeltes Lernmodell auf die Grundschularbeit ebenso übertragbar sein wie auf eine Klasse oder Schule mit ausschließlich wahrnehmungsgestörten Kindern. Da in den Sprachheilschulen überwiegend wahrnehmungsgestörte Kinder sind, bietet sich dieser Schultyp an, exemplarisch aufzuzeigen, welche Rahmenbedingungen eine (andere) Lern- und Lehrkonzeption die Schule ganz allgemein und die Sprachheilschulen im besonderen brauchen, um den Kindern die für ihre Entwicklung erforderlichen Lernimpulse geben zu können.

Das an der Sprachheilschule in Friedberg-Dorheim (Hessen) entwickelte Lernmodell versucht, die Möglichkeiten, die der Gesetzgeber durch das Hess. Schulgesetz, Verordnungen, Richtlinien, den Rahmenplan Grundschule usw. vorgegeben hat, zusammen mit den »Spielräumen«, die Pädagogen haben (müssen) und etwas Courage, die Pädagogen brauchen, zu nutzen, um einen Weg aufzuzeigen, wie wahrnehmungsgestörte und teilleistungsschwache Kinder entsprechend ihres Entwicklungs- und Leistungsvermögens in der Sprachheilschule als Sonderschule, aber auch in der Grundschule gefördert werden können.

Die Ausführungen legen nahe, die Lern-, Lehr- und Schulkonzeption der Sprachheilschulen in Hessen zu überdenken. Der Leitgedanke dabei ist, daß die Konzeption einer Schule, die daraus resultierende Zielsetzung der Arbeit und die Arbeitsweise den gebündelten Erwartungen (auch Befürchtungen), den Ideen und den gemachten Erfahrungen ganz vieler Menschen entspricht, die in dieser Schule ein- und ausgehen, die mit ihr zu tun haben.

9.2 Zur Konzeption der Sprachheilschule Dorheim im Wetteraukreis

Der Wetteraukreis als Schulträger hat 1992 die Einrichtung einer Sprachheilschule in der Brüder-Grimm-Schule, einer Grundschule in Friedberg-Dorheim, beschlossen. Das Hessische Kultusministerium errichtete die Sprachheilschule als Abteilung. Üblicherweise wird entweder vor oder kurz nach Beginn der Arbeit die Vorlage einer Konzeption erwartet, was auch geschah. Bis zum Schuljahr 1992/93 wurden sprachgestörte Kinder aus dem Wetteraukreis an die Sprachheilschule nach Gießen gefahren, eine von damals 7 eingesessenen Sprachheilschulen in Hessen mit zum Teil sehr großen Einzugsgebieten.

Aus dem Grundstufenbereich waren es 10 Kinder, die von da an in der Sprachheilschule Dorheim beschult werden konnten. Entsprechend dieser Zahlen wurde die Sprachheilschule Dorheim einzügig mit Vorklasse und einer kombinierten Klasse 5/6 konzipiert. Doch schon im folgenden Schuljahr machte es die tatsächliche Zahl sprachgestörter Kinder im Wetteraukreis, 25 – 30 pro Jahrgang, erforderlich, zweizügig zu beginnen, eine Entwicklung, die aufrechterhalten wurde, bis die Schule nach dem einzügigen Konzept mit etwa 75 Schülerinnen und Schülern »voll« war.

Die Zahlen an sich erscheinen hoch, relativieren sich aber schnell, wenn man weiß, daß im Schuljahr 1996/97 im Wetteraukreis etwa 3.500 Kinder zur Einschulung anstehen. Der Anteil sprach- und wahrnehmungsgestörter Kinder daran entspricht seit 3 Jahren konstant etwa 1 %. Der schulärztliche Dienst beim Gesundheitsamt des Wetteraukreises berichtet u.a. von immer häufiger festgestellten Sprachstörungen bei den Untersuchungen zur Schulfähigkeit. *»Von den 3.500 Kindern, die Dr. Ute Glock und ihre Kolleginnen in diesem Jahr untersuchen werden, sind etwa 350 einer besonderen Förderung in Vorklassen anempfohlen, weitere 700 Kinder werden trotz festgestellter Defizite allmorgendlich den Tornister packen.«* Die Kinderärztin faßt ihre Erfahrungen zusammen: *»Ich kann ohne Übertreibung sagen, daß jedes 4. Kind die notwendige Schulfähigkeit eigentlich nicht mitbringt.«* (Glock)

Schon bald nach Beginn der Unterrichtsarbeit zeigte sich, daß die tatsächliche Konzeption der Schule eine andere war bzw. werden sollte. Viele Menschen, durch ihre Kinder betroffene Eltern, aber auch Mitbetroffene insofern, als sie mit diesen Kindern arbeiten, Erzieherinnen von Kindergärten, Fachkundige von ergotherapeutischen/motopädischen Einrichtungen, logopädischen Praxen, psychologischen und/oder ärztlichen Beratungs- und Behandlungseinrichtungen, Schulleiter von Grundschulen, Lehrerinnen und Lehrer, die ein sprachgestörtes Kind in ihrer Klasse hatten – sie wandten sich an die neue Schule, um Fördermöglichkeiten zu erfragen. Das Kollegium der Sprachheilschule versuchte zu beraten und ein schulisches Förderangebot zu entwickeln.

Eine besondere Prägung erhielt das Konzept der Schule, nachdem sich der Schulträger und die Schulaufsichtsbehörde zunehmend kritisch äußerten, woher im Vergleich zu früher plötzlich die vielen sprachgestörten Kinder kommen. Es wurde in Frage gestellt, ob diese Kinder tatsächlich »sprachgestört« im Sinne der Sprachheilschule sind; sprachgestörte Kinder wurden mit dem Verdacht auf Lernbehinderung belegt und sollten nochmals überprüft werden. Das wiederum aktivierte die Eltern, die gegenüber dem Schulträger ausreichende Beschulungsmöglichkeiten für ihre Kinder an der Sprachheilschule forderten und gegenüber der Schulaufsichtsbehörde durch unterrichtsunterstützende Maßnahmen deutlich machen wollten, daß Sprachstörungen auf dem Hintergrund von Wahrnehmungsbeeinträchtigungen keinesfalls mit Lernbehinderung gleichzusetzen sind. Nach 2 Jahren scheinbarer Stagnation in der Entwicklung der Schule und davon einem Jahr beginnender Resignation vor allem unter den Lehrern war es nicht zuletzt über einen Workshop beim 2. Symposium »Lernen – aber wie?« des Vereins zur Förderung wahrnehmungsgestörter Kinder e.V. möglich, ein Lernmodell für wahrnehmungsgestörte Kinder zu entwickeln, das die konzeptionelle Weiterentwicklung der Schule ein gutes Stück voranbrachte.

Sprach- und wahrnehmungsgestörte Kinder und das sprachheilpädagogische Konzept der Schule

Sprach- und wahrnehmungsgestörte Kinder

Es gibt offenbar einen Zusammenhang zwischen Bewegung und Sprechen, den wir bei 4- und 5jährigen Kindern gut beobachten können. Diese Kinder sind nicht nur ständig in Bewegung, wir hören auch, wie sie ihre Bewegungen versprachlichen: »Ich bin hingefallen, ich hole mir eine Hose ...« Im Spiel werden Tiere, Puppen und andere Gegenstände sprachlich lebendig. In einer Art Zwiesprache werden sprachliche Beziehungen zwischen Dingen außerhalb des Körpers und dem eigenen hergestellt. Der eigene Körper wird mit Dingen und Personen sprachlich in Verbindung gebracht und »sprachlich gemessen«. »Ich bin so groß«, wobei gezeigt wird, daß man bis zum Bauchnabel des Erwachsenen reicht. So entstehen offenbar sprachliche Beziehungen, die das eigene Tun mit der Umwelt in Verbindung setzen.

Bei Kindern, die der Sprachheilschule in diesem Alter vorgestellt werden (auch noch mit 6 und 7 Jahren) fällt auf, daß sie durch auditive, visuelle, taktil-kinästhetische Wahrnehmungsbeeinträchtigungen in ihrer Situationseinschätzung verunsichert sind. Ihnen fehlt der Überblick. Sie können nicht abstrahieren und Handlungsabläufe im Gedächtnis schlecht speichern. So sind sie auch motorisch verunsichert, sie sind nicht »im Gleichgewicht«, sie können sich schlecht in Raum und Zeit orientieren. Sie kennen die Möglichkeiten ihres Körpers nicht – wie sie umgekehrt, weil sie ihren Körper nicht koordinieren können, Probleme in der Wahrnehmung haben. Sie sind unkonzentriert, leicht ablenkbar, hyperton... Sprachlich fällt auf: Sie können ähnlich klingende Laute nicht unterscheiden, Buchstaben/Worte nicht lokalisieren, ihnen fällt die Artikulation schwer; ihre Sprache ist teilweise verwaschen. Wahrnehmungsbedingte Verunsicherungen können aber auch die emotionale Befindlichkeit (z.B. Stotter- und/oder Poltersymptome) beeinflussen, auch das Handeln. Ihrem Handeln »fehlen die Worte« und weil sie sich nicht spontan äußern können, verstummen sie mehr und mehr. Diese Kinder haben vielfach graphomotorische Probleme; ihre Augen-Hand-Koordination ist beeinträchtigt ...

Aufgrund ihrer Verarbeitungsprobleme lernen sie langsamer. Da ihnen die Wendigkeit des Sprechens fehlt und auch Sprachanlässe kaum spontan wahrgenommen werden, ist bei sprachentwicklungsverzögerten Kindern die kognitive Entwicklung nicht immer altersgemäß.

Zielsetzung und Konzeption der sprachheilpädagogischen Arbeit

Die Kinder der Sprachheilschule sind überwiegend wahrnehmungsgestörte Kinder, wobei die Beeinträchtigungen sowohl die Bereiche Sensorik, Motorik und Sprache als auch das Verhalten betreffen. Welcher Ausprägungsgrad der Beeinträchtigung derzeit letztlich eine Chance hat, tatsächlich im Sinne der Sprachheilschule berücksichtigt zu werden, wird in anderem Zusammenhang erörtert.

Es werden der Sprachheilschule auch Kinder (Seiteneinsteiger) vorgestellt, die eine deutliche Lese- und Schreibschwäche (meist als Folge von Sprachauffälligkeiten im Vorschulalter) im Sinne einer Teilleistungsschwäche aufweisen. Viele können mit den Möglichkeiten der Regelschule das Lesen und Schreiben nicht erlernen. Sofern Wahrnehmungsbeeinträchtigungen für die Lese- und Schreibschwäche ursächlich sind, gehören diese Kinder ebenfalls in die Sprachheilschule.

Einhergehend mit verfeinerten Beobachtungskriterien des Verhaltens sprachgestörter Kinder und in Verbindung mit der Konzipierung eines Bewegungsraumes wurde die Zielsetzung der Sprachheilschule Dorheim anders akzentuiert, als Erweiterung der Sprachhandlungskompetenz. Wenn die Sprachhandlungskompetenz dieser Kinder erweitert werden soll, dann muß die Fähigkeit zum Handeln und Kommunizieren erweitert werden. »*Dabei wird das Ausgangsverhalten des Kindes, in welches seine Vorerfahrungen und Vorkenntnisse eingehen, durch Verhaltensänderung, d.h. durch entsprechende motopädagogische Lernprogramme in ein Endverhalten übergeführt. Es ist durch erhöhte oder neue Erkenntnisse, Fähigkeiten oder Fertigkeiten gekennzeichnet*« (Kiphard). Wenn Kiphard hinsichtlich des Lernprogramms daraus folgert: »U*m erfolgreich handlungsfähig zu sein, benötigt das Kind entsprechende Übungsanregungen in drei großen Lernbereichen: Wahrnehmungsbereich, Bewegungsbereich und emotional-sozialer Bereich*«, dann ist dem »der Sprachbereich« hinzuzufügen, jedoch nicht additiv. Bewegung und Wahrnehmung kann nicht isoliert im Mittelpunkt der sprachheilpädagogischen Arbeit stehen, ohne – worauf Olbrich hinweist – »*auf die sprachlichen Merkmale von Handlung einzugehen*«. Die Autorin löste sich von den »psychomotorischen Ziehvätern« Kiphard, Eggert und Schilling insofern, als sie »*einen eigenen körperorientierten, bewegungsorientierten, aber sprachbetonten Weg*« ging, indem sie versuchte, in die Psychomotorik die Zusammenhänge zwischen Sprache, Handeln und Denken, wie sie Wygotski beschreibt, einzugliedern. »*Ganz-*

heitliche Entwicklungsförderung setzt nicht am Symptom an, sondern berücksichtigt die Gesamtpersönlichkeit des Kindes. Oberstes Ziel dieser Arbeit ist die Stärkung der Gesamtpersönlichkeit, damit die im gesunden Organismus vorhandenen positiven Entwicklungskräfte wirken und die Sprachentwicklung in Gang setzen können.« (Olbrich)

Erwartungen betroffener Eltern an die Schule

Die überwiegende Zahl der Eltern sprach- und/oder wahrnehmungsgestörter Kinder weiß um die Probleme ihrer Kinder. Zwar wurden sie nicht selten hingehalten durch Äußerungen der Kinderärzte (»Das wächst sich noch aus«), aber die meisten von ihnen fanden doch Wege, Unterstützung durch die Frühförderstelle zu erfahren, logopädische, ergotherapeutische/motopädische und/oder sensorische Integrationsbehandlung, Reittherapie ... wahrzunehmen. Sie wenden sich an Ärzte und Beratungsstellen, um mehr Klarheit über die Sprachentwicklungsverzögerung, die Wahrnehmungsprobleme ihres Kindes zu erfahren.

Das sind die Eltern, die sich rechtzeitig vor der Einschulung ihres Kindes an die Sprachheilschule wenden, aber auch die genannten Einrichtungen, die die Eltern auf die Sprachheilschule aufmerksam machen. Jedes Jahr sind es bis zu 50, mit steigender Tendenz. Sie erwarten, in einem für ihr Kind wichtigen und entwicklungsweisenden Lebensabschnitt von der Schule zu hören, wie die begonnenen therapeutischen Maßnahmen durch schulische Fördermaßnahmen ergänzt oder fortgeführt werden können, wann das Kind einer Beschulung zugeführt werden soll, in welcher Form, wie lange gegebenenfalls mit einer Sonderbeschulung gerechnet werden muß.

Interessanterweise war es – im Wetteraukreis – in den letzten 4 Jahren nur eine verschwindend kleine Anzahl von Eltern, die die durch das Hess. Schulgesetz mögliche Alternativform zur Sonderbeschulung, die des gemeinsamen Unterrichts, an der Grundschule wahrnehmen wollten.

Es ist festzuhalten: Die meisten Eltern haben sich beachtliche Kompetenz im Umgang und in der Auseinandersetzung mit der Sprachentwicklungsstörung ihres Kindes erworben. Sie erwarten einen kompetenten Ansprechpartner an der Schule, die als mögliche für ihr Kind in Frage kommt. Sie sind selbst bei weiten Anfahrtswegen gewillt, für einen umschriebenen Zeitraum das ihrem Kind entsprechende schulische Angebot mitzutragen, vorausgesetzt, das schulische Förderangebot ist überzeugend. Sie wünschen für ihr Kind frühzeitige schulische Förderung, weil sie durch die Entwicklungsfortschritte aufgrund bereits durchgeführter Therapien hoffen können, daß sich bei ihrem Kind eine frühzeitig einsetzende sonderpädagogische Förderung auf die weitere Entwicklung günstig auswirken wird.

9.3 Lernmodell für wahrnehmungsgestörte Kinder an der Sprachheilschule

In der konzeptionellen Entwicklung der Schule kam ein Punkt, bei dem in einem beginnenden 2. Schuljahr mit 13 Kindern die Entwicklungsunterschiede und das Leistungsvermögen so stark differierten, daß durch die Unterrichtsgestaltung, wie auch immer, einige Kinder »zu kurz« kommen mußten. Bei dieser Häufung von Schwierigkeiten war die Lerngruppe zu groß. Es ergab sich, daß vier Studierende der Sprachheilpädagogik der Universitäten Gießen und Marburg ein Blockpraktikum machen wollten. Durch ihr Interesse an der Problemstellung, ihre Ideen und ihre Einsatzbereitschaft wurden in der Klasse fünf Lerngruppen und genau so viele Aufgabengruppen gebildet, die in dieser Konstellation vier Wochen hochmotoviert und mit greifbarem Erfolg arbeiteten. Ohne sie wäre es nicht möglich gewesen, die längst fällige Zäsur im Unterrichtsalltag zu treffen. Schon bald stellte sich die Frage, wie die Arbeit nach dem Weggang der Praktikantinnen kontinuierlich weitergeführt werden könne. Es wurden die Möglichkeiten des Einsatzes der Eltern in der Unterrichtsarbeit erörtert und schließlich hierfür ein Weg gefunden.

Parallel dazu liefen Bestrebungen des Fördervereins der Schule, einen Bewegungsraum einzurichten und die Finanzierung der als freie Mitarbeiterin unter Vertrag genommenen Motologin über die Krankenkassen sicherzustellen.

9.3.1 Rahmenbedingungen für das Unterrichtsmodell

Neuer Zeitrhythmus

Für Kinder mit bis zu einer Stunde Fahrt vor und nach der Schule muß sich dieser Weg gelohnt haben. Das ist letztlich nur durch eine Entzerrung des Stundenplans zu erreichen. Was der Hess. Kultusminister für den Schulalltag von morgen fordert, sollten sich vor allem die Sonder-, Grund- und Hauptschulen zu eigen machen. »Die Schulen brauchen einen neuen Zeitrhythmus mit Unterricht, selbständigem Arbeiten, Entspannungsphasen und einem gemeinsamen Mittagessen«, wobei er eine Präsenzpflicht der Lehrer von 9.00 bis 15.30 h fordert. (Holzapfel). Für ein anderes Lernen ist unabdingbare Voraussetzung, Streß aus dem Unterrichtsablauf herauszunehmen. Erforderlich ist eine Atmosphäre des Lernens, die Ruhe ausstrahlt und tatsächlich ein Miteinander (Kommunikation) ermöglicht. Auf dieser Grundlage ist soziales Lernen und Konfliktbewältigung möglich. Ein gemeinsam gestaltetes Frühstück oder Mittagessen ist dabei ein wichtiger Faktor.

Schulstruktur

Schaubild 1 – Schulstruktur der Brüder-Grimm-Schule, Grundschule und Sprachheilabteilung (siehe S. 255)

	Sprachheilschule	**Grundschule**
Vorklasse	Modellklasse *	
1. Klasse	Modellklasse	
2. Klasse	**Modellklasse**	
3. Klasse 4. Klasse	Eventuell Entwicklung von Formen des »gemeinsamen Unterrichts« **	
5./6. Klasse	kombinierte Klasse **	

* Einschulungsmöglichkeit mit vollendetem 4. Lebensjahr
** Danach Übergang an die Regelschule

Das Schaubild verdeutlicht die Position der Klasse und die weitere Planung. Danach ist vorgesehen, die Klassen 1 und 2 einschließlich der Vorklasse im Sinne dieses Modells zu gestalten. Je nach dem, wann sprach- und wahrnehmungsgestörte Kinder in die Vorklasse eingewiesen werden, ist das Ziel, in der 3. oder 4. Klasse Formen des gemeinsamen Unterrichts mit der (benachbarten) Grundschule anzustreben. Damit sind jedoch nicht die Maßnahmen in Form von Alternativen zur Sonderbeschulung gemeint, sondern Formen eines gemeinsamen Unterrichts wie klassenübergreifender Unterricht im Fach Mathematik, im Fach Kunst oder schulübergreifende Fördergruppen. Eine Klasse 5/6 sollte, wie ursprünglich geplant, für Kinder mit schwersten Sprachstörungen die Möglichkeit eröffnen, auf den Übergang in die 7. Klasse der Hauptschule vorzubereiten.

Zum Verhältnis der Sprachheilschule gegenüber der Grundschule als Brüder-Grimm-Schule

Die Sprachheilschule ist gegenüber der Grundschule im Sinne eines sonderpädagogischen Unterstützungssystems tätig, beispielsweise bei Einschulungen, in kollegialer Beratung bei auftretenden Lese- und Schreibproblemen von Grundschülern, in ambulanten Fördermaßnahmen bei leicht sprachauffälligen Kindern.

Zwei Jahre bestand eine Maßnahme »gemeinsamer Unterricht« mit drei Schülern der Sprachheilschule.

Durch die gemeinsame Arbeit in den Konferenzen und Schulgremien entstanden zahlreiche Aktivitäten, die mit Grundschulkindern meist an besonderen Tagen bzw. zu besonderen Anlässen durchgeführt werden. Auch Projekttage und Schulfeste sind gemeinsame Veranstaltungen der Brüder-Grimm-Schule. Der Stundenplan der Sprachheilschule ist so gestaltet, daß die großen Pausen gemeinsam wahrgenommen werden können.

Bezüglich der Bewältigung gemeinsam anstehender Aufgaben sind Kooperationsmodelle hinsichtlich der Konferenzen und der Gremienarbeit anzustreben, was allerdings nur auf »partnerschaftlicher« Grundlage erfolgen kann.

9.3.2 Das Lernprogramm

Schaubild 2 – Stundenplaninhalte Mo. – Fr. (Zielvorstellung: Unterricht von 9.00 – ca. 14.00)

Block 1	8.05 – 8.45 8.45 – 9.35	Bewegungserziehung unter besonderer Berücksichtigung des Aufbaus psychomotorischer Handlungsfähigkeit, Kunsterziehung, musikalisch-rhythmische Erziehung, Sachunterricht
Block 2	9.35 – 9.50 9.50 – 10.30	Schulhofpause Gemeinsames Frühstück (nach Einkauf, Vorbereitung durch Arbeitsgruppen) – Spielanregung – freies Spiel
Block 3	10.30 – 11.10 11.20 – 12.00	Deutsch, Mathematik
	12.15 – 12.45	Besprechung des Unterrichtsablaufes

Bewegungsbereich-Wahrnehmungsbereich

Wahrnehmung in Verbindung mit motorischem Handeln – sprachbegleitendes Handeln – Aktivierung kognitiver Lernprozesse – Eigen- und Fremdwahrnehmung – Körpererfahrung – Erlernen von Bewegungsmustern – feinmotorische Übungssangebote – rhythmische Bewegungsmöglichkeiten unter Einbeziehung musikalischer Elemente – Entwicklung kreativer Fähigkeiten. Das sind Inhalte/ Zielsetzungen, die in einem ersten Unterrichtsblock in den Fächern Bewegungserziehung (auch Reiten und Schwimmen), musikalisch-rhythmische Erziehung, Kunsterziehung und Sachunterricht erarbeitet werden sollen.

Als flankierende, die sprachheilpädagogische Arbeit unterstützende Maßnahme soll in diesem Unterrichtsblock psychomotorische Förderung durch eine Motologin in Trägerschaft des Fördervereins der Schule durchgeführt werden. Die Auswahl der Kinder erfolgt auf Vorschlag der Lehrkraft. Für diese Intensivmaßnahme ist ein halbes Jahr mit einer möglichen Verlängerung vorgesehen. Grundlage der Arbeit ist ein Förderplan, der von der Sprachheillehrkraft und der Motologin gemeinsam erstellt wird.

Der emotional-soziale Bereich

Zwar ist dieser Aspekt immer auch Ausdruck der Gefühlsbefindlichkeit eines Kindes bei Wahrnehmungs- und Bewegungserfahrungen, hier soll er in erster Linie im Sinne »sozialer Wahrnehmung« verstanden werden. Es geht darum, füreinander ein Gefühl zu entwickeln – zu spüren, ob sich der andere freut oder ob er traurig ist, ob er etwas haben möchte ... Darauf zu reagieren – nonverbal, aber auch verbal, eröffnet viele Möglichkeiten der körperlichen, gestischen, stimmlichen Äußerung bis hin zum regulierten (nach Regeln ablaufenden) Verhalten. Dieser Bereich soll besonders zum Tragen kommen in einem zweiten Unterrichtsblock, der Gestaltung des gemeinsamen Frühstücks mit vorangegangener großen Pause. Hierfür bot es sich an, Arbeitsgruppen zu bilden, die nicht mehr als zwei bis drei Kinder umfassen, damit auch jeder gefordert ist. Im herkömmlichen Unterrichtstag beschränken sich anstehende Aufgaben in der Regel auf Tafeldienst, Blumendienst, Ordnungsdienst, Dienste, die möglichst am Rande der Unterrichtszeit erledigt werden sollen.

Im Sinne sozialen Lernens müssen die zu erledigenden Aufgaben selbst zum Unterrichtsgegenstand gemacht werden. Eine Vorbedingung dafür ist, daß die SchülerInnen statt des in der Regel von der Mutter vorbereiteten Pausenbrotes wöchentlich DM 5 mitbringen. Damit steht Geld zur Verfügung, das für den Einkauf jenen Prozeß in Gang setzt, den die Kinder normalerweise nur in Form des fertigen Produkts (Pausenbrot) kennen, ohne selbst beteiligt gewesen zu sein. Dieser Arbeitsprozeß muß arbeitsteilig gestaltet werden. So ist eine Arbeitsgruppe für das Einsammeln des Geldes und für die Buchführung auch der Ausgaben zuständig, eine andere für den Einkauf mit Preisvergleichen, eine weitere für die Vorbereitung des Frühstücks. Einer deckt den Tisch, andere räumen ab und spülen, bis hin, daß in einem klasseneigenen Verkaufsladen zu bestimmten Zeiten Kleinigkeiten gekauft werden können. Was für das nächste Frühstück fehlt, auch im Kaufladen, das muß in größeren Gruppen besprochen werden, die Abfälle müssen getrennt entsorgt werden usw. Für einige bleibt immer noch etwas Zeit, während die anderen ihre Aufgaben erledigen. Sie kann genutzt werden, Spielanregungen zu geben, Kinder zum Spiel oder zu gemeinsamen Aktivitäten zusammenzuführen.

Der Sprachbereich

Für die Sprachförderung müssen keine künstlichen Sprechsituationen mehr geschaffen werden, um Sprechanlässe zu provozieren. Natürliche Sprechanlässe sind in großer Anzahl vorhanden, in der senso-psychomotorischen Arbeit, beim gemeinsamen Frühstück, beim Einkaufen, am Kaufladen der Klasse, in der Abstimmung der Aufgabenbereiche – in den gemeinsamen Planungsgesprächen. Sprachförderung geschieht ganz entscheidend in der Versprachlichung und später auch in der Verschriftung von Handlungen,

Wahrnehmungs- und Bewegungserfahrungen, in Handlungsabläufen. So können im 2. Schuljahr beispielsweise am Ende eines Unterrichtstages mündlich, teils schriftlich Lernberichte gefordert werden, die protokollartig die Feststellung des Tages (Wochentag, Datum) der Arbeitszeit (Beginn, Ende), der erledigten Aufgaben sowie der Hausaufgaben beinhalten.

Entscheidende Bedeutung kommt unter sprachfördernden Aspekten dem Unterrichtsblock »gemeinsames Frühstück« zu. Mancher wird fragen, was hat außer den vielfach gegebenen spontanen Sprechanlässen das eine mit dem anderen zu tun. Ganzheitliche (Sprach)förderung kann die individuellen Essensgewohnheiten, vor allem – wie gegessen wird, nicht aus dem Auge verlieren. Die Sprechwerkzeuge sind nun mal auch die Kau- und damit die ersten Verdauungswerkzeuge und haben in Verbindung mit oralen Grunderfahrungen und Bedürfnissen herausragende Bedeutung. Auch die Zahn- und Mundpflege gehört hierher. Es sollte nichts Ungewöhnliches sein, daß in Vorklassen und in den ersten Klassen für jedes Kind Zahnbürste und Zahnbecher sowie über dem Waschbecken ein großer Spiegel zur Verfügung stehen.

»Artikulationspflege« ist ohne Bewußtheit des Kauvorgangs und ohne Zahn- und Mundpflege undenkbar. Notwendige Korrekturen müssen im individuellen Förderplan ihren Niederschlag finden. Will man wirkungsvoll Suchtprävention betreiben, dann können bei den regelmäßig eingenommenen gemeinsamen Mahlzeiten hierzu erste Beobachtungen gemacht werden und – ebenso wie auffallende Essensgewohnheiten – mit den Eltern besprochen werden.

Sprachförderung muß desweiteren auf dem Hintergrund möglicher auditiver Verarbeitungsprobleme den Zusammenhang von gesprochener Sprache und Schriftsprache reflektieren und für das sprachgestörte Schulkind die entsprechenden Hilfen beim Leseaufbau und beim Erlernen der Schreibschrift zur Verfügung stellen. Als Hilfestellung sollten an der Nahtstelle von gesprochener und zu verschriftender Sprache zu den artikulatorisch bewußt gemachten Lauten Hand- oder Körperzeichen hinzukommen und genutzt werden, um den Phonem-Graphem-Zusammenhang erfahrbar zu machen – ein Zusammenhang, dem bereits in der Vorklassenarbeit große Bedeutung beigemessen werden sollte.

Es ist für sprach- und wahrnehmungsgestörte Kinder nicht beliebig, welche Buchstaben zu welchem Zeitpunkt eingeführt werden. Der »Kieler Leseaufbau« (Dummer-Smoch/Hackethal) weist einen Weg, wie der Übergang vom gesprochenen Wort zum gelesenen und geschriebenen methodisch-didaktisch gestaltet werden kann.

Die Unterrichtsfächer Deutsch, Sachunterricht und Mathematik

In einem dritten Unterrichtsblock stehen die Fächer Deutsch und Mathematik auf dem Stundenplan, während Sachunterricht in den ersten Unterrichtsblock integriert wurde.

Die Kinder lernen in Mathematik den Umgang mit Geld (nicht mit Spielgeld!), das Messen und Wiegen. Sie zählen, vergleichen, ergänzen, verdoppeln, halbieren, sie zählen vorwärts und rückwärts, sie vervielfachen, sie teilen, nachdem sie im Bewegungsraum diese Begriffe motorisch erfahren haben.

Die Zeit, der Zeitablauf erhält als wichtiger Faktor Bedeutung und damit die Handlung im »hier und jetzt«, aber auch im Handlungsablauf, dem »jetzt und dann«.

Im Sachunterricht erhalten die Kinder in Kleingruppen Beobachtungsaufgaben: sie berichten, erhalten den Auftrag, nochmals nachzusehen, zu hören, nachzufragen, mitzubringen, zu sammeln, zu verarbeiten, aufzukleben, aufzuschreiben. Die Themen liegen im wahrsten Sinne des Wortes auf dem Weg zum Einkaufen: Jahreskreislauf der Natur, Verhalten im Verkehr, Geschäfte, öffentliche Einrichtungen, die Wohnungen der Menschen, die Arbeitsstätten, der Umgang mit Taschengeld ...

In »Deutsch« gibt es neben Lese- und Schreibaufbauprogrammen genügend Anlässe zu lesen, zu schreiben, Sätze zu bilden: Verpackungsaufschriften und deren Inhalte, Warenbezeichnungen und deren Oberbegriffe, Backrezepte lesen und selbst formulieren; Berichte, Handlungs-/Tagesabläufe lesen und mündlich abzufassen, Wegebeschreibungen vorzunehmen; die Leseanlässe auf dem Weg zum Einkaufen; die Möglichkeiten, Fragen zu stellen/Antworten zu geben; Frage-, Antwort-, Aufforderungssätze zu bilden.

9.3.3 Die Bedeutung der Lehrerpersönlichkeit für den Sprachentwicklungsprozeß des Kindes

Sensibilität für emotional-soziale Wahrnehmung im Umgang mit anderen kann nicht von den Schülern gefordert werden, während der Lehrer unter diesem Lernaspekt (beobachtend) außerhalb der Lerngruppe steht. Er ist in dem, was er tut, und vor allem, wie er es tut, zu sehr eingeflochten in das soziale Bezugssystem der Gruppe, als daß er sich heraushalten könnte. Was Olbrich in der Arbeit mit sprachbehinderten Kindern bezogen auf die im therapeutischen Feld arbeitenden Fachkräfte beobachtet, nämlich, »*daß sie aus einer erhöhten therapeutischen Position agieren und dem betroffenen Kind nur umso deutlicher machen, daß es unterentwickelt, abweichend, unvollkommen, abhängig ist, ein Anlaß für massive therapeutische Interventionen*«, trifft auch auf das Lehrer-Schüler-Verhältnis zu. Wenn der Erziehungsauftrag, den Schule auch für sich in Anspruch nehmen will, zum Tragen kommen soll und vor allem, wenn Sprachheillehrer Sprachverhalten ändern wollen, dann muß sich der Lehrer auch als Person wahrnehmen. So kommt ihm die Rolle eines verläßlichen Wegbegleiters zu, der das Ziel kennt, auch mögliche Gefahren, um im Bild zu bleiben, der am Wegesrand viel sieht, hört, riecht, spürt, der die Wegstrecke vielfach gelaufen und sie dabei »gemessen« hat – mit unterschiedlichen Ergebnissen, wobei er nichts anderes tut, als zum rechten Zeitpunkt die Lernimpulse zu geben, die der zu Begleitende braucht, um in seinem Lernprozeß ein Stück voranzukommen.

Das bedeutet für Olbrich: »*Offen sein für eigene Impulse, aber auch für die Impulse aus der Gruppe, aufnehmen können, was bedeutsam werden könnte, aber auch mutig, begründend ablehnen können, abgrenzen, kämpfen.*"

Vom Lehrer sollte auch Sensibilität hinsichtlich der Eltern beeinträchtigter Kinder erwartet werden können. Nicht nur Menschen im mitmenschlichen Umgang, auch Fachkräfte werden, sofern sie sich auf andere einlassen – mit ihnen fühlen – zu Mitbetroffenen. Die Grundhaltung des Lehrers ist somit zunächst die eines Hörenden und nicht eines vorschnell Urteilenden und die eines Besserwissers. Seine Position gegenüber den Eltern ist eine partnerschaftliche, die ihn im Umgang mit den Kindern zu einem Mitlernenden macht, wie umgekehrt die Eltern Mitlernende im Unterrichtsgeschehen sein können.

9.3.4 Unterrichtsprinzipien

Die Arbeit nach Förderplan

Die sprachheilpädagogische Arbeit unter besonderer Berücksichtigung sensopsychomotorischer Aspekte orientiert sich ganzheitlich an dem aktuellen Entwicklungsstand des Kindes und basiert auf den gewonnenen Informationen aus der Eingangsdiagnostik, die in eine prozeßorientierte Förderdiagnostik übergeht. Aus den Verhaltensbeobachtungen der Lehrkräfte wird ein Förderplan ggf. unter Hinzuziehung der Motologin erstellt, der fortzuschreiben ist.

Die Arbeit unter Einbeziehung der Eltern

Nach einer Verordnung ist geregelt, unter welchen Bedingungen und in welchen Bereichen die Elternmitarbeit erfolgen kann. Die Eltern der Klasse waren bereit, an einem bestimmten Tag in der Woche den Unterricht mitzugestalten. Die Arbeitsgruppen werden zur Hälfte von den Eltern koordiniert, zur Hälfte vom Klassenlehrer. Die Klasse ist in den Fächern Deutsch und Mathematik in drei Lerngruppen aufgeteilt, wovon eine von dem diensthabenden Elternteil, die beiden anderen von der Lehrkraft betreut werden.

Die Arbeit nach Wochenplan

Die Arbei nach Wochenplan ist für sprach- und wahrnehmungsgestörte Kinder wichtig. Die dafür erforderlichen Fähigkeiten müssen sie jedoch erst in einem teilweise langen Lernprozeß erwerben. Demnach sollte die Wochenplanarbeit als Ziel nicht aus dem Auge verloren werden. Die Arbeitsgruppen wechseln in der Regel wöchentlich, während zur Zeit noch alle Lerngruppen mit gleicher Aufgabenstellung parallel arbeiten.

Die Arbeit im schuleigenen Kaufladen (Projektarbeit)

Es ist geplant, den derzeit noch klasseneigenen Kaufladen in die Eigenverantwortlichkeit der 4., evtl. auch 5./6. Klassen überzuführen. Die Schülerinnen und Schüler dieser Klassenstufen haben nach den im Rahmen des Lernmodells entwickelten Fähigkeiten und Fertigkeiten die Voraussetzungen, eigenständig Einkauf und Verkauf als Projekt für die Sprachheilschule evtl. auch einschließlich Grundschule zu planen und zu realisieren.

Die Arbeit im Team

Der Unterrichtsablauf (Stundenplan) sieht am Ende der Unterrichtstage Besprechungen vor. Die Teilnahme der am Unterricht beteiligten Lehrkräfte, Eltern, der Motologin bieten ideale Voraussetzungen, um aus unterschiedlichen Kompetenzbereichen den Unterrichtsprozeß zu reflektieren, damit für den nächsten Tag neue Lernimpulse gesetzt werden können.

Kollegiale Beratung

Erfahrungsgemäß sind auch monatliche Konferenzen mit der Planung der Arbeit und mit organisatorischen Erfordernissen so voll, daß für die eigentliche pädagogische Arbeit, der Besprechung notwendiger Fördermaßnahmen für Schüler, kein Platz mehr bleibt. Lehrkräfte von Parallelklassen sollten deshalb ein bis zwei stundenplanwirksame Unterrichtsstunden pro Woche zur Verfügung haben, um Fördermaßnahmen im Sinne des Förderplans besprechen zu können.

9.3.5 Zur räumlichen Ausstattung

Da sprach- und wahrnehmungsgestörte Kinder leicht ablenkbar sind und fest strukturierte Arbeitsplatzvorgaben brauchen, muß der Klassenraum entsprechend eingerichtet sein: Es empfiehlt sich, die Ausstattung mit Einzeltischen, evtl. höhenverstellbar. Wichtig sind eine Spiel- und Kuschelecke und eine Küchenzeile.

Für die senso-psychomotorische Arbeit ist ein Bewegungsraum mit entsprechender Einrichtung erforderlich.

Desweiteren sollte als Ausweichmöglichkeit für Lerngruppen und zum Aufenthalt der Eltern ein multifunktioneller Raum zur Verfügung stehen.

9.3.6 Zur personellen Ausstattung

Je nach Schweregrad der Störungsbilder ist eine Doppelbesetzung identisch mit den Arbeitsgruppen (als Lerngruppen) erforderlich. Das muß nicht eine Doppelbesetzung mit Sonderschullehrkräften bedeuten. Auf jeden Fall sollte die Sprachheilschule offen sein auch für alle mit wahrnehmungsgestörten Kindern arbeitenden Berufsgruppen und ihren Ausbildungsstätten. Interessierte Studierende der verschiedenen Fachrichtungen, PraktikantInnen und die Eltern betroffener Kinder sollten die Möglichkeit haben, ihre Vorerfahrungen, ihr Wissen, ihre Ideen, ihr Engagement einzubringen, um Unterrichtsprozesse, um Schule lebendig zu halten.

Unverzichtbar ist, in jeder Schule, die überwiegend mit wahrnehmungsgestörten Kindern arbeitet, die Stelle einer/s Motologin/Motologen einzurichten.

9.4 Problematisierung gegenwärtiger sprachheilpädagogischer Arbeit an den Sprachheilschulen in Hessen

9.4.1 Die schulische Definition von Sprachbehinderung und ihre Folgen

Es ist nichts Neues, daß Sprachheillehrkräfte ihre Förderarbeit unter Berücksichtigung der Basisfunktionen von Sprache, den Wahrnehmungsbereichen, gestalten und die Störungen der Sprache in der Interaktion von Wahrnehmung und Handlung sehen. Entscheidend scheint zu sein, ob die Erweiterung der Sprachkompetenz als Ziel angestrebt wird oder die verbesserte Sprachhandlungskompetenz. Wie noch auszuführen sein wird, spricht viel dafür, daß die Sprachheilschulen in Hessen eher am Symptom orientiert eine Erweiterung der individuellen Sprach- und Sprechmöglichkeiten des Kindes im Auge haben als die radikalere Form der schulischen Sprachförderarbeit, die auf Verhaltensänderung abzielt. Ihr pädagogisches Bestreben richtet sich eher auf das Sprechen in einem auf die sprachlichen Probleme des Kindes zugeschnittenen Unterricht, der entsprechend methodisch-didaktisch gestaltet wird. Diese Denk- und Handlungsweisen der in der Schule arbeitenden Sprachheillehrkräfte ist zweifelsfrei auch in die Gesetzgebung eingegangen, wie andererseits die Gesetzgebung und die Verwaltungsvorschriften das Handeln der Sprachheillehrer bestimmen, das Melde- und Überprüfungsverfahren, die Entscheidungspraxis der Schulaufsichtsbehörden, die Beratungsgespräche gegenüber den Eltern.

Auffallend ist, daß es im Schulgesetz, in den Verordnungen und Richtlinien (außer in den klassischen Formen der Hörgeschädigten, Sehbehinderten und Blinden) nirgendwo den Begriff «Wahrnehmungsstörung" gibt, auch kaum Ausführungen, die das Phänomen als solches z.B. ursächlich für Lese-/ Schreibprobleme benennen.

Interessanterweise bezeichneten sich die großen Sprachheilschulen in Hessen früher teilweise als Schulen für Sprach-, Hör- und Sehbehinderte. In diesem Zusammenhang wäre es aufschlußreich, der Frage nachzugehen, ob in den Anfängen der schulischen Sprachbehindertenarbeit nicht ein anderes Verständnis von Sprachbehinderung und ihrer Überwindung vorlag, was im Laufe der Zeit zu einer additiven Schulform führte, in der es z.B. neben Klassen für sprachbehinderte Kinder auch Klassen für hörbehinderte Kinder gab, bis hin, daß der Zusammenhang von Sprachstörungen und Sinnesbeeinträchtigungen mehr und mehr aus dem Auge verloren wurde. Auch konnte sich die von Olbrich im Rahmen der Mitarbeit in der Sprachambulanz des Hochsauerlandkreises 1976 bei sprachbehinderten Kindern, bei denen sich gravierende Entwicklungsverzögerungen und Verhaltensprobleme zeigten, entwickelte »Integrierte Sprach- und Bewegungstherapie« in der schulischen Sprachheilarbeit nicht konsequent durchsetzen.

Der eher am Symptom arbeitende Unterrichtsansatz hat offenbar zu einem Schubladendenken beigetragen, das sprach- und wahrnehmungsgestörte Kinder sortiert, je nach hervorstechenden Merkmalen, vorherrschender Symptomatik, als Sprachbehinderte bei »normaler" Intelligenz, als Sprachauffällige – aber primär Lernbehinderte, als Sprachauffällige – aber primär Verhaltensgestörte, als Sprachgestörte – aber primär Praktisch Bildbare. Und so gibt es die in der Verordnung den Schubladen entsprechende Bezeichnungen der Sonderschulen und die Beschreibung ihrer Aufgaben. Weil die Zuordnung unter diesen Kategorisierungsgesichtspunkten nicht eindeutig sein kann, heißt es am Schluß lapidar: »Mehrfach behinderte Schülerinnen und Schüler sind in die Sonderschulform aufzunehmen, in der sie am besten gefördert werden können.«

Es ist festzuhalten: Ein sprach- und wahrnehmungsgestörtes Kind wird zwar in der Mehrzahl der Fälle, sofern es eine Sprachheilschule in der Nähe gibt, an der Sprachheilschule sein, es wird nicht selten an der Sonderschule für Lernhilfe und der für Erziehungshilfe (verhaltensgestörte Kinder sind häufig wahrnehmungsgestörte Kinder!) zu finden sein und in Einzelfällen an der Schule für Praktisch Bildbare.

9.4.2 Die Abgrenzungsprobleme der Sprachheilschulen gegenüber den Sonderschulen für Lernhilfe

Besondere Probleme hat die Sprachheilschule aufgrund der schulischen Definition von Sprachbehinderung in ihrer Abgrenzung zur Sonderschule für Lernhilfe. Diese Problematik hat die Entwicklung der Sprachheilschulen in eine Sackgasse gebracht. Der Vergleich des Sprachbehinderten mit dem Lernbehinderten ist gekennzeichnet – wiederum schulisch – von einem »kognitiven Entwicklungsrückstand« von zwei Schuljahren, woraus ein zweijähriger

Leistungsrückstand gefolgert wird und umgekehrt. Sprach- und wahrnehmungsgestörte Kinder werden vielfach aufgrund ihrer Entwicklungsverzögerung – zumindest zum Zeitpunkt der Einschulung – eher an der Grenze zur Lernbehinderung zu sehen sein, was es letztlich Glückssache sein läßt, ob ein solches Kind in die Sprachheilschule eingewiesen wird. Möglicherweise führt das auch zu unterschiedlichen Leistungsniveaus der einzelnen Sprachheilschulen, je nach Einzugsgebiet und Überprüfungspraxis, einmal eher am Niveau der Grundschule orientiert, ein andermal eher am Niveau der Sonderschule für Lernhilfe.

9.4.3 Die Fehleinschätzung von Entwicklungsmöglichkeiten und ihre Folgen

Als lernbehindert eingestufte sprach- und wahrnehmungsgestörte Kinder sind in ihren Entwicklungschancen insofern benachteiligt, als in einem Alter, in dem über sensorische Förderangebote die kognitive Entwicklung noch beeinflußt werden könnte, in der Regel eine frühzeitige schulische Förderung als nicht erforderlich erachtet wird. Und einzuschulende Kinder, bei denen aufgrund der Wahrnehmungsbeeinträchtigungen die zu erwartenden Schwierigkeiten beim Schriftspracherwerb nicht gesehen werden, laufen Gefahr, daß auf ein Zurückstellungsjahr ein Wiederholungsjahr folgt, womit formal die Voraussetzungen für die Einschulung in die Sonderschule für Lernhilfe gegeben sind.

9.4.4 Die Beurteilung des Kindes im Melde- und Überprüfungsverfahren und ihre Auswirkungen

Die Beurteilung des sprach- und wahrnehmungsgestörten Kindes unter dem Gesichtspunkt seines Leistungsvermögens und nicht primär nach seinen Entwicklungsmöglichkeiten, hat mit dazu beigetragen, daß die Sprachheilschulen gegenüber den außerschulischen Beratungs- und Behandlungseinrichtungen in eine gewisse Isolation geraten sind. Der Begriff »Sprachstörung« ist mittlerweile sowohl in logopädischen, ergotherapeutischen /motopädischen Praxen, in Sozialpädiatrischen Zentren, in psychologischen, zum Teil ärztlichen Behandlungsstellen ein anderer als der schulisch definierte Begriff von Sprachbehinderung. Das führt zu Irritationen im Verhältnis außerschulischer Beratungs- und Behandlungseinrichtungen gegenüber der Institution Schule und entzweit außerschulische Fachkräfte von schulischen Fachdiensten, wie sie die Spracheilschule darstellt.

Die Praxis des Melde- und Überprüfungsverfahrens und die gesellschaftliche – weil auch fachliche Isolierung der Sonderschulen sind Ausdruck des Mißtrauens gegenüber verantwortungsbewußten Eltern und gehen davon aus, daß Eltern ihre Kinder in der Schule abgeben und alles Weitere der Schule überlassen.

Bei der Meldung und Überprüfung beeinträchtigter Kinder spielt, obwohl die Verordnung auch die Beantragung durch die Eltern vorsieht, derzeit noch die zuständige Grundschule die entscheidende Rolle. Sie spricht auch die Vermutung aus, unter der dann überprüft werden soll. Das kann mit dem Wunsch der Eltern übereinstimmen, muß aber nicht. Die Praxis zeigt, daß beispielsweise Kinder für die Sonderschule für Lernhilfe gemeldet wurden, dann auf Umwegen an die Sprachheilschule kamen und nun erfolgreich an der Regelschule beschult werden.

Betroffene Eltern fühlen sich vielfach nicht nur übergangen, sondern auch ohnmächtig, obwohl sie doch in ihrem Verantwortungsbewußtsein gegenüber dem Kind bestärkt und zur weiteren Mitarbeit ermutigt werden sollten.

Das Melde- und Überprüfungsverfahren sollte auf alle Fälle dahingehend geändert werden, daß die betroffenen Eltern die Initiative dazu vorrangig erhalten und nur die Kinder, die bis zur Einschulung nicht erfaßt sind, dann noch über die Schulen gemeldet werden. Das Verfahren könnte so aussehen: Die Eltern kommen beispielsweise mit einem Gutachten einer außerschulischen Behandlungseinrichtung an die anempfohlene Schule. Dort wird nach einer erweiterten Eingangsdiagnostik zusammen mit den Eltern ein Förderplan erstellt, der mit dem Hinweis versehen, ob das Kind entsprechend des Förderplans an der Schule gefördert werden kann, zur Genehmigung dem Staatlichen Schulamt vorgelegt wird.

9.5 Erfordernisse für die schulische Sprachheilarbeit von morgen

Der Begriff »Wahrnehmungsstörung« sollte in das Schulgesetz und die entsprechenden Ausführungsbestimmungen aufgenommen werden und bei dem Katalog der Schulformen die Schule für Sprach- und Wahrnehmungsgestörte aufgenommen und ihre Aufgaben entsprechend beschrieben werden. Desweiteren soll auch für wahrnehmungsgestörte Kinder, bei denen nicht erkennbar eine Sprachauffälligkeit im Vordergrund steht, eine Beschulungsmöglichkeit geschaffen werden.

In einem weiteren Schritt ist es erforderlich, die Schulen für Sprach- und Wahrnehmungsgestörte den Schulen für Blinde, Sehbehinderte und Hörbehinderte gleichzusetzen, mit anderen Worten, aus der Zuordnung sprachgestörter Kinder zur Gruppe der Sinnesbeeinträchtigten ist die gesetzgeberische Konsequenz zu ziehen. Damit könnte auch in diesem Schultyp ein 5. Grundschuljahr eingeführt werden.

Die bereits bestehende Möglichkeit, mit vollendetem 4. Lebensjahr auf Antrag der Eltern den sonderpädagogischen Förderbedarf feststellen zu lassen, wenn zu erwarten, ist, daß sich die frühzeitig einsetzende sonderpädagogische Förderung auf die Entwicklung des Kindes günstig auswirkt, sollte verstärkt genutzt werden können.

Der Tendenz der Grundschule, die Behebung von Lese- und Schreibschwächen nicht mehr in eigener Verantwortung zu sehen und zum Problem der Eltern zu machen, ist entgegenzuwirken. Sie ist Ausdruck der Überforderung der Grundschulen und Lehrkräfte, die unter den derzeitigen schulischen Bedingungen keine geeigneten Fördermaßnahmen zur Verfügung stellen können. Sie brauchen dringend kollegiale Beratung und Entlastung bis hin, daß legasthene Kinder aus dem Klassenverband für die Zeit des Erlernens der Schriftsprache herausgenommen und in Kleinstgruppen bis zum Abschluß des Lese- und Schreiblernprozesses geeignete Förderung erhalten.

10. Tabellarischer Überblick über Teilleistungsschwächen in den einzelnen Leistungsbereichen

Die Tabellen (Sensomotorik, Auditive Wahrnehmung und Sprache, Visuelle Wahrnehmung, Integrative Funktionen) entstanden ursprünglich in Anlehnung an MARIANNE FROSTIG: Selection and Adaptation of Reading Methods. Sie stellen eine Auswahl der dort aufgeführten Tabellen dar und wurden um Beobachtungen und Erfahrungen dem Stand der augenblicklichen eigenen Erkenntnisse entsprechend erweitert. Sie sollen einen Überblick geben über Erscheinungsformen, mögliche Verursachungen, diagnostische Verfahren, heilpädagogische Fördermöglichkeiten und Unterrichtshilfen. Natürlich kann es sich dabei nur um Beispiele handeln, die einen Ausschnitt aus einer Vielzahl von Möglichkeiten darstellen und keinen Anspruch auf Vollständigkeit erheben.

Die Ausführungen zu der Tabelle Sensomotorik, welche die Handgeschicklichkeit betreffen, wurden von ELISABETH ZAPKE angeregt.

Die Ausführungen zum Thema auditive Wahrnehmung und Sprache wurden ganz wesentlich durch die Teilnahme an der Fachtagung des Hörgeschädigten Zentrums Würzburg 1993 bereichert. Vor allem sind es Erfahrungen aus dem Gebiet zentraler Störungen der auditiven Sprachwahrnehmung, die als Hinweise in die Tabelle übernommen wurden (AXMANN 1993).

Die hier aufgeführten vier Bereiche müßten zum Verständnis von Teilleistungsschwächen im Bereich der Sprachbenutzung ergänzt werden um Beeinträchtigungen im Bereich des Gedächtnisses, der Motivation, der Konzentration. Außerdem wird es immer zu Überschneidungen innerhalb der einzelnen Systeme und der Systeme untereinander kommen. Es liegt in der Natur der Sache, daß von der Theorie her nur Einzelaspekte betrachtet werden können. Was aber nicht heißen soll, daß in der Praxis nicht der ganzheitliche Aspekt berücksichtigt werden muß. Hierauf hat MARIANNE FROSTIG in besonderer Weise Wert gelegt. Ihre Vorschläge zur Förderung wahrnehmungsgestörter Kinder sollten stets mit Phantasie angeboten werden oder in Geschichten oder Abläufe des täglichen Lebens eingebettet sein.

10.1 Sensomotorik

Symptome, die in der Klasse beobachtet werden können	Mögliche zugrundeliegende Beeinträchtigungen	Diagnostische Beobachtungen	Heilpädagogische Übungsmöglichkeiten	Unterrichtshilfen
1. Allgemeine motorische Ungeschicklichkeit, Kind kann nicht hüpfen, kommt nicht vom Boden los, Treppengehen ungeschickt	1. Hypo-Hypertonie, vestib. Störungen, taktile Abwehr, Sehschwäche, mangelhafte Integration zwischen Motorik u. Wahrnehmung	1. KTK, Untertests aus dem FTM, SCSIT, MOT, Treppen gehen, Klettern auf Stuhl, Rutschbahn, Kletterturm, Beobachtungen während des Turnunterrichtes; evt. Übelkeit beim Autofahren (wegen Überreaktion des Vestibularsystems) oder ausgeprägtes Suchen nach vestibulären Reizen (wegen zu geringer Reaktion des Vestibularsystems)	1. Bewegungserziehung nach FROSTIG, Psychomotorik, Rhythmik, Ergotherapie	1. Einbau von Bewegungserziehung in den normalen Unterricht, Funktionelle Entspannung nach FUCHS, Yoga für Kinder
2. Feinmotorische Auffälligkeiten; Schwierigkeiten beim Drucken oder beim Schreiben; ungeschicktes Handhaben von Gegenständen kann das Lesen erschweren z.B. beim Umdrehen einer Seite, beim Benutzen eines Markierstreifens, beim Halten eines Stiftes. Kind hat Schwierigkeiten einen Ball zu fangen, malt nicht gerne	2. Schwierigkeiten der Auge-Handkoordination, möglicherweise verbunden mit allgemeiner Ungeschicklichkeit (siehe 1.); Entwicklungsdyspraxie	2. Subtest I des FEW, MA des SCSIT, Labyrinthe nachfahren, Zeilen einhalten, Beweglichkeit des Handgelenkes, Auffälligkeiten beim Halten des Schreibgerätes; Beobachtungen bei Tätigkeiten des täglichen Lebens, Schuhe binden, Knöpfe und Reißverschluß schließen, Geschicklichkeit beim Essen	2. Bewegungserziehung *grobmotorisch, ganzkörperlich* (FROSTIG, CRATTY, KEPHART, KIPHART); *feinmotorisch*, Übungen zur Beweglichkeit, zur Rotation des Handgelenkes, Übungen zur Fingerfertigkeit, (malen, schneiden, kneten u.s.w.); Arbeit mit MONTESSORI-Material. (Einsatzzylinder, geom. Kommode), Schreibhilfe, Flohspiel	2. Siehe heilpädagogische Übungsmöglichkeiten; Übungen zum Erwerb der Teilelemente der Schrift (ZAPKE); Schwungübungen, Papierreißen; Schreibvorübungen zuerst mit Fingerfarbe, Pinsel, Wachsmalstiften u.s.w.; Sandpapierbuchstaben, Holzbuchstaben, Schnurbuchstaben, vorgeformte Buchstaben

				benutzen lassen, solange das Schreiben noch zu beschwerlich ist, Buchstaben nachspuren oder -fahren lassen; wenn das Kind in der Handhabung eines Lesepfeiles zu ungeschickt ist, es nur auf den Buchstaben zeigen lassen; Pertra-Spielsatz
3. Feinmotorische Auffälligkeiten im Mundbereich: auffällig große, schlecht bewegliche Zunge; vermehrter Speichelfluß; Artikulationsschwierigkeiten; Mund häufig offen (auch, wenn keine Erkältung vorliegt)	3. Neurologische Beeinträchtigung; taktil-kinästhetische Wahrnehmungsstörung im Mundbereich (Kind fühlt nicht, ob der Mund offen oder geschlossen ist); Hypotonie der Mundmuskulatur	3. Untersuchung durch den Kinderarzt, den Kinderneurologen, den Logopäden; Beobachtungen beim Sprechen (Aussprache undeutlich, verwaschen), Spuckepfützchen zwischen Lippen und Zähnen; Kind ißt bevorzugt weiche Speisen	3. Logopädie, Übungen zur Kräftigung der Mundmuskulatur, Übungen vor dem Spiegel; Pustespiele, Sprechspiele; Funktionelle Entspannung nach FUCHS zum Erspüren des Mundraumes	3. Da bei ungenauer taktil-kinästhetischer Wahrnehmung auch die Laut-Buchstabenzuordnung u.U. beeinträchtigt sein kann, sollte hier mit dem Handzeichenalphabet unterstützt werden; Sprecherziehung im Rahmen des Unterrichtes, wobei darauf geachtet werden muß, daß genügend Zeit gelassen wird zum Aussprechen der einzelnen Wörter; KRETSCHMANN-Methode zum Erspüren der Lautbildung im Mundbereich

4. Schwierigkeiten im Unterscheiden von rechts u. links, u.U. verbunden mit Beidhändigkeit	4. Beeinträchtigung des Vestibularsystems, kein ausgeprägtes Körperschema, keine ausgeprägte Seitigkeit, kein ausgeprägter Richtungssinn, keine ausgeprägte Handdominanz	4. Handdominanz überprüfen (DELACATO, AYRES, STEINGRÜBER, SCHILLING); Beobachtungen des Handgebrauches	4. Übungen zur Ausbildung oder Festigung der Dominanz, (FROSTIG, KEPHART, KIPHART, ZAPKE), MONTESSORI, »Übungen des täglichen Lebens«	4. Bidi und Bodo Übungen zur Raum-Lage (ZAPKE), Lese-Schreibrichtung einüben, Markieren des oberen linken Randes
5. Verdrehungen u. Vertauschungen beim Schreiben von Buchstaben oder Zahlen, beim Lesen ebenfalls von Buchstaben oder Silben, liest kurze Wörter manchmal von rechts nach links, zieht Linie von rechts nach links	5. Seitigkeits- u. Richtungsprobleme, sakkadische Augen-Folgebewegungen	5. Subtest IV u. V des FEW, Subtests des FTM, Subtests des SCSIT	5. Alle Übungsmethoden, die unter 1 und 2 vorgeschlagen wurden	5. Buchstaben, die unterschiedliche Richtungen aber gleiche Gestalt haben, farbig markieren mnemotechnische Hilfen geben (Bauchmännchen, siehe ZAPKE)

6. Auffallend schlechte Schrift, u.U. nicht lesbar; Buchstaben können nicht korrekt nachgebildet werden, auffallend bei Rundungen, die Gestalt von *a* u. *o* ist nicht ganz geschlossen, Verstümmelungen von Endbuchstaben (z.B. *n* u. *r*), Perseverationen einzelner Buchstaben, »verkrampfte« Stifthaltung, Zeilen werden nicht eingehalten	6. Beeinträchtigung der visuellen Wahrnehmung, speziell der Raumwahrnehmung, des Einschätzens von Abständen; Beeinträchtigung der Tonussteuerung; Beeinträchtigung der Graphomotorik im Sinne einer taktil-kinästhetischen Wahrnehmungsstörung: Entwicklungsverzögerung	6. Beobachtung der Handhaltung beim Schreiben, z.B. steifes Handgelenk, Bewegung erfolgt ohne Rotation des Handgelenkes vornehmlich aus den Fingern; Ansatzpunkte, Dreh-u. Wende- und Zielpunkte bei den Buchstabengestalten werden nicht erfaßt, die Bewegungen gehen u.U. darüber hinaus und können nicht angehalten werden, einzelne Teilelemente der Buchstaben werden u.U. weiter mitgenommen, der Bewegungsfluß ist beeinträchtigt; auffällige Langsamkeit bei vor allem längeren Schreibvorgängen	6. Anregungen zur intra- und intermodalen Verarbeitung einzelner Sinnesreize (AFFOLTER), zur Entwicklung des Körperschemas, der Lateralität, der räumlichen Orientierung; Übungen zum Einschätzen von Abständen (zunächst ganzkörperlich, dann nur mit den Augen); Angebote zum Überkreuzen der Körpermittelinie. Ergotherapie, Psychomotorik	6. Siehe heilpädagogische Übungsmöglichkeiten; Übungen zum Erwerb der Teilelemente der Schrift (ZAPKE). Übungen nach Zapke (Kap. 5.7.5.1) Speziell linierte Schreibhefte, wie sie z.B. in anthropos. Schulen verwendet werden

Allgemeine Bemerkungen: Die hier aufgeführten Auffälligkeiten wurden unter dem Aspekt sensomotorischer Funktionen erörtert. Damit ist selbstverständlich nicht gesagt, daß es sich dabei *nur* um Beeinträchtigungen in diesem Bereich handeln muß. Immer sind auch die anderen Modalitäten mitzuberücksichtigen. Die Praxis zeigt aber, daß gerade die Sensomotorik als Voraussetzung des Schreibens von besonderer Bedeutung ist, in der Diagnostik und der heilpädagogischen wie schulischen Förderung aber zu wenig Berücksichtigung findet.
Zu achten ist auf die richtige Sitzhaltung und damit auf die Sitzgelegenheit. Das Verhältnis der Höhe von Tisch und Stuhl zueinander sollte so sein, daß der Abstand zwischen Kopf und Hand ca 30 cm beträgt, die Füße sollten Bodenkontakt haben.
Zu berücksichtigen ist weiter das Schreibmaterial: Schiefertafel, Papier, eng oder weit liniert, farbig oder Ton in Ton, Schieferstift, Farbstift oder Filzstift, Wachsmalkreide, Stift rund, drei- oder sechseckig, Schreibhilfe, die über den Stift gezogen werden kann. Wenn das Kind große Schwierigkeiten mit der Handgeschicklichkeit hat, ist eine Spezialbehandlung erforderlich (Ergotherapie). Weitere Anregungen für heilpädagogische Übungsmöglichkeiten und Unterrichtshilfen z.B. in AYRES, BRAND, BRAND/BREITENBACH/MEISEL, EBERSOLE/KEPHART, FROSTIG, GREGOIR-VAN TREEK, KEPHART, KIPHARD.

10.2 Auditive Wahrnehmung und Sprachbenutzung

Symptome, die in der Klasse beobachtet werden können	Mögliche zugrundeliegende Beeinträchtigungen	Diagnostische Beobachtungen	Heilpädagogische Übungsmöglichkeiten	Unterrichtshilfen
1. Extreme Ablenkbarkeit, Reizgebundenheit für akustische Signale; geringe Aufmerksamkeitssteuerung, Auffälligkeit bei der Reaktion auf unterschiedliche akustische Reize (Töne bzw. Sprache)	1. Beeinträchtigte auditive Aufmerksamkeit bei u.U. normaler peripherer Hörfähigkeit, Beeinträchtigung der auditiven Figurgrund-Differenzierung	1. Audiologische Überprüfungen erfolgen in reizarmer Umgebung, daher läßt sich auffälliges Hörverhalten gut beobachten und weitgehend auf auditive Störungen eingrenzen. Zu beobachten sind: Mitarbeit, Ermüdungserscheinungen, Verhalten nach der Überprüfung. Muß das Kind ständig zum Hinhören motoviert werden? Wird es schnell unruhig? Reagiert es auf Reizwörter ohne Beachtung des Zusammenhanges?	1. Entspannungsübungen mit wechselnden Angeboten im Empfinden körperlicher und akustischer Reize, z.B. Funktionelle Entspannung nach FUCHS für Kinder. Angebote entsprechend der "Reizbedürftigkeit" des Kindes auch aus unterschiedlichen Wahrnehmungsbereichen, wobei die Dauer eines Reizes allmählich verlängert wird. Rhythmik, Psychomotorik	1. Reizarme Umgebung, z.B. stille Ecke im Klassenzimmer; Stilleübungen (MONTESSORI); handlungsorientierte Lernangebote mit bevorzugt körperlich/taktil-kinästhetisch zu verarbeitenden Reizen.
2. Gesichtsausdruck und Verhalten machen den Eindruck, als ob das Kind nicht richtig hört. Es fragt häufig nach, ist abgelenkt, kann sich nicht konzentrieren	2. Periphere Hörstörung; zentrale Fehlhörigkeit	2. Untersuchung durch den HNO-Arzt, den örtlichen Sprachheildienst, Verhaltensbeobachtungen im Unterricht; vergewissern, ob richtig verstanden wurde; vergewissern auch hinsichtlich der Hörfähigkeit bei Nebengeräuschen;	2. Fördermöglichkeiten werden sich nach Art der Störung richten; Pflege des deutlichen Sprechens; Angebote zum Differenzieren von Klängen und Geräuschen; Übungen zur Lautdifferenzierung	2. Bei peripherer Hörstörung wird das Kind u.U. ein Hörgerät benötigen. Angebote zur Kompensation visuell oder taktil-kinästhetisch; Berücksichtigen des »hörgünstigen« Sitzplatzes; Stille-Übungen (MONTESSORI)

		Befragen der Eltern nach häufigen Mittelohrentzündungen oder Erkältungskrankheiten		
3. Beeinträchtigtes Lautheitsempfinden; laute, bzw. leise Schallereignisse werden nicht adäquat empfunden; das Kind reagiert bei Lärm mit Angst oder Rückzug; »normal«-laute Schallereignisse empfindet es als zu leise	3. Auditive Wahrnehmungsstörung	3. Untersuchung durch den HNO-Arzt; Hörfeldmessung; Verhaltensbeobachtungen des Kindes. Das Kind hält sich die Ohren zu bei gewisser Lautstärke. Es kann aber auch sein, daß es bei geringerer Lautstärke nicht ausreichend hört	3. Beobachtungen des Kindes hinsichtlich der Lautheitsverträglichkeit	3. Keine besonderen Unterrichtsmethoden, es kann lediglich die Beeinträchtigung der Hörverarbeitung des Kindes berücksichtigt werden
4. Schwierigkeiten zu verstehen, wenn mehrere Personen gleichzeitig sprechen	4. Beeinträchtigung des dichotischen Hörens	4. Untersuchung durch den HNO- Arzt mit dichotischen Sprachtests (z.B. UTTENWEILER, FELDMANN)	4. Hören von Sprachkassetten über Kopfhörer, auch Stereokopfhörer. Kopfhörer sollten das Ohr umschließen	4. Hilfen durch organisatorische Maßnahmen im Unterricht, die die beeinträchtigte Hörverarbeitung berücksichtigen

5. Schwierigkeiten zu verstehen, wenn es im Raum laut ist oder, wenn mehrere Menschen im Raum gleichzeitig oder in schneller Folge sprechen. In ruhiger Umgebung gibt es keine Verstehensprobleme; Kind nuschelt	5. Beeinträchtigung der Selektivität (der Fähigkeit, aus komplexen Schallereignissen sprachliche Informationen herauszuhören); Beeinträchtigung der Figur- Grundwahrnehmung; "Partyschwerhörigkeit"	5. Untersuchung durch den HNO-Arzt mit z.B. Sprachaudiometrie im diffusen Schallfeld, B.I.L.D.-Test nach ESSER; Beobachtungen des Kindes hinsichtlich des Sprachverständnisses während des Unterrichtes in verschiedenen Situationen bei niedrigem oder höherem Geräuschpegel; beobachten des Gesichtsausdruckes und des allgemeinen Verhaltens: z.B. holt sich das Kind vornehmlich die Informationen über das Sehen? Können Aufträge unter Nebengeräuschen in Handlung umgesetzt werden?	5. Horchen und Zuhören trainieren, z.B. aus einer Geschichte immer ein bestimmtes Wort, aus Wörtern immer einen bestimmten Buchstaben heraushören; Spielangebote zur auditiven Figur-Grundwahrnehmung; die Angebote sollten Geräusche, Klänge und Sprache betreffen und in Nebengeräusche eingebettet sein; Stilleübungen (MONTESSORI)	5. Wie unter heilpäd. Übungsmöglichkeiten aber bevorzugt auf Sprache bezogen; dem Kind müssen seine auditiven Probleme verständlich gemacht werden, damit es angemessen mit ihnen umgehen kann und nicht zusätzliche Verhaltensprobleme bekommt. Es muß lernen, sich zu äußern und nachzufragen, wenn es nicht verstanden hat. Die Mitschüler müssen angehalten werden, sich dem Kind gegenüber entsprechend zu verhalten. Organisieren der angemessenen Umgebung, (Sitzplatz), wie unter heilpäd. Übungsmöglichkeiten, aber bevorzugt auf Sprache bezogen
6. Das Kind wirkt unsicher, hat Schwierigkeiten, einem Gespräch zu folgen, das von verschiedenen Sprechern geführt wird	6. Beeinträchtigung des Richtungshörens. Verständnisschwierigkeiten, da es zu lange dauert, bis es den jeweiligen Sprecher geortet hat	6. Untersuchung durch den HNO-Arzt; Beobachtung des Kindes in seinem Verhalten; Überprüfen des Richtungshörens durch Klangangebote aus wechselnden Richtungen im Raum	6. Spiele, in denen Geräusche, Klänge, Sprache aus verschiedenen Richtungen angeboten werden	6. Organisation im Klassenraum; das Kind sollte so sitzen, daß es die/den Sprechenden auch sieht

7. Verdrehungen von Lauten oder Silben in Wörtern beim Sprechen und Lesen, z.B. Moli statt Limo; falsche Reihenfolge von Wörtern beim Wiederholen von Sätzen oder beim Lesen; Probleme beim Diktat, diktierte Wörter oder Satzteile zu behalten, deshalb häufiges Nachfragen	7. Beeinträchtigung des auditiven Kurzzeitgedächtnisses, Beeinträchtigung in der Perzeption auditiv-zeitlicher Sequenzen	7. Untersuchung durch den HNO-Arzt, Durchführung eines dichotischen Sprachtestes; Untertests Zahlennachsprechen aus HAWIK-R und PET, Textgedächtnis aus HSET, Subtest V/5 aus KRAMER, Überprüfung nach MEIXNER, MOTTIER; Überprüfen serialer Fähigkeiten in anderen Wahrnehmungsbereichen (visuell, taktil-kinästhetisch) durch z.B. Musterfortsetzen aus BT-2-3, Handbewegungen aus K-ABC	7. Übungen und Spiele, in denen es auf seriale Leistungen, auf Aufnahme, Verarbeitung und Wiedergabe von Reihenfolgen ankommt mit den jeweiligen Schwerpunkten: ganzkörperlich (z.B. »Ballprobe«), feinmotorisch, sprachlich, visuell. Dazu ist es erforderlich, zeitliche u. räumliche Beziehungen wie neben, vor, nach, zwischen zu erkennen; Arbeit mit MONTESSORI-material, bei dem es auf die Herstellung von Reihenfolgen ankommt; Sprechspiele, die mit Wiederholungen sprachlichen Materials durchgeführt werden; Rhythmik, Psychomotorik (Löwenjagd)	7. Wie heilpädagog. Übungsmöglichkeiten; Anwendung des MONTESSORI-Materials: z.B. Rosa Turm, Braune Treppe, Einsatzzylinder, Farbige Perlentreppe; Fortsetzen von vorgegebenen Mustern (KOWARIK u. KRAFT); Übungen zu Erkennen in den Beziehungen zuerst, dann, zuletzt. Reihenfolgen bilden und umkehren lassen

8. Unfähigkeit, zeitliche Abläufe des täglichen Lebens sprachlich wiederzugeben, bzw. sie zu verstehen, wenn sie sprachlich vermittelt werden; inhaltlich die Reihenfolge von Ereignissen in Gesprächen oder in einer Geschichte zu verstehen, sonst aber keine allgemeinen oder schweren Beeinträchtigung beim Verstehen gesprochener Sprache.	8. Siehe 7. Schwierigkeiten beim Verstehen mündlich vermittelten auditiven Materials, das zeitlich/räumliche Abfolgen und Reihenfolgen beinhaltet	8. siehe 7.	8. siehe 7.	8. Siehe 7.
9. Schwierigkeiten im Zusammenschleifen von Lauten, Unfähigkeit, Laute zu Silben und zu Wörtern zu synthetisieren	9. Unfähigkeit, auditiv wahrgenommene Teile zu einem Ganzen zu verschmelzen; Probleme des Kurzzeitgedächtnisses, hier aber im Sinne von nicht Loslassenkönnen bzw. »Kleben« an einem Reiz; u.U. Beeinträchtigung ganzheitlicher, im Sinne rechtshirniger Verarbeitung	9. Überprüfungen mit dem Untertest des PET Laute verbinden; Beobachtungen beim Erstleseunterricht. Beobachtungen hinsichtlich der Fähigkeit, sich umstellen zu können im auditiven Bereich, wie auch in anderen Wahrnehmungsbereichen	9. Sprech- u. Singspiele; Rhythmik u. Psychomotorik; Flexibilitätsübungen; Laute mit Hilfe ganzkörperlicher Bewegung (Hüpfen) verbinden; Gebrauch von Handzeichen	9. Das Zusammenschleifen von einzelnen Lauten ist die notwendige Voraussetzung zum Lesenlernen. Für Kinder mit Syntheseschwierigkeiten ist es eine Hilfe, Handzeichen zu benutzen. Eine weitere Hilfe kann die Methode von KRETSCHMANN sein. Hierbei wird in besonderer Weise Motorik mit auditiver und visueller Wahrnehmung verknüpft. Die Bildung der Vokale wird zunächst bewußt

				taktilkinästhetisch im Mund erfahren. Es werden dann Konsonanten vor einen Vokal gesetzt oder an einen Vokal angehängt mit besonderer Berücksichtigung des Spürens im Mund. Diese Methode verbindet systematisch sensomotorische, visuelle und auditive Erfahrungen und verhilft so zur Lautsynthese
10. a) Das Kind hat Schwierigkeiten, einen vorgegebenen Rhythmus einzuhalten b) Das Kind kann »lange« und »kurze« Vokale nicht unterscheiden	10. Beeinträchtigung der Verarbeitung zeitlicher Schallereignisse und deren Integration in Bewegung; Beeinträchtigung zeitliche Strukturen von Schallereignissen in der Sprache zu verarbeiten und folglich zu unterscheiden	10. Rhythmus nachklatschen, nachgehen lassen	10. Rhythmische Übungen, STEINITZ: Kognitive Bewegung im strukturierten Raum, SCHEIBLAUER- Rhythmik	10. Siehe heilpädagogische Übungsmöglichkeiten; Rhythmen verlangsamt anbieten; motorische Hilfen: zur Erkennung »langer« (zunächst Töne), Vokale Handbewegungen benutzen, die das Langziehen symbolisieren; zur Erkennung kurzer Vokale mit der Hand auf die Unterlage klopfen

11. Das Kind hat Schwierigkeiten im Ausdruck, begrenztes Vokabular, einfache Satzstruktur; es meldet sich, hat aber vergessen, was es sagen wollte, Das Kind hat Schwierigkeiten, das, was es sagen will, »abzurufen«. Es benutzt Füllwörter wie »dingsda« oder »hm«, weil es auf das gesuchte Wort nicht kommt	11. Beeinträchtigung der akustisch-sprachlichen Automatisierung; Schwächen in der unbewußten Verfügbarkeit von Erkennungs- u. Programmierungsmustern; Schwierigkeiten in der Sprachbenutzung, da es eine andere Sprache als Muttersprache oder zu wenig Sprachanregung hat oder eine organische Beeinträchtigung vorliegt; Wortfindungsstörungen	11. Überprüfungen mit Untertests aus dem PET: Wörter Ergänzen, Laute Verbinden, Grammatiktest; verbale Untertests aus HAWIK-III; Verhaltensbeobachtungen bei Gesprächen im Unterricht. Das Kind muß zum Sprechen ermutigt werden, Fragen beantworten, Sätze vollenden, Gegenstände benennen, Objekte und Bilder beschreiben. Erzählen lassen, was es erlebt, was es getan hat oder gerade tut. Der PET untersucht den Gebrauch der expressiven Sprache	11. Allgemeine Förderung des Sprachverständnisses und der Sprachbenutzung; Spiele zur Förderung des sprachlichen Gedächtnisses: z.B. im Kreis Nachsprechspiele wie »Das Haus des hölzernen Mannes«	11. Wie unter heilpädagogische Übungsmöglichkeiten; Hilfen geben durch Visualisieren: Meistens handelt es sich um Nomen, die nicht abgerufen werden können. Hier kann es hilfreich sein, sich den Gegenstand, den das Wort repräsentiert, bildlich vorzustellen. Es wird dadurch die rechte Hirnhälfte in die Wortfindung mit einbezogen. Sprachvorbereitende Übungen in strukturierter oder unstrukturierter Form müssen bestehen aus: Übungen zur Förderung von Lautdiskrimination, Artikulation, Grammatik u. Wortverständnis. (BUSH/GILES, MONTESSORI, KRETSCHMANN, OLBRICH). Kinder mit starken Sprachauffälligkeiten profitieren von multisensorischen Angeboten. Alles Unterrichten muß sich die Motivation des Kindes zunutze machen und das Interesse anspre-

				chen, z.B.»Mein eigenes Buch«; Spracherfahrung ist durch Lesen zu erweitern; Lesen muß so angeboten werden, daß es auch das Sprechen fördert
12. Probleme im Verarbeiten von Sprache (im Verständnis dessen, was gehört wurde oder geschrieben ist). Manchmal ist das Lesen selbst nicht betroffen, das Kind liest u.U. fließend, aber ohne das Gelesene zu verstehen; auch die Umgangssprache wird häufig nicht genau verstanden. Es kommt zu Mißverständnissen	12. Siehe 11. Sprachverarbeitungsschwäche, Beeinträchtigungen im Speichern von Konzepten. Die Unfähigkeit, Konzepte zu speichern und abzurufen, mag auch an einem Mangel an Erfahrung oder Gelegenheit, Sprache zu benutzen liegen (Deprivation)	12. Siehe 11. Verbale Untertests aus HAWIK-R, PET, K-ABC, HSET; Beobachten u. überprüfen, ob Gehörtes wirklich verstanden wird. Kinder mit einer rezeptiven Sprachbeeinträchtigung können Schwierigkeiten im Entwickeln von Konzepten haben. Allgemeine Ausdrücke mögen für das Kind unverständlich sein. Es kann vielleicht nicht die Grammatik verstehen und deshalb nicht die Satzbedeutung. Der Lehrer sollte immer prüfen, ob wichtige Begriffe sowie Sätze und längere Passagen verstanden wurden	12. Dem Kind auf verschiedene Weise vorlesen: schnell, langsam, laut, leise und dabei sorgfältig beobachten, ob es verstanden hat; Verständnishilfen geben, indem man in die Thematik sorgfältig einführt; bildhaft unterstützt, damit eine Sinnerwartung da ist. Konzeptbildung und Kategorisierung lehren (KEPHART, EBERSOLE/ KEPHART, BUSH/ GILES, OLBRICH); bei schwereren Sprachproblemen Sprachheilschule	12. Dem Kind auditive, visuelle und taktilkinästhetische Stimuli anbieten. Den Inhalt eines Satzes, eines Abschnittes, einer Geschichte erklären, bevor das Kind den Text lesen soll. Dem Kind konkrete Tätigkeiten und Experimente ermöglichen, bevor es über dieselben etwas lesen soll, auch Bildmaterial, Zeichnungen, Filme, Cassetten u.a.m. benutzen. Besonders eignet sich das Prinzip des MONTESSORI-Sprachunterrichtes

13. Massive Schwierigkeiten in der Verarbeiten von Sprache und der Sprachbenutzung; Das Kind scheint gesprochene oder geschriebene (gedruckte) Sprache nur ungenügend zu verstehen; es ist ernsthaft behindert in der Sprachbenutzung	13. Zentrale Sprachstörungen, wobei Verarbeitung und Ausdruck betroffen sein können	13. Der Verbalteil des HAWIK- III sowie Untertests des PET und des HSET können gute Hinweise auf die Sprachfähigkeit geben. Überprüfen der nichtsprachlichen Intelligenz; Unterrichtsbeobachtungen nach den bisher besprochenen Methoden	13. In manchen Fällen wird eine Sprachheiltherapie notwendig sein oder die Anleitung des Klassenlehrers durch einen Sprachheillehrer. Einzelne Wochenstunden zur Förderung der Sprachbenutzung sind oft nicht ausreichend	13. Der Schwerpunkt im Lesenlernen muß in der Erfahrung des Kindes liegen. Buchstaben erkennen und Laute differenzieren muß regelmäßig geübt werden. Lesen, schreiben und sprechen sollten eng miteinander sein

Allgemeine Überlegungen:
Es handelt sich bei den hier aufgeführten Beispielen um Störungen bei Kindern der Regelschulen. Diese Teilleistungsschwächen werden häufig nicht erkannt, zu spät erkannt oder falsch verstanden. Übliche HNO-Untersuchungen reichen diagnostisch häufig nicht aus, wenn es sich um zentrale Verarbeitungsbeeinträchtigungen handelt.
Genauere Informationen in: Axmann 1993
Sprachliche Beeinträchtigungen werden sich bei vornehmlich rechtshändigen Menschen auf Verarbeitungsstörungen im Bereich der linken Hirnhälfte beziehen. Es muß, soweit möglich, versucht werden, mit anderen Sinnesbereichen zu kompensieren, z.B. mit der visuellen und taktil-kinästhetischen Wahrnehmung und u.U. die rechte Hirnhälfte z.B. durch bildhaftes Vorstellen mit einzubeziehen.
Da Lese- und Rechtschreibschwierigkeiten häufig mit einer verzögerten oder beeinträchtigten Sprachentwicklung einhergehen, sind Übungen zur Förderung des Sprachverständnisses und der Sprachbenutzung notwendig. Kinder, die nicht über genügend Sprech- und Spracherfahrungen verfügen und die Schwierigkeiten haben zu speichern und abzurufen, profitieren von konkretem Handeln (Montessori-Spracharbeit). Es muß aber immer sichergestellt werden, wie weit Beeinträchtigungen des Hörens an den Problemen beteiligt sind. Selbst, wenn es bei einer HNO-Untersuchung keinen Befund gibt, kann eine zentrale auditive Wahrnehmungsstörung vorliegen, die bei der Förderung des Kindes berücksichtigt werden muß.

10.3 Visuelle Wahrnehmung

Symptome, die in der Klasse beobachtet werden können	Mögliche zugrundeliegende Beeinträchtigungen	Diagnostische Beobachtungen	Heilpädagogische Übungsmöglichkeiten	Unterrichtshilfen
1. Kind ohne auffällige Ungeschicklichkeit verdreht die Reihenfolge von Buchstaben: sie-sei, Lukas-Lakus; verwechselt die Lage und Richtung einzelner Buchstaben oder Zahlen z.B.: b-d; g-b; 6-9. Buchstaben werden gedreht oder gekippt	1. Mangelhaft entwickeltes Körperschema; unausgeprägte Lateralität; Richtungsunsicherheit; Schwierigkeiten in der Wahrnehmung der Raumlage; sakkadische Augenfolgebewegungen; Beeinträchtigung der Buchstabe-Lautzuordnung als Störung der Assoziation (siehe Kap. 5.6.)	1. Untertests IV u.V aus FEW, PS aus SCSIT, MT aus HAWIK-III, Dreiecke aus K-ABC; Beobachtung der Kopfhaltung (ständiges Drehen des Kopfes deutet auf unausgeprägte Bevorzugung eines Auges); Schwierigkeiten, die Lage im Raum zu berücksichtigen, sind im Rahmen des Unterrichtes bei vielen Gelegenheiten zu beobachten; Beobachtung auf allgem. assoziative Schwierigkeiten	1. Voraussetzung jeglicher heilpäd. Förderung ist die Arbeit am Körper (Entwicklung des Körperschemas, der Seitigkeit, des Überkreuzens der Mittellinie, der Beziehungen vorne-hinten, oben-unten, wie sie in allen körperorientierten Therapien angeboten wird; Übungen zur Orientierung im und am Raum; Übungen zur Wahrnehmung der Raumlage z.B Frostig: Visuelle Wahrnehmungsförderung, Pertraspielsatz, Montessori-Material; Psychomotorik; Übungen zur Assoziation von Sehen + Bewegen Hören + Bewegen Sehen + Hören	1. Alle Arbeiten sollten seitigkeitsorientiert ausgeführt werden; Sitzplatz so einrichten, daß das Fenster immer links ist, damit helle und dunkle Seite unterschieden werden kann; später wird auf die Farben gelb und braun übergegangen, schließlich auf die Benennung rechts und links. Übungen nach Zapke (Bidi u. Bodo); gezieltes Benutzen von Farben und Zeichen z.B. für Anfang und Ende der Zeile; Mnemotechniken einüben; Pfeil benutzen, um die Leserichtung zu zeigen; Buchstabengitter benutzen (nur bei Druckbuchstaben)

2.Unfähigkeit zur Diskrimination ähnlicher Buchstabenformen: z.B. e -a , m - n, i - l; Unfähigkeit gleiche Wörter in verschiedenen Schriften wiederzuerkennen	2. Siehe 1; Schwierigkeiten in der Differenzierung von Form und Größe und im Erkennen wesentlicher charakteristischer Merkmale der Buchstabenformen	2. Untertest III, IV u. V aus FEW, DC u. PS aus SCSIT, GFT, Dreiecke aus K-ABC; BO aus HAWIK-III; Überprüfung der Körperkoordination und der Entwicklung des Körperschemas; Lesefehler untersuchen: entstehen sie durch Ersetzen von Buchstaben ähnlicher Form z.B. e-a? Hat das Kind sonst Schwierigkeiten mit gleichem Lesematerial in anderer Schriftart?	2. Siehe 1; Übungen im "Hand-haben" konkreter Gegenstände, um ihre Form taktil-kinästhetisch zu "erfassen"; Sortieren und kategorisieren von geometrischen Formen, (MONTESSORI, Geometrische Kommode); Arbeit nach FRÖBEL (Muster nachlegen, Muster ausdenken)	2. Umgang mit buchstabenähnlichen Formen; unterscheiden ähnlicher Buchstaben (MONTESSORI, Sandpapierbuchstaben, bewegliches Alphabet, Holzbuchstaben), unterscheiden ähnlicher Wörter; Buchstaben zusammensetzen: ausgeschnittene Buchstabenteile werden zusammengeklebt, Buchstaben zusammensetzen aus dem Pertraspielsatz, Buchstaben formen aus Knete; Übungen im Arbeitsheft (FROSTIG) zur Wahrnehmung der Größen- und Formkonstanz, Formen finden mit identischen Elementen z.B.: Finde alle Formen mit einem Kreis, einer gebogenen Linie oben u.s.w; **solange das Kind diese Schwierigkeiten hat, nur eine Schriftart verwenden!**

3. Das Kind hat Schwierigkeiten, Wörter oder Satzteile auf der Seite zu finden; beim Lesen werden Buchstaben ersetzt, Buchstaben oder Wörter weggelassen; Probleme mit der Benutzung von Wörterbuch, Telefonbuch oder Glossar	3. Schwäche der Figur-Grundwahrnehmung, fehlerhaftes Differenzieren von Wörtern mit gleicher Gestalt kann auch von beeinträchtigter Formwahrnehmung herrühren, (siehe auch 2); Beeinträchtigung der Richtungswahrnehmung; sakkadische Auge-Folgebewegungen; funktionelles Skotom	3. Untertest II des FEW, FG des SCSIT, OF des PET; Kind mit Beeinträchtigungen der visuellen Figur-Grundwahrnehmung macht Lesefehler, die einem als zufällig erscheinen; die Lesefehler zeigen keine besondere Charakteristik; Kinder mit Schwierigkeiten der Figur-Grundwahrnehmung sind u.U. nicht in der Lage, Fragen zu beantworten, die sich auf einen bestimmten Abschnitt des Gelesenen beziehen, sie geben eher Allgemeines wieder, aber keine Einzelheiten	3. Eine Förderung der Figur-Grundwahrnehmung beginnt im körperlichen Bereich (Siehe 5.5.2); Übungen zur Figur-Grund-wahrnehmung: Frostig-Hefte, Pertraspielsatz, Hefte von KOWARIK u. KRAFT, MONTESSORI-material; Übungen zum Herausfinden einzelner Elemente z.B. Finde alle Cs'in einer Reihe von Buchstaben; Finde alle Großbuchstaben in einem Abschnitt ; unterstreiche jeden 2. Buchstaben in jedem Wort in dem folgenden Satz! U.s.w. Weitere Anregungen in LAUSTER	3. Siehe heilpädag. Übungsmöglichkeiten; Wörterbuchübungen, Nachschlagübungen, (Kataloge, Telefonbücher), Arbeiten mit Kontrollfix und den dazugehörigen Übungsheften, Kinder mit Figur-Grundwahrnehmungsproblemen haben häufig Schwierigkeiten im Auffinden von bestimmten Stellen auf einer Seite oder an der Tafel; Bingospiele, nicht mit Wortgestalten arbeiten, eher Kreuzworträtsel, in denen Wörter aus vorgegebenen Buchstaben eingesetzt werden, (Heinevetters Lesetrainer, LRS-Trainer, Sabefix)
4. Probleme beim Lesen längerer Wörter, mit dem Buchstabieren; die Buchstabierfehler ähneln denjenigen, die durch beeinträchtigte auditive Wahrnehmung verursacht werden, es wird die Reihenfolge dabei nicht eingehalten	4. Beeinträchtigungen der Wahrnehmung räumlicher Relationen; Gedächtnisschwächen für visuelle und auditive Sequenzen	4. Raum-Lagebeziehung überprüfen, indem man das Kind Muster nachzeichnen läßt; auch das Gedächtnis überprüfen, indem man Muster aus der Erinnerung nachzeichnen oder legen läßt; überprüfen der Fähigkeit, Reihenfolgen zu erfassen und wiederzugeben	4. Übungen zum Erfassen zeitlich/räumlicher Beziehungen, zunächst wieder ganzkörperlich, dann mit geeignetem, z.B. dem bereits aufgeführten Material. Perlen nach Vorlage aufziehen lassen, Muster nach Vorlage legen lassen (Fröbelkasten, Tangram	4. Zuhilfenahme der Handzeichen, um taktil-kinästhetisch eine Abfolge von Handlungen zu erfahren; visualisieren einfacher Wörter; Wortanalyse mit Hilfe bunter Buchstaben; Scrabble und andere Wortspiele

			Mosaikspiel, Punktgitterübungen, Codierübungen; (LAUSTER).	
5. Das Kind hat Schwierigkeiten im Verständnis eines gelesenen Textes, obleich das auditive Verständnis sonst unbehindert scheint; gewöhnlich hat das Kind auch Schwierigkeiten im Decodieren anderen visuellen Materials wie z.B. von graphischen Symbolen, arithmetischen Symbolen, geographischen Karten	5. Visuelles Decodieren im allgemeinen oder das Decodieren von Symbolen kann beeinträchtigt sein; Beeinträchtigung der sensorischen Integration	5. Untertest ZS aus HAWIK-R, altersentsprechende Tests zur Überprüfung des sinnerfassenden Lesens; Vergleichen des Verständnisses von Texten, die dem Kind vorgelesen werden, mit Texten, die es selber liest; Überprüfen der Fähigkeit die Bedeutung von Zeichen zu verstehen wie < > = : ; Versuche mit Aufgaben, bei denen codiert und decodiert werden soll	5. Codierübungen (LAUSTER); Übungen im Interpretieren von Bildern, Karten, graphischen Darstellungen, Pictogrammen	5. Den Text einmal vom Kind lesen lassen und danach ihn dem Kind noch einmal vorlesen; lesen einfacher Texte; das Kind einen Satz lesen und danach erzählen lassen, was es gelesen hat; wenn das Kind schon schreiben kann, soll es den Satz, den es gelesen hat, aufschreiben; manchmal ist es für das Kind leichter, erst den Inhalt mündlich mitzuteilen und ihn dann aufzuschreiben; den Satz allmählich verlängern

Allgemeine Bemerkung:
Generell sollte bei Verdacht auf Beeinträchtigung der visuellen Wahrnehmung das Sehen, bzw. die Sehleistung vom Augenarzt überprüft werden. Auch leichte Schielstellungen oder ein Abweichen eines Auges bei Ermüdung können die visuellen Leistungen beeinträchtigen. Danach sind testdiagnostische Verfahren erforderlich.
Zur Behandlung ist eine Reihe von Übungsmaterial für das Training der visuellen Perzeption im Handel, es sollte aber immer bedacht werden, daß die Papier-Bleistiftarbeit am Tisch den Abschluß einer Übungssequenz bildet und sensomotorische Basisfunktionen vorausgehen müssen. Ein Material, das Handlung erfordert und anschließend in Papier-Bleistift-Übungen erweitert werden kann und auch für ältere Kinder geeignet ist, ist das Nikitin-Material.

10.4 Integrative Funktionen

Symptome, die in der Klasse beobachtet werden können	Mögliche zugrundeliegende Beeinträchtigungen	Diagnostische Beobachtungen	Heilpädagogische Übungsmöglichkeiten	Unterrichtshilfen
1. Das Kind hat Schwierigkeiten im leisen wie im lauten Lesen trotz intaktem Gedächtnis, guter auditiver und visueller Diskrimination. Es lernt verbale Abschnitte leicht auswendig (Alphabet), kann aber nicht die Buchstaben identifizieren	1. Fehlende Integration der visuellen und auditiven Modalitäten sowohl für den Bereich der Perzeption wie den des Gedächtnisses	1. Das Kind kann erinnern, was es gesehen oder gehört hat, erfaßt aber nicht die Bedeutung des visuellen Reizes. Das Erinnern der Buchstabennamen kann Schwierigkeiten machen oder das Verständnis von Symbolen und Zeichen. Oder das Kind hat Schwierigkeiten im Bilden von Konzepten, weil es nicht Erinnerungen abrufen kann, die einen gegenwärtigen auditiven oder visuellen Reiz betreffen	1. Bewegungserziehung (z.B. nach FROSTIG); Psychomotorik; den Dingen, die das Kind betrachtet, Namen geben, Zahlen lernen, Buchstaben lernen; Namen geometrischer Körper oder Formen; jegliches *nur* verbales Lernen vermeiden; es ist wenig sinnvoll, das Alphabet auswendig runterrasseln zu lassen, immer den visuellen Reiz mit einbeziehen, audio-visuell arbeiten. Ballprobe (hierbei werden Bewegung, Sehen und Sprechen/Hören gleichzeitig beansprucht)	1. Alle Methoden, welche eine Buchstabe-Lautzuordnung sicherstellen, sind hilfreich. Die Muster der Buchstabe-Lautzuordnung Schritt für Schritt lehren mit ständigen Wiederholungen; Zuhilfenahme der Handzeichenmethode; Lesen lassen und dabei den Recorder zum Mithören laufen lassen; Language Master, STEINITZ-Methode (Kognitive Rhythmik), Schattenlesen, KRETSCHMANN-Methode, MONTESSORI-Leselernmethode
2. Größte Schwierigkeiten im Textverständnis beim stillen Lesen. Das Kind liest und versteht besser, wenn ihm erlaubt wird, auch dabei zu sprechen	2. Auditive Vorstellung ist nicht integriert mit der visuellen Perzeption	2. Beobachtung des Lesens. Leseteste zur Überprüfung des sinnerfassenden Lesens	2. Audio-visuell arbeiten. z. B. mit Audio-Video-Trainer	2. Siehe 1; stilles Lesen, zunächst nur bei einzelne Wörtern, Kind sagt danach, was sie bedeuten

3. Größte Schwierigkeiten im lauten Lesen, liest besser still	3. Kann verursacht sein durch Beeinträchtigung der Integration von auditver und visueller Perzeption mit verbalem Ausdruck (sprechen); möglicherweise eine rezeptive/expressiv- integrative Dysfunktion; möglicherweise stört ein »Kanal« den anderen	3. Der Vergleich von stillem und lautem Lesen gibt den besten Hinweis auf eine rezeptiv-expressive Assoziationsbeeinträchtigung	3. Audio-visuell arbeiten; Psychomotorik; STEINITZ-Rhythmik	Alle Techniken, die in 1 und 2 vorgestellt wurden. Lautes Lesen von Wörtern, Satzteilen und Sätzen üben , und das Kind hinterher erzählen lassen, was es gelesen hat. Das Kind nicht verunsichern, indem man es laut vor der Klasse lesen läßt. Dem Kind wird Verunsicherung erspart, und es wird das Lesen trotzdem lernen, wenn es vorher leise lesen darf

Bermerkung: Integrative Funktionen zu erkennen und zu behandeln erfordert mehr, als hier erwähnt werden kann. In der Literatur zur sensorischen Integration (siehe auch BRAND/BREITENBACH/MEISEL) gibt es vielfältige therapeutische Angebote, die zwar vorwiegend von Ergotherapeuten und Motopäden aber auch von Lehrern vermittelt werden können. Therapeutisch wird es hier zunächst darum gehen, zwei Wahrnehmungsbereiche miteinander zu integrieren, z.B. Bewegen und Hören oder Bewegen und Sehen. Danach können Angebote zum Bewegen, Sehen und Hören gemacht werden.

11. Teilleistungsstörungen – Auswirkungen und Hilfen am konkreten Fall

Nach dem Versuch, Verursachungen, Erscheinungsformen, Diagnose-und Behandlungsmöglichkeiten von Beeinträchtigungen im Bereich der gesprochenen und geschriebenen Sprache darzustellen, soll nun der Bericht einer Mutter aus Sicht der Familie zeigen, wie es sich lebt und leidet mit einem Kind, in diesem Falle mit zwei Kindern, die von massiven Teilleistungsschwächen betroffen sind.

Den ersten Teil dieses Berichtes hatte die Mutter zu Beginn der Behandlung ihres Sohnes als Information der Therapeutin übergeben. Den zweiten Teil schrieb sie nach Beendigung der Therapie als Abschluß einer Phase, in der sich ganz allmählich und immer wieder auch mit Verzögerungen und Stillständen eine psychische Stabilisierung bei ihrem Jungen abzeichnete.

Der dritte Teil stellt den geglückten Abschluß der Schullaufbahn und den Stand der Entwicklung des numehr 17 Jahre alten Jungen dar.

Der Bericht einer Mutter

WALTRAUD KRONER

Ich möchte hier über die Teilleistungsstörungen unserer Kinder berichten. Der erste Teil wurde vor bereits etwa 5 Jahren geschrieben und wird hier fast unverändert übernommen.

Da jetzt nach vielen Arztbesuchen und anderen Versuchen unserem Sohn zu helfen, festzustehen scheint, daß er Legastheniker ist, möchte ich einfach einmal aufschreiben, was mir in der Entwicklung unserer inzwischen 9- und 12-jährigen Kinder auffiel. Durch die Verzögerung im effektiven Behandlungsbeginn in unserem Fall ist es mir ein Anliegen, daß Legasthenie früher erkannt und Kindern dadurch viel Kummer und seelisches Leid erspart werden kann. Ich weiß bisher noch nicht viel über die Ursachen und Auswirkungen und schreibe dieses bewußt jetzt auf, um nicht nachträglich Symptome und Probleme »hineinzudenken«, was nicht bedeutet, daß mir nicht zu einem späteren Zeitpunkt weitere Dinge auffallen könnten und dieser Bericht ergänzt wird.

Zur Vorgeschichte scheint mir eine Überlegung wichtig, von der ich nicht weiß, ob irgend ein Zusammenhang mit der Legasthenie besteht. Ich kann es wegen meiner Unwissenheit aber auch nicht mit Sicherheit ausschließen:

Bei beiden Kindern mußte ich während der Schwangerschaft mit wehenhemmenden Mitteln behandelt werden und sehr viel liegen. Beide Male war außerdem eine Operation in Vollnarkose (Cerclage) zur Erhaltung der Schwangerschaft notwendig. Bei dem ersten Kind, unserer Tochter Stefanie, kamen außerdem hohe Dosen Valium dazu, Andreas, das jüngere Kind, litt nach der Geburt an verstärkter Gelbsucht (keine Rhesusunverträglichkeit) und wurde mit einer Fototherapie behandelt.

Im Folgenden möchte ich die Geschichte beider Kinder trennen, werde allerdings in Andreas Geschichte hervorheben, was gleich oder ähnlich verlief wie im Falle Stefanies.

Stefanie war sehr klein und zierlich und schon als Säugling extrem ängstlich und schreckhaft. Körperlich entwickelte sie sich ungewöhnlich schnell. Sie konnte mit nur drei Monaten sitzen, machte mit sechs die ersten Schritte, übersprang also die Krabbelphase ganz, und lief mit zehn Monaten frei. Ihre sprachliche Entwicklung hingegen war stark verzögert. Sie sprach undeutlich und nachdem sie einmal von ihrem neunjährigen Onkel deshalb ausgelacht wurde, ein halbes Jahr gar nicht mehr. Ihr Wortschatz war dann jedoch außerordentlich groß, die Aussprache allerdings weiterhin sehr undeutlich. Im Kindergarten blieb sie schüchtern, konnte sich Kinderreime und Liedtexte nicht merken, konnte Memory oder ähnliche Spiele gar nicht und lernte erst in den Ferien zwischen Kindergarten und Schule, eine Schleife zu binden, obwohl sie sonst eher geschickt ist, auch gern malt. Auffällig waren ihr großer Wortschatz und ihr Geschick, Dinge und Erlebnisse zu beschreiben. Bei der Einschulung ist Stefanie 6 Jahre und 9 Monate alt. Sie freut sich, bald ihre geliebten Bilderbücher selbst lesen zu können. Aber schon bald kommt die Ernüchterung. Sie kann fremde Texte auch am Ende des 1. Schuljahres noch nicht lesen, selbst geübte fallen ihr schwer. Sie arbeitet viel zu langsam und macht im Schreiben auch bei kurzen Wörtern Fehler. Im 2. und 3. Schuljahr wird das immer schlimmer, sie gibt die mündliche Mitarbeit in Deutsch ganz auf. Kein Lehrer merkt, daß sie bis ins 4. Schuljahr nicht richtig lesen kann. Mathematik und Musik gehen viel besser, nur das Einmaleins bewirkt einen Leistungsabfall, der aber im 4. Schuljahr aufgeholt wird. Diktate sind immer 5 oder 6, trotzdem steht im Zeugnis eine 4. Bei einem vom Lehrer durchgeführten Legasthenietest ist Stefanie krank. Sie ist inzwischen eine der schwächsten Schülerinnen der Klasse, obwohl die Noten fast alle 3 sind. Sie ist jetzt sehr häufig krank, leidet unter heftigen Bauchschmerzen, Übelkeit und Erbrechen. Der Versuch, diese Dinge abklären zu lassen, enden mit der beruhigenden Feststellung des Arztes, es bestehe kein Anlaß zur Sorge, die Schmerzen seien »nur« psychosomatisch. Bis heute leidet sie häufig unter starker Migräne, die bei unserer Familie aber allgemein oft auftritt.

Zu Beginn der Förderstufe ist das erste Diktat wieder eine 5. Die Lehrerin empfiehlt einen Rechtschreiblehrgang. Sie glaubt an Stefanies hohe Intelligenz, obwohl das Mädchen inzwischen verschlossen, ja fast abweisend wirkt. Sie verschließt sie sich auch vor uns, nur ab und zu bekommt sie aus dem nichtigsten Anlaß einen Wutanfall. Die Übungen zu Hause haben unerwarteten Erfolg. Innerhalb eines Jahres entwickelt sie sich zu einer der besten Schülerinnen der Klasse, mit fest stabilisierter 3 in Deutsch, 3 in Englisch (B-Kurs), und 2 in Mathematik (A-Kurs!). Wegen der noch nicht ganz überwundenen Unsicherheit in der mündlichen Mitarbeit gibt es in zwei oder drei Nebenfächern noch 4er. In Diktaten schafft Stefanie wegen der mangelnden Geschwindigkeit »nur« 3er, obwohl sie sonst in der Rechtschreibung inzwischen sicher ist. Bei mündlichen und schriftlichen Zusammenfassungen hat sie noch Schwierigkeiten, auch einen Text zu gliedern oder vollständige Sätze zu schreiben, fällt ihr schwer. Im Augenblick gibt es mit der Bruchrechnung kleine Probleme, die aber mit Üben zu bewältigen sind. Jetzt, im 6. Schuljahr, ist Stefanie freier, offener manchmal fast ein wenig kess. Sie arbeitet in der Schule mit, wirkt fröhlicher und bedeutend selbstbewußter. Seit einem halben Jahr darf sie reiten, und zum ersten Mal gibt sie bei Aktivitäten außerhalb der Schule hier nicht bei der ersten Schwierigkeit auf. Auf einmal hat Stefanie auch viele Freundinnen.

Andreas war im Gegensatz zu Stefanie groß, kräftig und schon als Kleinkind sehr selbstbewußt. Allerdings war er im 1. Lebensjahr häufig krank, hatte hohes Fieber (Angina, Mittelohrentzündung, Bronchitis) und bekam fast ständig Antibiotika. Mit 1 Jahr 3 Monaten wurden die Polypen entfernt, danach vorläufig Besserung, mit etwa 3 Jahren wieder häufig Angina, die vergrößerten Mandeln berühren die Stimmbänder und gefährden sie. Mit 4 Jahren werden auch sie entfernt. Andreas saß erst mit 7 Monaten, krabbelte aber kaum, und lief dann mit 12 Monaten. Er wirkte dabei ungeschickt, fiel oft hin, stieß sich überall und schielte. Eine erste Augenuntersuchung ergab keinen Befund, mit 3 Jahren wurde eine Weitsichtigkeit (ca. 6 Dioptrien), ein Schielwinkel und eine Sehkraft von nur 60% festgestellt. Auch mit Brille änderte sich seine Ungeschicklichkeit nicht, er konnte nicht auf Mauern balancieren, Puzzles und Bilderbücher interessierten ihn nicht, auch Memory konnte er nicht spielen, malen wollte er nicht. Seine Sprachentwicklung war stark verzögert, die Aussprache sehr undeutlich. Eine Sprachtherapie wurde vorgeschlagen, wegen langer Wartelisten aber auf die Zeit nach dem 4. Geburtstag verschoben. Dann allerdings war bei weiter etwas undeutlicher Aussprache der Wortschatz überdurchschnittlich und eine Sprachtherapie wurde als nicht mehr notwendig bezeichnet. Beim Eintritt in den Kindergarten hatte er unerwartete Ablösungsprobleme, wurde noch mal aus der Gruppe genommen. Wir fingen dann stundenweise wieder an, so klappte es. Aber Andreas wurde schnell aggressiv, brachte die ganze Gruppe durcheinander. Nach einem Wechsel der Kindergärtnerin legte sich das. Radfahren und Schwimmen fiel ihm sehr schwer, aber mit viel Üben schaffte er es doch. Er benutzte beide Hände gleich stark. Eine Schleife zu binden lernte er im Kindergarten und auch noch im ersten Schuljahr nicht. Er findet fast nie etwas, was er suchen soll, auch wenn es »vor seiner Nase« liegt. Auch vergißt er fast immer, wo er etwas hingelegt hat.

Im Dezember vor seinem Einschulungstermin überlegen wir noch, Andreas vorerst in die Vorschule zu geben, da er sehr verspielt, verträumt und ungeschickt ist. Im Januar, Februar jedoch macht er einen gewaltigen Entwicklungsschub. Die Leiterin der Kindergartenvorschulgruppe empfiehlt, ihn doch einzuschulen. Wir müßten allerdings damit rechnen, daß Andreas immer wieder viel vergessen würde.

Er fängt begeistert mit der Schule an, nach ein paar Wochen bricht er sich auf dem Spielplatz einen Fuß, ist todunglücklich nicht in die Schule zu können. Nach etwa 3 Monaten beginnen die Schwierigkeiten beim Schreiben. Er ist viel zu langsam, schreibt verkrampft, macht viele Fehler, behält die Buchstaben nicht, verwechselt sie sowohl beim Schreiben als auch beim Lesen. Auf Anweisung der Lehrerin schreibt er nur noch mit der rechten Hand, um sie so zu mehr Schnelligkeit zu trainieren. Er arbeitet unaufmerksam und unkonzentriert. Die Diagnose des neuen Kinderarztes ist MCD (Minimale Cerebrale Dysfunktion). Wir sind hilflos, wissen nicht recht was wir tun können. Andreas erhält Krankengymnastik, um seine großen motorischen Schwierigkeiten zu mindern. Er kämpft sich weiter durch, vergißt Arbeitsmaterial und Hausaufgaben, die Hefte und Bücher sind immer voller Eselsohren. Für den Heimweg braucht er (teilweise bis heute) die drei- bis vierfache Zeit als nötig. Seine mündliche Mitarbeit ist gut, er zeigt Interesse und manchmal fast Begeisterung. Für sein besonders gutes Sozialverhalten wird er immer wieder gelobt.

Zu Beginn des zweiten Schuljahres wird die Klasse von einer anderen Lehrerin übernommen. Gleich zu Beginn verweigert Andreas hier jede schriftliche Mitarbeit, gibt an, er könne sich nicht konzentrieren, die Klasse sei so laut. Nur im Mündlichen arbeitet er etwas mit. Wir lassen Andreas von einem Psychologen testen. Der stellt normale Intelligenz fest, schlägt uns Hilfen vor, mit denen wir Rechtschreibung üben können. Wir beginnen damit. Die Lehrerin hat viel Geduld, lobt jeden kleinen Fortschritt und nach ca. sechs weiteren Wochen arbeitet Andreas wieder etwas mit. Er zeigt aber nach wie vor Konzentrationsmängel, Antriebsschwäche, er gibt schnell auf, muß ständig zur Mitarbeit aufgefordert werden, arbeitet extrem langsam, ungenau und oberflächlich. Er vergißt immer wieder sein Arbeitsmaterial und geht nicht sorgfältig genug damit um. Er liest langsam, stockend aber sinnerfassend und bemüht sich um richtige Betonung. Beim Erfassen von Stimmungen und Ungesagtem in gelesenen Texten ist er der Klasse weit voraus. Beim Abschreiben macht er sehr viele Fehler, auswendig schreiben kann er nur wenige Worte. Satz- und Wortarten vermag er nicht zu unterscheiden. Mündliche Schilderungen sind anschaulich und zusammenhängend. Im Rechnen beherrscht er die Addition, die Subtraktion bereitet ihm Schwierigkeiten. Das Einmaleins kann er fast gar nicht auswendig, errechnet sich aber die Ergebnisse. In Sachkunde ist er sehr interessiert, beschreibt und beobachtet gut. Da er im 2. Halbjahr Konzentration und Durchhaltevermögen, sowie das gesamte Lern- und Arbeitsverhalten steigern konnte, wird er trotz Bedenken versetzt.

Zu Beginn des 3. Schuljahres hält zunächst die Besserung an. Etwa im November stellt die Lehrerin fest, er sei offensichtlich am Ende seiner Kräfte, fragt, ob nicht doch die Sonderschule dieser klaren Überforderung vorzuziehen sei. Wir lehnen das ab, weil es uns so erscheint, als lerne Andreas trotzdem gern und würde die Sonderschule als Strafe ansehen. Kurz danach erkrankt die ganze Familie außer Andreas, wir haben keine Zeit zum Üben, in der Schule gibt es die ersten Noten. Unter dem Diktat steht die 6 zwar nicht, wird aber vor der Klasse genannt. In Mathematik ist die erste Arbeit 2, dann aber auch hier in der schriftlichen Leistung starker Abfall, obwohl er den Stoff verstanden hat. Jetzt verweigert er in der Schule bei der Klassenlehrerin jede Mitarbeit, wird aggressiv, steigert sich aber gleichzeitig sich in den Fächern Kunst, Werken, Sport, in denen er zuvor versagt hatte, schreibt in Sachkunde nur 2 und sogar 1, obwohl er auch hier mündlich wenig mitarbeitet. Beim Lesen schlägt er das Buch erst gar nicht auf. Er macht keine Hausaufgaben mehr, gibt zu Hause an, er habe keine oder ganz andere auf. Schriftliche Nachrichten der Lehrerin gibt er zu Hause nicht ab. Ein neuer Test beim Psychologen ergibt eine Besserung in allen Bereichen. Wir beginnen eine Therapie beim Psychologen. Das Zeugnis mit 5 in Ordnung und Mathematik deprimiert Andreas vollkommen, die Lehrerin bezeichnet ihn jetzt als absolut uninteressiert, nicht annähernd auf dem Stand der Klasse. Sie weiß nicht mehr, was man mit Andreas anderes tun könnte, als ihn in die Sonderschule zu schicken, da er nur etwas täte, wenn ständig jemand neben ihm säße und ihn für jede kleinste Leistung lobe. Dieser Eindruck deckt sich allerdings nicht mit meinem zu Hause. Jetzt gibt mir der Psychologe die Adresse des Landesverbandes für Legasthenie. Zum ersten Mal erfahre ich, daß Andreas Legastheniker ist.

Andreas ist auch uns gegenüber oft aggressiv, bedauert es dann sofort, ärgert auch unbedacht die Hunde, die er sehr liebt, tut unbewußt und ungewollt denen weh, die er mag, weil er grob und unüberlegt handelt. Er lügt oft, auch bei ganz unbedeutenden Dingen, fängt auch kurzzeitig an, sich herumliegendes Geld zu nehmen und dafür für sich und seine Freunde Süßigkeiten zu kaufen. Er äußert einmal, er wäre lieber tot. Wenn ich ihn strafen muß, meint er, ich könne ihm ja gleich ein Messer ins Herz stoßen, es sei ja für alle besser, er sei nicht mehr da. Sonst verschließt er sich, spricht kaum über seine Gedanken und Gefühle, fühlt sich oft schlecht. Häufig kotet er ein, kaut immer seine Fingernägel ab, ist bei der geringsten Kritik schnell beleidigt. Er interessiert sich für alles Technische, Natur und Umwelt, hält aber nie lange eine Sache durch. Andreas und auch Stefanie schaffen es nicht, Federball und andere Ballspiele richtig zu spielen.

Der bisherige Bericht wurde vor mehr als fünf Jahren geschrieben. Seitdem ist viel geschehen und ich weiß heute, daß besonders bei Andreas ein ganz typisches Bild für teilleistungsgestörte Kinder bestand. Ich möchte jetzt berichten, wie es weiterging. Als ich den Bericht niederschrieb, hatte ich gerade Kontakt mit dem Bundesverband Legasthenie, insbesondere dem Landesverband Hessen und seiner Vorsitzenden, Frau Firnhaber aufgenommen. Auf ihre Veranlassung geschahen zunächst zwei sehr wichtige Dinge. Zuerst wurde Andreas von einer Psychologin mit Intelligenz- und Rechtsschreibtests überprüft. Es ergab sich eine bedeutende Differenz zwischen der Intelligenz- und der Rechtschreibleistung, zusätzlich ein sehr geringes Selbstbewußtsein (nach ca. einem Jahr Psychotherapie !)

Die zweite große Hilfe war eine schnellstmögliche Aufnahme zu einer Lesekur in der Kinderkurklinik in Murnau[84]. Während dieser Zeit konnten wir zu Hause unter erheblichen Schwierigkeiten einen Schulwechsel erreichen, um Andreas eine Rückkehr in die bekannte Umgebung zu ersparen. Da der Schulwechsel allerdings mit einer »freiwilligen« Wiederholung des dritten Schuljahres verbunden war, konnten wir mit Hilfe des Arztes der Kurklinik auch erreichen, daß Andreas nach den 6 Wochen Kur bis zum Schuljahresende etwa 5 Wochen später nicht zur Schule mußte und zu Hause in Ruhe üben konnte.

In der Zeit der Kur erkannte Andreas, daß seine Probleme nicht mit Dummheit oder Faulheit zusammenhingen, daß es auch anderen Kindern wie ihm ging. Der Legasthenielehrerin, Frau Kretschmann, gelang es, ihm zu vermitteln, daß er auf andere Art durchaus lernen könne und so sein Selbstbewußtsein zu stärken. Er wurde ruhiger und ausgeglichener. Die Trennung von zu Hause, er durfte in den 6 Wochen nur einmal von uns besucht werden, fiel ihm mit seinen knapp neun Jahren ungeheuer schwer. Er war vorher nie von zu Hause weg gewesen und hing noch sehr stark an mir, wirkte sowieso in seinem Wesen wie ein viel jüngeres Kind. Trotzdem war er selber froh, in Murnau gewesen zu sein. Er meinte, es habe sich »gelohnt«. Mit Frau Kretschmann stellten wir einen Übungsplan für zu Hause auf undanhand ihrer mundmotorischen Hilfen gelang es Andreas, lautgetreu Worte ohne Zeitdruck

---

84 Jugendkurheim/Kurklinik Hochried Murnau/Staffelsee

richtig zu schreiben. Wir lernten zu erkennen, daß Druck jeder Art Andreas unfähig machte, irgend etwas in der richtigen Weise zu tun. Auch jede neue oder irgendwie andere Situation überforderte ihn, er wurde hektisch und zapplig. Ohne Druck, in ruhiger und gewohnter Umgebung war er zu ungeahnten Leistungen fähig.

In der neuen Schule hatte er eine Lehrerin, die er von Anfang an liebte. Bei ihr mußte er nicht schreiben, er durfte sich, wenn die anderen schrieben, im Lesen üben. Schon bald entwickelte er jetzt den Ehrgeiz, soviel wie möglich mitzumachenan allem teilzunehmen, schrieb sogar freiwillig Diktate mit. Diese wurden nicht bewertet, richtige Wörter gezählt. Er übte mit Feuereifer. In Mathematik erreichte er bald gute Leistungen, in der Klasse war er wegen seiner Hilfsbereitschaft beliebt. Durch Kontakte mit anderen Kindern und deren Eltern wurden Hausaufgaben telefonisch erfragt, wenn sie aus irgendeinem Grund nicht im Hausaufgabenheft standen. Wir übten außer Lesen und Schreiben auch gezielt Ranzenpacken und Mappen ordentlich zu führen. Tatsächlich entwickelte sich Andreas in dieser ruhigen und beschützenden Umgebung zu einem außer in der Rechtschreibung recht guten Schüler. Er fing auch an, außerhalb der Schule und engsten Familie Kontakte zu knüpfen, seine ganze Liebe waren der Großvater und sein Kaninchen. Mit zehn Jahren fing er an zu reiten. Wir hatten das Glück, eine junge Reitlehrerin kennenzulernen, die sich speziell mit therapeutischem Reiten für MCD-Kinder beschäftigte und Heilpädagogik studierte. Sie war sich im klaren, daß Andreas Erfolge mehr als alles andere brauchte. Sie baute ihn sehr behutsam in Longenstunden auf und verzichtete auf zu komplexe Anforderungen. Sie lobte sehr viel und sagte uns auch, daß Andreas' Gleichgewicht sehr gestört sei und er unfähig sei, Hand- und Fußgelenke gezielt zu bewegen. Er setzte stattdessen Bewegungen des ganzen Unterarms und Unterschenkels ein. Trotzdem konnte er mit ihrer Hilfe nach etwa einem halben Jahr in eine normale Anfängerabteilung überwechseln. Durch das Reiten besserte sich seine Grobmotorik und Bewegungskoordination erheblich. Oft war die wöchentliche Reitstunde die einzige Zeit, in der ich Andreas ganz entspannt und glücklich sah.

Zu dieser Zeit erfuhren wir auch, daß wir für Andreas einen Behindertenausweis beantragen könnten. Wegen der Legasthenie und einer Entwicklungsverzögerung wurde Andreas als 50 % schwerbehindert eingestuft. Das bedeutet einen Steuerfreibetrag von z.Zt. DM 1.1oo,-- im Monat. Ich hatte zunächst Bedenken, wie Andreas das aufnehmen würde. Der erfuhr dann allerdings, daß ein Kind seiner Klasse einen Behindertenausweis wegen Zölliakie, einer Ernährungsstörung hatte. Er fragte dann selbst, ob er denn da nicht auch einen bekommen könnte, weil er ja auch besondere Dinge (Lernmaterialien) brauche und war dann ganz zufrieden, daß das schon der Fall war.

Bei einer Vorstellung in der Frühförderstelle des Vereins für Erziehungshilfe wurde eine Untersuchung in der neurochirurgischen Kinderklinik in Mainz veranlaßt, um die Ursachen des Einkotens zu klären. Dabei stellte sich heraus, daß Andreas taktiles Empfinden gestört ist, er daher den Stuhldrang kaum wahrnehmen konnte. Das war vermutlich auch die Ursache, daß er nicht merkte, wenn ihm die Nase lief oder das Hemd aus der Hose rutschte. Ein daraufhin durchgeführtes stationäres Stuhltraining in Mainz verbesserte die Funktionen in diesem Bereich erheblich. Allerdings dauerte es noch einige Zeit, bis das Einkoten ganz aufhörte.

Die nächste Krise kam zu Beginn des zweiten Halbjahres des vierten Schuljahres. Die Grundschulzeit ging zu Ende und wir standen vor der Frage, was für eine Schule nun in Frage käme. Die Lehrerin hielt Andreas durchaus für fähig, den Stoff der Realschule zu bewältigen, war sich aber nicht im klaren, ob er auch psychisch schon so weit sei. Sie befürchtete, die mühsame und geduldige Aufbauarbeit der letzten zwei Jahre könne durch Unverständnis schnell zunichte gemacht werden. Schließlich fanden wir eine Privatschule, die Freie Christliche Schule Frankfurt, deren Leiterin sich mit einem Versuch einverstanden erklärte. Dort gab nur kleine Klassen und die Schule bestand auf einer gewissen Disziplin und Ordnung, die Andreas entgegenkam. Der christliche Anspruch der Schule kam uns sehr entgegen.

Ich selber hatte zu dieser Zeit das Gefühl, mit Andreas beim Üben nicht mehr weiterzukommen. Wir suchten daher nach einer Möglichkeit der Therapie und erhielten eine Adresse in einem Ort in der Nähe. Da eine solche Therapie aber sehr teuer und für uns finanziell nicht zu tragen ist, brauchten wir Hilfe. Die erhielten wir durch einen Rechtsbeauftragten des Bundesverbandes Legasthenie. Wir stellten einen Antrag auf Eingliederungshilfe nach BSHG 39. Diese Hilfe ist einkommensunabhängig und geht nur von der Behinderung des Kindes aus Nach Vorsprache beim Sozialamt und Untersuchung durch die zuständige Ärztin im Gesundheitsamt wurden die Kosten für ein Schuljahr für jeweils zwei Stunden wöchentlich übernommen. Später wurden noch für zwei weitere Schuljahre die Kosten für je eine Therapiestunde bewilligt. Danach stellten wir keinen weiteren Antrag mehr.

Durch einen Hörtest, der durch die Therapeutin veranlaßt wurde, stellte sich heraus, daß Andreas ein überfeines Gehör hat, dem unter bestimmten Umständen die Fähigkeit fehlt, einzelne Geräusche herauszufiltern. Dieses Hören wie mit einem Hörgerät und das zusätzlich zeitverzögerte Ankommen der Höreindrücke von rechtem und linkem Ohr im Gehirn könne dann dazu führen, daß das Gehirn sozusagen »abschalte« und Andreas nach einigen Stunden Unterricht an der Schwerhörigkeitsgrenze sei. So erklärte sich auch seine noch immer undeutliche Sprache. Außerdem wurde zu den bekannten feinmotorischen Problemen noch eine größere Beeinträchtigung der Sehfähigkeit festgestellt, als wir erwartet hatten. Nachdem durch eine Augenärztin in Göttingen eine andere Brille, für die Nähe auch eine Bifokalbrille (eine Art Lupe im normalen Glas) verschrieben wurde, nahmen die Migräneanfälle schlagartig ab und Andreas lernte jetzt auch Federball und Tischtennis spielen. Zur Unterstützung der therapeutischen Maßnahmen erhielt Andreas ein homöopathisches Konstitutionsmittel.

In der neuen Schule fühlte er sich von Anfang an wohl und akzeptiert. Wie erwartet, rief der Lehrer- und Fachwechsel einige Unsicherheit hervor, besonders Englisch war ein ganz großes Problem. In Mathematik war er im mündlichen Unterricht einer der besten Schüler, die Arbeiten fielen jedoch sehr schlecht aus, da aus Zeitmangel immer nur Teile geschafft wurden. Der Lehrer erkannte diese große Differenz und gab daher im Zeugnis befriedigende Noten. Durch enormen Fleiß und mit viel Hilfe schaffte es Andreas immerwieder, durchschnittliche Zeugnisse zu erhalten, obgleich er in dieser Zeit die Krankheit und den Tod seines geliebten Großvaters verkraften mußte. Der psychische Druck, unter den er sich setzte, bewirkte allerdings auch Konflikte. Er mußte sich selbst immer wieder beweisen, daß er »gut« sei und kein »Sonderschüler«. Dabei waren seine Ansprüche an sich selbst erheblich höher als nötig. Das führte dann auch dazu, daß er auf einmal wieder ständig log, sich auch Geldbeträge aneignete und damit Dinge kaufte, die er gar nicht brauchte, sondern irgendwo versteckte. Bei Problemen, die er sich selbst gar nicht eingestand, stahl er Geld und kaufte sich Süßigkeiten. Wir schlossen dann eine Weile jeden Pfennig weg und gaben ihm jeden Tag eine kleine Menge Süßes mit. In dieser Zeit kam er dann im Reitunterricht in eine andere Gruppe, die absichtlich so zusammengesetzt war, daß er der beste Reiter der Abteilung war, Tête gehen durfte und die anderen ständig auf seine Hilfe beim Satteln und Putzen angewiesen waren. Er ritt ein Pferd, auf das sich keines der anderen Kinder traute und mit dem er sich so anfreundete, daß er dieses schwierige Pferd wie wenige andere selber satteln konnte und durfte. Mit dieser Hilfe, der heilpädagogischen Behandlung und seiner eigenen Willensanstrengung bewältigte er die Situation schließlich äußerlich. Allerdings hatte er jetzt bei psychischer Anspannung oft so heftige Schmerzen im Hals, daß er kaum atmen konnte. Es handelte sich nach Auskunft der Ärztin um eine Verkrampfung der Blutgefäße im Halsbereich. Er konnte das alles »nicht schlucken«. Eine Behandlung mit Bachblüten-Notfalltropfen bewirkte eine Besserung, aber Übelkeit und Bauchschmerzen in der Schule waren neue Symptome und bald darauf hatte er eine Magenschleimhautentzündung. Seine Schulleistungen waren weiter recht gut, aber auf Grund der psychosomatischen Probleme beantragten wir auf Rat der Therapeutin gegen Ende des sechsten Schuljahres wieder psychotherapeutische Unterstützung bei der Krankenkasse. Sie sollte in der gleichen Einrichtung stattfinden, in der er die heilpädagogische Behandlung erhielt, aber bei einem jungen männlichen Psychologen. Gleichzeitig wurde uns empfohlen, einen PC für Andreas zu beantragen, der ihm die Schreibarbeit mit den Hausaufgaben erleichtern sollte. Bis zu diesem Zeitpunkt hat er mir immer fast alle Hausaufgaben diktiert und sie dann abgeschrieben. Mit einem Computer sollte er daher auch von mir unabhängiger werden. Seine feinmotorischen Schwierigkeiten bewirkten ein sehr undeutliches und extrem langsames Schreiben, so daß die Hausaufgaben zeitlich enorm aufwendig waren. Mit dem Diktieren war er oft nach einer halben Stunde fertig, das Abschreiben dauerte zwei ! Die wöchentliche LRS-Therapiestunde wurde jetzt in Form einer Gruppenstunde erteilt. Ein Klassenkamerad, der in der Nähe der Schule wohnt, nahm auch teil. Andreas ging nach der Schule zu ihm, beide konnten gemeinsam mit dem Rad hinfahren und Andreas danach selbständig mit dem Bus nach Hause. Wieder ein Stück Selbständigkeit und Unabhängigkeit mehr.

Das siebente Schuljahr beginnt für Andreas mit einem Schock. Sein Klassenlehrer mußte gegen alle Erwartungen die Klasse abgeben, fast alle Lehrer sind neu, zum größten Teil auch neu an der Schule. Außerdem ist die Klasse in diesem Jahr auch noch Wanderklasse geworden. Und das bei seiner Angst vor allem Neuen und jeder Veränderung. Wir sind uns im klaren, daß dieses Schuljahr nur unter Aufbietung aller Kräfte zu schaffen ist. Die Genehmigung der Psychotherapie wird dankenswerterweise schnell erteilt. In diesem Jahr ist sie noch notwendiger als vorher geahnt. Andreas kann gleich nach der Schule selbst zum Institut, kauft sich selber etwas zu Essen und braucht von uns nur noch abgeholt zu werden. Da kommt auch noch die Nachricht, daß nach Beschluß der Fachlehrerkonferenz der gesetzlich vorgesehene Notenschutz nicht mehr besteht. Auch die Rechtschreibung ist jetzt mit entscheidend für die Note ! Ziemlich häufige Krankheiten und mancher Verzweiflungsausbruch sind die Folge. Die Englischlehrerin schreibt zum Glück die Arbeiten so, daß die Rechtschreibung keine entscheidende Rolle spielt. Andreas schafft schließlich auch in diesem Jahr ein Zeugnis ohne mangelhafte Noten. Psychisch gewinnt er trotz der schwierigen Situation an Stärke und Selbstbewußtsein. Er ist froh, ein Zeugnis wie alle anderen zu bekommen, daß er sich auch ohne besondere Rücksichten behaupten kann. Seine Leistungen sind durchaus im Schnitt und seine Versetzung ist nicht im Entferntesten in Gefahr. Wie selbstbewußt er jetzt ist, beweist sich auch in dem für ihn so wichtigen Reitunterricht. Die Reitlehrerin hört ganz unerwartet von einem Tag zum anderen auf. Die neue kritisiert ständig und schreit viel herum. Ich habe Bedenken und biete Andreas an, in eine andere Gruppe zu wechseln, aber trotzdem fast alle Anderen in der Gruppe das tun, bleibt er, weil er das Gefühl hat, hier viel zu lernen. Die neue Lehrerin erklärt gut und Andreas akzeptiert Nichtschreien als Lob. Trotzdem andere, bessere Reiter als die bisherigen in die Gruppe kommen, ist er bald wieder Têtereiter und stolz auf alles, was er neu lernt.

Zur Mitte des Schuljahres hat er als Hilfsmittel für Behinderte auch einen PC einschließlich der notwendigen Programme, insbesondere eines guten Textverarbeitungsprogramms, durch das Landeswohlfahrtsamt erhalten. Er darf seine Hausaufgaben auf dem PC machen. Korrekturen sind hier leicht und ohne großen Schreibaufwand möglich. Anschließend kann er mit Hilfe des Computers die Rechtschreibung selbst problemlos und ohne Aufwand korrigieren und eine saubere und richtige Arbeit abliefern, ohne von mir abhängig zu sein. Wir nutzen auch die Möglichkeit mit großer und übersichtlicher Schriftart zu arbeiten.

Zu dieser Zeit finden wir auch eine andere Augenärztin, diesmal in Heidelberg, die sich mit Teilleistungsstörungen auskennt. Dabei stellt sich zu unserer Überraschung heraus, daß Andreas zusätzlich zu den bekannten Problemen mit der Umstellung von nah auf weit große Schwierigkeiten mit der Koordination der Seheindrücke beider Augen hat. Also auch im visuellen Bereich massive Wahrnehmungsstörungen! Vieles davon hat er toll kompensiert. Phantastisch, daß er damit Federball, Tischtennis und schnelle Computerreaktionsspiele spielen kann! Aber natürlich ermüdet ihn das bei längerem Lesen und Schreiben ungeheuer und macht das Speichern von Wortbildern fast unmöglich.

Trotz aller Schwierigkeiten sind wir inzwischen sicher, daß Andreas seinen Weg schafft. Weil er alle möglichen Hilfen erhalten hat, kann er mit einer Behinderung, die nicht »wegzutherapieren« ist, gut leben, seine Möglichkeiten voll nutzen und positiv in die Zukunft sehen, obwohl sich objektiv gesehen, trotz vieler Jahre Therapie die eigentliche Rechtschreibschwäche nur wenig gebessert hat.

Auch wir als Eltern standen oft vor Situationen, in denen wir nicht mehr wußten, wie es weitergehen sollte. Nur die Hilfen der Leute im Legasthenieverein, eines Herrn im Sozialamt und der Therapeutin sowie unser Vertrauen auf Gott waren es, die uns nie aufgeben ließen.

Unsere Tochter Stefanie dagegen konnte ohne massive Hilfen ihre Rechtschreibprobleme recht gut bewältigen. Der Mangel an Selbstbewußtsein, der durch Unverständnis bei Lehrern entstand, hat sie aber stark blockiert. Das hat sich in ihren letzten vier Schuljahren so stark ausgewirkt, daß sie nie fähig war, ihr tatsächliches Wissen und Können in der Schule zu zeigen. Ihr Realschulabschluß war nur mittelmäßig. Heute hat sie eine Lehrstelle als Steuerfachgehilfin und ist in der Berufsschule eine recht gute Schülerin. Aber ihre Angst blockiert sie nach wie vor bei Druck jeder Art und sie hat eine unglaubliche Furcht vor dem Ausgelachtwerden und daher überhaupt davor, Fehler zu machen. Die Auswirkungen und Folgen einer längst bewältigten Schwäche sind zu ihrem eigentlichen Problem geworden. Leider haben wir bei ihr immer erst zu spät erfahren, wie man ihr hätte helfen können und vieles wäre wohl für sie leichter gewesen, wenn wir die entsprechenden Informationen gehabt hätten.

Seit der letzten Niederschrift vor drei Jahren ist viel, sehr viel geschehen. Der Optimismus war, obwohl von vielen als verfrüht angesehen, durchaus berechtigt. Es ging ständig aufwärts. Schon im achten Schuljahr waren Hilfen bei den Hausaufgaben außer in Deutsch und Englisch kaum noch nötig. Auch in Deutsch konnte Andreas zunehmend selbständig arbeiten. Nur in Englisch darf er mir bis heute alle Aufgaben diktieren. Heute, das bedeutet: In wenigen Tagen wird Andreas mit Erfolg und befriedigenden Noten seinen Realschulabschluß feiern. Und schon 3 Tage später wird er auf die dringende Bitte seines zukünftigen Lehrherrn drei Wochen dort arbeiten, obwohl erst im September seine offizielle Lehrzeit beginnt. Zugegeben, ich platze fast vor Stolz auf meinen tüchtigen Sohn, aber warum nicht?

Zurück zu dem, was war. Im Laufe des achten Schuljahres tauchten bei Andreas die ersten ernsten Zukunftspläne auf. So weit zu denken, hatte er nie vorher gewagt! Aber jetzt hatte er häufiger die Gelegenheit, den verschiedensten Handwerkern bei ihrer Arbeit zuzusehen. Und eines Tages das Erlebnis: Das täte ich auch gern! Gas-und Wasserinstallateur! Das gefiel ihm. Er knüpfte auch bald erste Kontakte, ein gemeinsames Hobby, der Modellbau, mit den Inhabern des Betriebes kam dazu. So begleitete er in den Sommerferien nach dem achten Schuljahr die Handwerker eine Woche bei ihrer Arbeit und dann, im neunten Schuljahr, wurde das Schulpraktikum in dieser Firma gemacht. Weitere Ferienjobs folgten. Der Praktikumsbericht war eine Zwei! Die beste Deutschnote, die er bis dahin hatte! Aber es kam noch besser! Zu Beginn des zehnten Schuljahres war eine Hausarbeit verlangt, und hier war die Note eine glatte Eins! Das führte zu einer Zwei im Zeugnis, obwohl auch weiter keine Notenbefreiung für die Rechtschreibung stattfand. Auch in Englisch ist die Vier gesichert, im allgemeinen sind die Noten aber befriedigend bis gut. Nie hätten wir von einem solchen Schulabschluß zu träumen gewagt!

Ein Erfolgserlebnis nebenbei: Andreas hat ja einen Behindertenausweis. Nachdem er nach einigen Ferienjobs seinen Lehrvertrag sicher hatte, machten wir den Lehrherrn darauf aufmerksam, daß er deshalb eventuell einen Zuschuß bekommen könne und nun wird die gesamte Ausbildung vom Arbeitsamt gezahlt! Der junge Eigentümer sagte uns, daß er auf Grund des Verhaltens von Andreas niemals ein solches Handicap erwartet hätte. Er wollte ihn auf jeden Fall in seinem Betrieb. Er hat sogar ganz dringend gebeten, daß Andreas schon in den Ferien für drei Wochen käme, er brauche ihn.

Andreas ist heute glücklich, ausgeglichen und selbstbewußt. Seit neuestem hat er auch eine Freundin, alles gerät in normale Gleise. Aber wie oft haben wir gedacht, wir schaffen es nicht! Wieviele Steine wurden uns in den Weg gelegt, wie oft dachten wir, es ginge nicht mehr weiter. Und doch, wieviele haben auch immer wieder weitergeholfen! Vieles ist noch geschehen in den letzten Jahren, auf jeden Fall ging es immer bergauf und kleine Rückschläge konnten immer schnell verkraftet werden.

12. Zusammenfassung

Wenngleich nicht alle Erscheinungsformen von Teilleistungsschwächen im Bereich der Sprachbenutzung dargestellt werden konnten, wurde versucht, deutlich zu machen:

Teilleistungsschwächen können den Gebrauch und das Verständnis von gesprochener und geschriebener Sprache erheblich beeinträchtigen.

Derartige Beeinträchtigungen können sich auf schulisches Lernen und auf das Verhalten auswirken.

Es ist deshalb wichtig, im Bereich der »Normalschule« Teilleistungsschwächen zu erkennen und zu verstehen.

Zur Aufgabe von Lehrern und Erziehern gehört es, auf Kinder mit Teilleistungsschwächen heilpädagogisch bzw. therapeutisch einzugehen.

Die Vermittlung von Kenntnissen über Teilleistungsschwächen bzw. neuropsychologische Zusammenhänge sollte in die Ausbildung von Lehrern und Erziehern einbezogen werden.

Die Bedeutung von Spracherziehung im weitesten Sinne ist neu zu überdenken.

Für die Diagnose wie für eine Behandlung ist es wichtig, Beeinträchtigungen von Basisfunktionen, die dem Kind Probleme im Lernen oder Verhalten verursachen, zu erfassen. Nicht alle Teilleistungsschwächen allerdings werden nur auf neuropsychologischer Basis zu erklären sein. Und oft wird es Schwierigkeiten bereiten herauszubekommen, ob emotionale Störungen eher durch Teilleistungsschwächen oder ob Teilleistungsschwächen durch emotionale Störungen verursacht sind. Eine therapeutische Haltung des Lehrers einerseits, aber auch Differenzierung im Unterricht und heilpädagogische sowie u.U. außerschulische Maßnahmen sollten Hilfen bieten und zwar so früh wie möglich und so intensiv und lange wie nötig.

Anhang

Informationsbogen

Die Aufgliederung in einzelne Bereiche lässt sich nicht ohne Überschneidungen durchführen. In manchen Fällen mag sie auch willkürlich erscheinen. In der Praxis hat sich die Auflistung in dieser Weise aber bewährt und verhilft zu möglichst umfassenden Informationen.

A Funktionsstörungen innerhalb der Körpersphäre

1. Einnässen, Einkoten
2. Blasenstörungen
3. Darmfunktionsstörungen
4. Eßstörungen (Erbrechen, Eßunlust, Eßgier, Bevorzugung weicher/harter Speisen)
5. Allgemeine motorische Unruhe
6. Tics (Grimmassieren, Augenblinzeln, Schulterzucken, Stereotypien)
7. Motorische Ungeschicklichkeit (beim Essen, wirft häufig etwas um, läßt etwas fallen, stößt an)
8. Haltungsfehler-schäden (schlaffe Haltung, Schiefhals)
9. Sprechstörungen (Stottern, Lispeln, Stammeln, Artikulationsstörungen)
10. Vermehrter Speichelfluß (Mund häufig offen, Spuckepfützchen zwischen den unteren Schneidezähnen und Lippen)
11. Sinnesschwächen (Hörschwäche, Schwerhörigkeit, Sehstörungen, Beeinträchtigungen der Okulomotorik)
12. Stoffwechselstörungen (Phosphatempfindlichkeit)
13. Kopfschmerzen
14. Hautaffekte (Jucken, Kribbeln, allergische Reaktionen, Neurodermitis, taktile Abwehr)
15. Asthmatische Beschwerden/häufige Bronchitis
16. Schlafstörungen, nächtliches Aufschrecken, schlimme Träume, Schlafwandeln, Kopfwerfen
17. Häufige Krankheitsneigung
18. Linkshändigkeit, Beidhändigkeit

19 Vasomotorische Störungen (Erblassen, Erröten, blaue Lippen, friert leicht, schwitzt leicht, vor allem an den Händen, gähnt bei Anstrengung)
20. Vestibuläre Störungen (Übelkeit beim Autofahren, vermeidet höhere Spielgeräte - Kletterturm, Rutsche)
21. Chronische Krankheiten
22. Körperliche Behinderungen (auch Magersucht und Fettsucht)

B – Abnorme Gewohnheiten innerhalb der Körpersphäre

23. Daumenlutschen
24. Händereiben
25. Nägelknabbern, Nägelzupfen, Hautzupfen
26. Haarausreißen
27. Exzessive Masturbation
28. Autoaggression

C – Störungen der Ich - Gefühle und Grundstimmungen

29. Allgemeine Ängstlichkeit
30. Angstzustände (Schulangst, Angst vor weißem Kittel)
31. Wehleidigkeit
32. Wechselnde Stimmungslage (Launenhaftigkeit)
33. Bedrückte Stimmungslage (Weinzustände, depressive Verstimmungen)
34. Selbstmordversuche, Äußerungen hinsichtlich Sterbenwollen
35. Euphorie, Lachzustände

D – Soziale Störungen

36. Gestörter Blickkontakt
37. Durch den Anderen hindurchsehen
38. Überempfindlichkeit
39. Unempfindlichkeit
40. Einordnungsschwierigkeiten, Aufsässigkeit, Trotz
41. Übertriebene Eifersucht, Geschwisterrivalität
42. Emotionale Bindungsschwäche
43. Einzelgängertum (arbeitet, sitzt , ist am liebsten allein, u. U. auch in den Schulpausen
44. Übertriebene Kontaktsuche
45. Kontaktarmut
46. Schüchternheit
47. Übergefügigkeit, Weichheit, (unfähig, sich durchzusetzen)
48. Herrschsucht
49. Streitsucht, Rauflust, Unverträglichkeit
50. Brutalität (Quälereien von Menschen oder Tieren)
51. Boßhaftigkeit, Hinterhältigkeit, Hang zum Zerstören

52. Starke Aggressivität
53. Feuer anzünden, Brandstiftung
54. Furcht vor bestimmten Menschen oder Tieren
55. Masochistische Regungen
56. Sexuelle Auffälligkeiten
57. Clownerie, Koketterie
58. Großmannsucht, Prahlerei, Hochstapelei, erzählt phantastische Geschichten, von denen jeder merkt, daß sie nicht stimmen können
59. Schwindelei, Lügen
60. Dieberei, Betrügerei
61. Sprachstörungen, Mutismus, autonome Sprache, Babysprache
62. Gefühle der Minderwertigkeit innerhalb einer Gruppe
63. Starke Gehemmtheit

E Störungen im Tätigkeits- und Leistungsbereich

64. Starke Verunsicherung bei Umstellung auf neue Situationen, Gegenstände oder Menschen
65. Verunsicherung unter Zeitbegrenzung oder Zeitdruck
66. Verunsicherung bei Komplexität von Situationen, bei Anhäufung von Menschen
67. Initiativelosigkeit (nur mit Mühe zu motivieren)
68. Phantasiearmut, Phantasielosigkeit
69. Tagträumereien
70. Spielstörungen, unfähig zu altersgemäßem Spiel
71. Unselbständigkeit; sucht auffallend oft die Bestätigung durch den Lehrer oder die Betreuungsperson; braucht Zuwendung; nur, wenn jemand danebensteht oder sitzt, kann das Kind arbeiten; hat Schwierigkeiten, in der Gruppe zu arbeiten
72. Mangelndes Zutrauen zu sich selbst; Ich-kann-nicht-Haltung
73. Verlangsamung von Handlungsabläufen (Aus- und Einpacken der Schulsachen, kommt beim Schreiben nach Diktat vom Schreibvorgang her nicht mit)
74. Verspieltheit, Träumerei
75. Rasche Ermüdbarkeit, geringes Durchhaltevermögen, gähnt bei kognitiver Beanspruchung
76. Zerstreutheit, Vergeßlichkeit
77. Aufmerksamkeitsschwankungen, kurze Aufmerksamkeitsspanne, leicht ablenkbar
78. Erhebliche Konzentrationsstörungen, insbesondere bei Nebengeräuschen (wie z. B. im Klassenverband)
79. Erhöhte Reizbarkeit

80. Geringe Frustrationstoleranz; Verunsicherung bei geringster Überschreitung der Leistungsgrenze
81. Motorische Unruhe, kippelt mit dem Stuhl, fällt häufig mit dem Stuhl um, muß ständig in Bewegung sein
82. Auffällige Groß-/Feinmotorik, auffällige Stifthaltung, auffällig schlechte Schrift
83. Arbeitsunlust, Faulheit
84. Widerstand bei Anforderungen, Vermeidungshaltung, Blockaden,
85. Arbeitswut, Überfleiß
86. Extremer Ehrgeiz
87. Unreinlichkeit, Unordentlichkeit
88. Unpünktlichkeit
89. Pedanterie, Übersauberkeit, Überordentlichkeit
90. Allgemeines Schulversagen
91. Schulversagen in einzelnen Leistungsbereichen
92. Partielle Lernschwäche
93. Versagen in bestimmten Situationen, Prüfungen, Klassenarbeiten
94. Sprachverstehensprobleme (versteht schlecht die deutsche Sprache, es kommt häufig zu Mißverständnissen)
95. Sprachstörungen (spricht undeutlich, zu laut, zu leise, langsam, schnell, gepreßt, fragt häufig nach, wiederholt die Frage, benutzt Füllwörter, Echolalie, es macht den Eindruck, als höre das Kind nicht richtig, Beeinträchtigung des Wortsinn- und Satzsinnverständnisses, Wortfindungsstörungen, Aufgabenverständnis verlangsamt, Dysgrammatismus)
96. Hat Schwierigkeiten, einen verbalen Auftrag in Handlung umzusetzen
97. Kann eine einmal begonnene Handlung schlecht unterbrechen oder abbrechen
98. Kann keinen vorgegebenen Rhythmus nachklatschen

F – Innerfamiliäre Situation

99. Anzahl der Kinder in der Familie, Stellung in der Geschwisterreihe, Geschwister ist ......Jahre älter, ...jünger, Junge, Mädchen
100. Tod eines Elternteiles
101. Krankheit in der Familie
102. Eltern geschieden oder leben in Scheidung
Kind lebt bei Vater.....Mutter.....außerhalb der Familie
Arbeitslosigkeit
105. Beide Eltern arbeiten
106. Wohnortwechsel
107. Schulwechsel, Versäumnisse
108. Kind wächst zweisprachig auf

G – Vorschulzeit und Schullaufbahn

109. Besuch des Kindergatens, Auffälligkeiten
110. Besuch der Vorklasse, Auffälligkeiten
111. Klassenwiederholung

H – Besondere Stärken/Begabungen

I – Pädagogisch/therapeutische Maßnahmen

Krankengymnastik, Ergotherapie, Logopädie, Psychomotorik
Psychotherapie

Zur Lebensgeschichte des Kindes:

Elternfragebogen[85]

Name des Kindes:	Geburtstag:
Schule:	Klasse:
Name des Vaters:	Beruf:
Name der Mutter:	Beruf:
Anschrift:	Telefon:

Hauptproblem des Kindes:

1. Sind Vater oder Mutter linkshändig oder mit beiden Händen gleichgeschickt?
2. Sind Geschwister, die älter als 6 Jahre sind, linkshändig oder beidhändig geschickt?
3. Waren Großeltern des Kindes linkshändig oder beidhändig geschickt?
4. Sind Ihnen Lesestörungen bei Tanten, Onkel oder Nichten und Neffen bekannt?
5. Sind in der nächsten Familie, d.h. bei Eltern und Geschwistern, Leseprobleme aufgetreten?

Schwangerschaft und Geburt

1. War es schwierig, die Schwangerschaft aufrechtzuerhalten?
2. Waren Sie während der Schwangerschaft krank oder hatten Sie hohes Fieber?
3. Hatten Sie irgendwelche Unfälle?
4. War die Dauer der Schwangerschaft von der Norm abweichend? (Weniger als 270 oder mehr als 290 Tage?)
5. Nahm die Mutter während der Schwangerschaft irgendwelche besonderen Medikamente ein? Wurde viel geraucht? Alkoholgenuß?
6. Dauerten die Wehen entweder sehr lange oder waren sie außergewöhnlich kurz – weniger als zwei und mehr als achtzehn Stunden?
7. Wurde die Geburt aus irgendeinem Grund verzögert?
8. Wurden Instrumente bei der Geburtshilfe benutzt? Sectio?
9. Verzögerte sich der Geburtsschrei um mehr als eine Minute?

85 Modifiziert nach DELACATO

10. War die Farbe des Babys in irgendeiner Weise anormal, als Sie es zum ersten Mal sahen?
11. Hat Ihnen der Arzt, der das Kind als erster untersuchte, gesagt, daß etwas nicht in Ordnung sei?
    Vorsorgeheft:
    Apgar:
    Gelbsucht?

1. Stadium: Geburt bis sechs Monate

1. Wurde das Kind gestillt?
2. Konnte das Kind saugen? War der Saugreflex vorhanden?
3. Hatte das Kind beim Schlafen oder Essen irgendwelche Schwierigkeiten?
4. Hat es mehr geschrien als üblich?
5. Hatte es hohes Fieber mit Temperaturen über 38,5°?
6. Erschien Ihnen das Kind zu träge? Schlief es viel?
7. Erschien es Ihnen zu aktiv?
8. Gab es Verstopfung – Durchfall – Ernährungsstörungen?
9. Hatte es Mühe beim Erkennen von Familienmitgliedern?
10. War es besonders schreckhaft? (Regten laute Töne das Kind besonders auf?)
11. Fiel Ihnen an seinen Bewegungen mit Armen, Beinen oder mit dem Körper etwas auf?
12. War es im Gebrauch einer Körperseite geschickter als mit der anderen?
13. Sahen seine Augen in irgendeiner Weise merkwürdig aus? Konnten Sie vielleicht einen Unterschied in der Größe oder ein Abweichen eines Auges beobachten?
14. Hautausschlag – Milchschorf?

2. Stadium: Sechs Monate bis ein Jahr

1. Wurde das Kind gestillt? Wann abgestillt? Wie abgestillt?
2. Hatte das Kind über längere Zeit (mehr als zwei Tage lang) hohes Fieber (über 38,5° C)?
3. War es täglich mehr als zwei Stunden durchschnittlich im Ställchen?
4. War es nicht unternehmungslustig genug, wenn es auf den Fußboden gesetzt wurde?
5. Wurde ein Gehstuhl benutzt?
6. Rutschte es öfter auf dem Gesäß, um vorwärtszukommen?

7. Unterschieden sich die Augen in der Größe voneinander?
8. »Wanderte« eines der beiden Augen zu irgendeinem Zeitpunkt?
9. Krabbelte es auf andere Art als im Überkreuzmuster? Rückwärtskrabbeln, könnte ein Hinweis auf eine evtl. Sehbehinderung sein.
10. Hatte der Kopf eine auffällige Form?
11. Zeigte es das »8-Monatsfremdeln«?

3. Stadium: Ein Jahr bis zwei Jahre

1. Lief das Kind früh (vor 10 Monaten)?
2. Lief es spät (später als 18 Monate)?
3. Fiel es, verglichen mit anderen Kindern seines Alters, häufiger hin?
4. Erschienen Ihnen seine ersten Sprechversuche irgendwie anormal? Wann begann es zu sprechen?
5. Hatte es Mühe, Sie zu verstehen, wenn Sie mit ihm sprachen? Sprach es nach?
6. Machte es Mühe, selbständig zu essen?
7. Erschien es Ihnen überaktiv?
8. Erschien es Ihnen zu träge?
9. Hatte es Mühe, von Ihnen gegebene Verhaltensregeln zu lernen?
10. Schielte es, oder beobachteten Sie Abweichungen der Augen, nachdem es angefangen hatte zu laufen?
11. Hatte es Mühe, das Gleichgewicht zu halten, nachdem es länger als vier Monate laufen konnte?
12. Hatten Sie jemals den Eindruck, es sei schwerhörig?
13. Hatte es häufig Mittelohrentzündungen?

4.Stadium: Gesamte Entwicklung bis zum augenblicklichen Zeitpunkt

1. Welche Infektionskrankheiten in welchem Alter?
2. Welche Impfungen?
3. Hatte es jemals eine Kopfverletzung?
4. Wurde es jemals bewußtlos geschlagen?
5. Hatte es jemals Mühe mit dem Hören?
6. Hatte es jemals Mühe mit dem Sehen?
7. Rutschte eines der beiden Augen jemals nach außen oder innen, wenn es müde war?

8. Finden Sie, daß Ihr Kind ungeschickt ist?
   (Haben Sie sich jemals über sein schlechtes Koordinationsvermögen Gedanken gemacht? Wie sieht der Eßplatz aus? Kann es sich alleine ein Brot schmieren, die Schnürsenkel binden?)
9. Ist es in irgendeinem Stadium besonders häufig hingefallen, außer beim Laufenlernen?
10. Hatte es jemals schwere Verletzungen?
11. Hatte es schwere Krankheiten? Krampfanfälle?
12. Wann war die Sauberkeitsentwicklung abgeschlossen? (Verstopfung/Ernährungsstörung?)
13. Hat es Probleme gegeben mit dem Sprechenlernen oder bei der Aussprache? (Haben Sie sich jemals über sein schlechtes Sprechen Gedanken gemacht? Spricht es alle Laute richtig aus?)
    Spät gesprochen/früh gesprochen? Silben verdreht?
14. Bevorzugt es weiche Speisen?
15. Ist es hautempfindlich?
16. Verträgt es Autofahren, klettert es auf höhere Spielgeräte?
17. Wie steht das Kind im Lesen, Schreiben, Rechtschreiben? Hat es in diesem Bereich Schwierigkeiten?
18. Wie steht es in Mathematik?
19. Benutzt es immer die rechte Hand? Die linke Hand? Ist es mit beiden Händen gleichgeschickt?
20. Entspricht sein allgemeines körperliches Koordinationsvermögen dem anderer Kinder?
21. Fühlt es sich in der Schule wohl? Ist sein Verhältnis zu anderen Kindern gut? Oder scheint es manchmal niedergeschlagen zu sein, weil es sich ihnen unterlegen fühlt?
22. Dreht es beim Lesen oder Schreiben Wörter oder Zahlen um?
23. Ist das Kind beim Schreiben auffallend langsam?
24 Malt es gerne oder ungerne?
25. Ist die Handschrift zufriedenstellend?
26. Gibt es irgendetwas, wovor Ihr Kind besondere Angst hat?
27. Zu wem fühlt sich das Kind mehr hingezogen? Zu Vater oder Mutter?
28. Wer hat das Kind aufgezogen? Im 1. Jahr: Im 2. Jahr:
29. Wie wurde die Sauberkeitsentwicklung »bewältigt«?
30. Gibt es Geschwister; wie alt sind sie?

31. Zeigten sich irgendwelche Auffälligkeiten im Kindergarten?
Was wurde bisher unternommen, um dem Kind zu helfen?
Welche Mediziner
Psychologen
wurden zu Rate gezogen?

LEHRERBEOBACHTUNGEN ZUR ERFASSUNG VON STÖRUNGEN DER ZENTRALEN AUDITIVEN WAHRNEHMUNG

(aus AXMANN 1992, auf den folgenden Seiten wiedergegeben)

Erfassung von zentralen Störungen der auditiven Sprachwahrnehmung

- Lehrerbeobachtungen -

Kind

Name ______________________ Vorname ______________________

geboren ______________________ wohnhaft ______________________

Schule ______________________ ______________________

______________________ Jahrgangsstufe ______________________

______________________ Klassenleiter/in ______________________

Anlaß für die Überprüfung:

____

____

____

____

Bisher erfolgte Untersuchungen und Beratungen:

____

____

____

____

____

Störung der auditiven Aufmerksamkeit

Unfähigkeit des Kindes, sich auf wechselnde akustische Signale (z.B. Sprachangebot des Lehrers – Unterrichtsgespräch) dauerhaft einstellen zu können.

	Zutreffendes bitte ankreuzen	
Kind wird in der Schule im Laufe des Vormittags motorisch unruhiger, paßt nicht mehr auf	☐ ja	☐ nein
Deutlicher Leistungsabfall in der Schule im Verlaufe des Vormittags	☐ ja	☐ nein
Zunehmende Ermüdung im Laufe des Unterrichts	☐ ja	☐ nein
Zunehmende Ablenkbarkeit im Laufe des Unterrichts	☐ ja	☐ nein
Fehlende Ausdauer bei verbalen Aufgaben	☐ ja	☐ nein
Geringe Mitarbeit im mündlichen Unterricht	☐ ja	☐ nein
Reaktionen im mündlichen Unterricht sind nicht themenbezogen, sondern erfolgen auf Reizwörter, die die momentanen persönlichen Interessen des Kindes ansprechen	☐ ja	☐ nein
Ablenkbarkeit durch Geräusche	☐ ja	☐ nein

Störung des Lautempfindens

Bei gestörtem Lautheitsempfinden werden laute Schallereignisse als zu laut bis schmerzhaft und/oder normallaute (Umgangssprachenlautstärke) als zu leise empfunden

	ja	nein
Lautstärkeempfindlichkeit, Reklamation größerer Lautstärken im Schulalltag: Kind beschwert sich, hält sich die Ohren zu, zieht sich zurück	☐	☐
Kind reklamiert, wenn leise gesprochen wird	☐	☐

Störung des Dichotischen Hörens

Unfähigkeit, gleichzeitig auftretende verschiedene Sprachinformationen verstehen zu können

	ja	nein
Kind beschwert sich sofort, wenn durcheinander gesprochen wird	☐	☐
Kind kann nicht gleichzeitig auf mehr als einen Sprecher achten	☐	☐
Kind verliert leicht den roten Faden im Verlauf eines Gruppengesprächs	☐	☐
Kind bekommt bereits bei kurzem Schwätzen mit dem Nachbarn nicht mit, was der Lehrer und andere Schüler sagen	☐	☐

Störung der Selektivität

Bei gestörter Selektivität ist das Kind selbst bei gerichteter Aufmerksamkeit nicht in der Lage, aus komplexen Schallereignissen sprachliche Information herauszuhören

	ja	nein
Schlechteres Verstehen im Klassenverband bei Störgeräuschen	☐	☐
In der Kleingruppe und Einzelsituation deutlich besseres Sprachverstehen	☐	☐
Kind fragt häufig nach	☐	☐
Kind orientiert sich bei Aufträgen an Mitschülern	☐	☐
Informationen werden häufig falsch verstanden	☐	☐
Besseres Aufgabenverständnis bei zusätzlicher visueller und handlungsbezogener Darbietung	☐	☐
Kind gibt Antworten, die sich nicht direkt auf gestellte Fragen beziehen	☐	☐

Störung des Richtungshörens

Unfähigkeit, eine Schallquelle exakt zu orten

	ja	nein
Kind weiß nicht, wo es suchen soll, wenn es gerufen wird	☐	☐
Es fällt dem Kind schwer, sich in Gruppengesprächen dem jeweiligen Sprecher zuzuwenden	☐	☐
Orientierungsschwierigkeiten beim Mannschaftssport	☐	☐

Störung des auditiven Gedächtnisses

Bei einer Störung des auditiven Gedächtnisses ist das Kind nur begrenzt fähig, nacheinander eintreffende akustische Informationen für eine Weiterverarbeitung zu speichern

	ja	nein
Kind ist im Kopfrechnen deutlich schwächer als im schriftlichen Rechnen	☐	☐
Bei Diktaten wiederholtes Nachfragen oder Wortauslassungen	☐	☐
Nacherzählung eines gehörten Textes ist unvollständig	☐	☐
Kind lernt besser auswendig, wenn es eine schriftliche Vorlage hat	☐	☐
Kind kann sich Liedtexte schwer merken	☐	☐
Kind verliert auffallend rasch das Interesse, wenn Geschichten vorgelesen werden	☐	☐
Mündliche Handlungsanweisungen werden vor allem dann nicht oder unvollständig ausgeführt, wenn sie mehrere Teilschritte enthalten	☐	☐
Hausaufgaben müssen schriftlich notiert werden	☐	☐
Kind spricht in kurzen Sätzen und häufig dysgrammatisch	☐	☐

Störung der Lautdifferenzierung

Unsicherheit im Erkennen und Unterscheiden von Sprachlauten

	ja	nein
Kind verwechselt oft klangähnliche Wörter	☐	☐
Kind fragt auch in Einzelsituationen öfter nach	☐	☐
Kind spricht verwaschen, nuschelt	☐	☐
Häufige Fehler beim Schreiben nach Gehör	☐	☐

BASIC TEST RESULTS

NAME__________ B.D.__________ C.A.__________ DATE__________

TEST		SUB-TESTS CATEGORY	ADEQUATE OR ABOVE	TRAINING NEEDED	DATE GIVEN
SENSORY MOTOR & MOVEMENT SKILLS	I	BEAD STRINGING			
	II	FIST EDGE PALM		R	
	III	BLOCK TRANSFER		R	
	IV	BEAN BAG THROW		R L	
	V	SIT-BEND-REACH			
	VI	BROAD JUMP			
	VII	SHUTTLE RUN			
	VIII	LYING TO STANDING			
	IX	SIT-UPS			
	X	WALKING BOARD		broad narrow	
	XI	eyes opened ONE FOOT BALANCE eyes closed		R R L	
	XII	CHAIR PUSH-UPS	10 11 12 13 14 15 16 17 18 19	1 2 3 4 5 6 7 8 9	
VISUAL PERCEPTION	I	EYE MOTOR COORDINATION			
	II	FIGURE GROUND			
	III	FORM CONSTANCY			
	IV	POSITION IN SPACE			
	V	SPATIAL RELATIONS	10 11 12 13 14 15 16 17 18 19	1 2 3 4 5 6 7 8 9	
WECHSLER INTELLIGENCE SCALE FOR CHILDREN - REVISED	I	INFORMATION			
	II	SIMILARITIES			
	III	ARITHMETIC			
	IV	VOCABULARY			
	V	COMPREHENSION			
	VI	DIGIT SPAN		forward backward	
	VII	PICTURE COMPLETION			
	VIII	PICTURE ARRANGEMENT			
	IX	BLOCK DESIGN			
	X	OBJECT ASSEMBLY			
	XI	CODING	10 11 12 13 14 15 16 17 18 19	1 2 3 4 5 6 7 8 9	
I.T.P.A.	I	AUDITORY RECEPTION			
	II	VISUAL RECEPTION			
	III	VISUAL SEQUENTIAL MEMORY			
	IV	AUDITORY ASSOCIATION			
	V	AUDITORY SEQUENTIAL MEMORY			
	VI	VISUAL ASSOCIATION			
	VII	VISUAL CLOSURE			
	VIII	VERBAL EXPRESSION			
	IX	GRAMMATIC CLOSURE			
	X	MANUAL EXPRESSION			
	XI	AUDITORY CLOSURE			
	XII	SOUND BLENDING	36 38 40 42 44 46 48 50 52 54	18 20 22 24 26 28 30 32 34	

WEPMAN	X	Y
DATE		
DATE		

PREFERRED HAND	R	L

	DATE	
SENSORY-MOTOR COMPOSITE MEAN		
PERCEPTUAL QUOTIENT		
VERBAL I.Q.		
PERFORMANCE I.Q.		
FULL SCALE I.Q.		
I.T.P.A. LANGUAGE AGE		
I.T.P.A. COMPOSI⁻ MEAN		

ACHIEVEMENT TESTING

Date	Test	Level		Date	Test	Level		Date	Test	Level	
			Rdg.				Rdg.				Rdg.
			Spl.				Spl.				Spl.
			Ari.				Ari.				Ari.

RECORDED BY__________ DATE__________

Originalauswertungsformular nach Frostig

Basale Testergebnisse

							überprüfte Funktion
	unterdurchschnittlich		durchschnittlich		überdurchschnittlich		
T-Wert20	30	40	50	60	70	80	**FEW**
							visuo-motorische Koordination
							Figur-Grund Unterscheidung
							Formkonstanz-Beachtung
							Erkennen der Lage im Raum
							Erfassen räumlicher Beziehungen
							auditive Diskrimination
T-Wert20	30	40	50	60	70	80	
WP 1	4	7	10	13	16	19	**HAWIK-R**
							Allgemeines Wissen
							Allgemeines Verständnis
							Rechnerisches Denken
							Gemeinsamkeitenfinden
							Wortschatz-Test
							Zahlennachsprechen
							Zahlen-Symbol-Test
							Bilderergänzen
							Bilderordnen
							Mosaik-Test
							Figurenlegen
WP 1	4	7	10	13	16	19	
T-Wert20	30	40	50	60	70	80	**PET**
							Wortverständnis
							Bilder Deuten
							Sätze Ergänzen
							Bilder Zuordnen
							Gegenstände Beschreiben
							Gegenstände Handhaben
							Grammatik-Test
							Wörter Ergänzen
							Laute Verbinden
							Objekte Finden
							Zahlenfolgen-Gedächtnis
							Symbolfolgen-Gedächtnis
T-Wert20	30	40	50	60	70	80	

Auswertungsformular nach FROSTIG (für deutsche Verhältnisse revidiert von W. DACHENEDER

LITERATURVERZEICHNIS
und weiterführende Literatur

AFFOLTER, F.: Wahrnehmungsprozesse, deren Störungen und Auswirkungen auf die Schulleistung. In: Zeitschr. Kinder- und Jugendpsychiatrie 2 (1975),
Diagnostische und therapeutische Probleme bei leichter frühkindlicher Hirnschädigung aus pädaudiologischer Sicht. In: STÄDELI, H. (HRSG.): Die leichte frühkindliche Hirnschädigung. Bern 1972
Wahrnehmung, Wirklichkeit und Sprache. Villingen-Schwenningen 1987

AFFOLTER, F./ STRICKER, E. (EDITORS): Perceptual processes as prerequisites for complex human behavior. Bern 1980

AJURIAGUERRA, J. DE: The body percept. In: WERNER, H. / WAGNER (HRSG.): The body percept. New York 1965

AKERT, K.: Probleme der Hirnreifung. In: LEMPP, R. 1979

ANDERLICK, L.: Ein Weg für alle! Leben mit Montessori, Dortmund 1996

ASCHENBRENNER, H. RIEDER, K. Sprachheilpädagogische Praxis Wien 1983

AYRES, A.J.: Bausteine der kindlichen Entwicklung. Berlin, Heidelberg, New York 1984
Lernstörungen. Heidelberg 1979

AXMANN; D.: Erkennen Verstehen Fördern. Würzburg 1992

BRAND, BREITENBACH, MAISEL.: Integrationsstörungen Würzburg Maria-Stern-Schule 1985

BRAND; I.: Kreatives Spielen. Dortmund 1988

BRAND, INGELID: INTEGRATIONSSTOERUNGEN : DIAGNOSE UND THERAPIE IM ERSTUNTERRICHT / INGELID BRAND ; ERWIN BREITENBACH ; VERA MAISEL. - WÜRZBURG : ED. BENTHEIM, 1995.

BREITENBACH, E.: Material zur Diagnose und Therapie auditiver Wahrnehmungsstoerungen. - Würzburg : Ed. Bentheim, 1995. - 136 S. : Ill. Unterricht in Diagnose- und Foerderklassen : neuropsychologische Aspekte schulischen Lernens (Beitraege zur Heilpaedagogik) Bad Heilbrunn/Obb. : Klinkhardt, 1992.

BREITENBACH E. JAROSCHEK E. Tolpatschig und ungeschickt : kindliche Dyspraxien Würzburg : Ed. Bentheim, 1995.

BREUER, H. WEUFFEN, M. Lernschwierigkeiten am Schulanfang Weinheim 1997

BURLNGHAM, D.: Labyrinth Kindheit. Frankfurt 1984

BUSH, W.J. / TAYLOR / GILES M.: Psycholinguistischer Sprachunterricht. München 1982

DEEGENER, G.: Neuropsychologie und Hemisphärendominanz. Stuttgart 1978

DELACATO, C. H.: Ein neuer Start für Kinder mit Lesestörungen. Freiburg 1973

DORSCH: Psychologisches Wörterbuch. Bern 1976

DUMMER-SMOCH / HACKETHAL: Kieler Leseaufbau. Kiel 1994

EEBERSOLE, M. ET AL.: Lernen Schritt für Schritt. München 1976

EISENBERGER, E. / ELSTNER, W.: Wir wollen gute Sätze bauen. Wien 1975

EGGERT, D.: Psychomotorisches Training. Weinheim 1975
ERNST, H.B.: Musik und Bewegungserziehung. München
FISGUS, CH. / KRAFT, G.: Hilf mir, es selbst zu tun! Montessoripädagogik in der Regelschule. Donauwörth 1996
FROSTIG, M.: Selection an Adaptation of Reading Methods. San Rafael 1973
Bewegungserziehung. München, Basel 1975
Frostigs Entwicklungstest der visuellen Wahrnehmung FEW. Deutsche Bearbeitung von Lockowandt. Weinheim 1993
Lernprobleme und Schule. Stuttgart 1978
Education for Dignity. New York 1976
FROSTIG, M. / MÜLLER (HRSG.): Teilleistungsstörungen bei Kindern. München 1981
FUCHS, M.: Funktionelle Entspannung. Stuttgart 1989
Funktionelle Entspannung in der Kindertherapie. München 1985
GADDES, W.H.: Learning Disabilities and Brain Function. Heidelberg, Berlin 1994 deutsch Lernstörungen und Hirnfunktionen Springer 1991
GAZZANIGA, M.S. / LE DOUX, J.E.: Neuropsychologische Integration kognitiver Prozesse. Stuttgart 1983
GLOCK, U.: „Lieber Ballspielen als Gameboy“. Wetterauer Zeitung 47 (1996), 30
GORDON, TH.: Familienkonferenz. Hamburg 1974
Familienkonferenz in der Praxis. Hamburt 1978
Lehrer-Schüler-Konferenz. Hamburg 1977
GRAICHEN, J.: Teilleistungsschwächen dargestellt am Beispiel der Sprachbenützung. Zeitschr. f. Kinder- und Jugendpsychiatrie I (1973) 113-143
Störungen der Integration. In: REMSCHMIDT, H. / SCHMIDT, M. (HRSG.): Neuropsychologie des Kindesalters. Stuttgart 1981
GREGOIR-VAN TREEK, M-J.: Spielend fördern. Dortmund 1990
GRISSEMANN, H.: Klinische Sonderpädagogik am Beispiel der psycholinguistischen Legasthenietherapie. Bern, Stuttgart, Wien 1980
HOLTZ, A. : Montessori - Pädagogik und Sprachförderung. Ulm und Münster 1994
JOHNSON, D.J. / MYKLEBUST, H.R.: Lernschwächen. Stuttgart 1976
KEGEL, G. TRAMITZ, C. Olaf, Kind ohne Sprache, Düsseldorf Wien 1993
KEPHART, N.C.: Das lernbehinderte Kind im Unterricht. München 1977
KIPHARD, E.J.: Bewegungsdiagnostik bei Kindern. Gütersloh 1975
Leibesübung als Therapie. Gütersloh 1975
Motopädagogik. Dortmund 1979
Mototherapie Teil II. Dortmund 1994
KIPHARD, E.J. / HUPPERTZ, H.: Erziehung durch Bewegung. Bad Godesberg 1977
KLEINMANN, K.: Verstehen, Beobachten und gezieltes Fördern von LRS-Schülern. Dortmund 2000
KLOSINKSI, G. / LEMPP, R. / MÜLLER-KÜPPERS, M.: Die Bedeutung der frühkindlichen Hirnschädigung bei schulschwierigen Kindern. Zeitschr. Praxis der Kinderpsychologie 3 (1972) 82-86
KRETSCHMANN, M. Diktate, München 1990
So lernst du lesen, München 1995
Rechtschreibregeln, München 1996

LEMPP, R.: Lernerfolg und Schulversagen. München 1971
Teilleistungsstörungen im Kindesalter. Bern 1979
LEHNHARDT; E.: Praxis der Audiometrie. Stuttgart 1987
LURIA, A.R.: Die höheren kortikalen Funktionen des Menschen und ihre Störungen bei örtlichen Hirnschädigungen. Berlin 1970
Das Gehirn in Aktion. Reinbek b. Hamburg 1992
MAHLER, M.S.: Die psychische Geburt des Menschen. Frankfurt/ M. 1984
Symbiose und Individuation. Bd. 1. Stuttgart 1983
MARTINIUS: Reifungsvorgänge im Zentralnervensystem. Funktionelle Asymetrie des Gehirns und Lateralität. In: REMSCHMIDT, H. / SCHMIDT, M.: Neuropsychologie des Kindesalters. Stuttgart 1981
MEIXNER, F.: Sprachschwäche im Schulalter. Wien, München 1977
Zentralbedingte Kommunikationsstörungen. Ravensburg dgs 1984
MILZ, I.: Emotionale Störungen in ihren Beziehungen zu Teilleistungsschwächen. Berlin 1980
Die Bedeutung der Montessori-Pädagogik für die Behandlung von Kindern mit Teilleistungsschwächen. Zeitschr. Praxis der Kinderpsychologie 8 (1981)
Teilleistungsschwächen bei Kindern und Jugendlichen. Frankfurt 1982
Neuropsychologie für Pädagogen. Dortmund 1996/99
Montessori-Pädagogik neuropsychologisch verstanden, heilpädagogisch praktiziert Dortmund 1999
MONTESSORI, M.: Grundlagen meiner Pädagogik und weitere Aufsätze. MICHAEL, B. (HRSG.) Heidelberg 1968
NAVILLE, S.: Vom Strich zur Schrift. Dortmund 1999
NEIKES, J.L.: Scheiblauer Rhythmik. Wuppertal 1969
NIEBERGALL, G.: Entwicklung des Sprechens und der Sprache. In: REMSCHMIDT, H. / SCHMIDT, M. (HRSG.): Neuropsychologie des Kindesalters. Stuttgart 1981
OOBRICH, I.: Auditive Wahrnehmung und Sprache. Dortmund 1994
Psychomotorische Sprachentwicklungsförderung in der integrierten Sprach- und Bewegungstherapie. Vortrag anläßlich der Wochentagung der DGS Landesgruppe Hessen, In Kloster Haus Nothgottes 1986
PAVLIDIS: Nursing Mirror. Vol. 150, No. 3, January 17 (1980)
PIAGET, J. / INHELDER, D.: Die Entwicklung des räumlichen Denkens beim Kinde. Stuttgart 1975
RABETGE, G.: Visuelle Orientierung aus orthoptischer Sicht. In: KLETT, M. / KRAUS-MACKIW (HRSG.): Visuelle Orientierung. Stuttgart 1989
RADIGK, W.: Andi erlernt das Lesen, Sprechen, Lernen. 1982
Andi entwickelt psychische Grundleistungen. Frankfurt 1982
Lesenlernen. Berlin 1979
REINARTZ, A. U. E.: Visuelle Wahrnehmungsförderung. Dortmund 1974
REMSCHMIDT, H., /SCHMIDT, M.: Neuropsychologie des Kindesalters. Stuttgart 1981
ROHDE-KÖTTELWESCH, E.: Sheila, Die Geschichte eines wahrnehmungsgestörten Kindes und einer Vereinsgründung. TW Pädiatrie 7, 1994 S. 492
ROHEN, J. W. Funktionelle Anatomie des Nervensystems Stuttgart 1994
SCHENK-DANZINGER, L. Legasthenie Zerebralfunktionelle Interpretation, Diagnose und Therapie München 1991

SCHMIDT, M.H.: Verbale und nichtverbale Teilleistungsschwächen und ihre Behandlung. In: NISSEN, G. (HRSG.): Intelligenz, Lernen und Lernstörungen. Berlin, Heidelberg, New York 1977

SCHUHMACHER, H.: Visuelle Anforderungen im Schulalter.
In: KLETT, M. / KRAUS-MAKIEW, E.: Visuelle Orientierung. Stuttgart 1989
Visuelle Störfaktoren bei Legasthenie. In: Schwerpunktthema Legasthenie Schriftenreihe der IVBV Heft 1. Neues Optikerjournal, Pforzheim: 199

SEDLAK, F. / SINDELAR, B.: Hurra ich kann's. Frühförderung für Vorschüler und Schulanfänger. Wien 1994

SPERRY, R.W.: Brain bisection and mechanism of consciousness.
In: ECCLES, J.C. (HRSG.): Brain and consious experience. New York 1964
Lateral specialization in surgical separated hemispheres.
In: SCHMITT, F.O. / WARDEN, F.G. (EDITORS): The Neurosciences
Third Study Program. Cambridge. MIT Press 1974

SPERRY, R.W. / GAZZANIGA, M.S.: Language following surgical disconnection of the hemisphere. In: MILIKAN, C.H. / DARLEY, F. L. (HRSG.): Brain mechanisms underlying speech and language. New York 1967

SPERRY, R.W. / PREISLOWSKI, B.: Die beiden Gehirne des Menschen. Bild der Wissenschaft 9 (1972) 921

SPITTA, G.: Kinder schreiben eigenen Texte Klasse 1 und 2.
Schreibkonferenz in Klasse 3 und 4.
Von der Druckschrift zur Schreibschrift. Bielefeld
Schreibentwicklungstabelle. In: Grundschulzeitschrift 12/1988

SPREEN, O. ET AL.: Human Developmental Neuropsychology. New York, Oxford: Oxford University Press 1984

STEINITZ, T.: Kognitive Bewegungstherapie im strukturierten Raum. Zeitschr. Der Kinderarzt. 6 (1984)
Seeing, Listening, Thinking and Moving. Tel Aviv, New York 1981

TOUWEN, B.C.L.: Die Untersuchung von Kindern mit geringen neurologischen Funktionsstörungen. Stuttgart 1982

ULLMANN, J.F.: Psychologie der Lateralität. Bern 1974

UTTENWEILER, V.: Sprache, Stimme und Gehör. 3 (1980)

VESTER, F.: Denken, Lernen, Vergessen. Stuttgart 1975

WAGNER, I.: Aufmerksamkeitstraining mit impulsiven Kindern. Stuttgart 1981

WARNKE, F.: Der Takt des Gehirns. Dortmund 1999

WATZLAWICK, P.: Menschliche Kommunikation. Bern 1974

WESTRICH, E.: Der Stammler. Bad Godesberg 1982
Der Stotterer. Bad Godesberg 1984
Manuskripte der Seminare SS 1985, Universität Mainz

WINNICOT, D.W.: Reifungsprozesse und fördernde Umwelt. Frankfurt/M. 1984

WIRTH, G.: Sprachstörungen, Sprechstörungen, kindliche Hörstörungen. Köln 2000

WULFF, H.: Diagnose von Sprach- und Stimmstörungen. München 1983

TESTS (in den meisten Fällen erhältlich über die Testzentrale Göttingen)

CMV Checkliste motorischer Verhaltensweisen. SCHILLING, F.
CMM 1-3 Columbia Mental Maturity Scale
CFT Grundintelligenztest. Skalen 1 bis 2 (20). Cattel, R.B., Weiß, R.H. / Osterland, J.
CPM Coloured Progressive Matrices
GFT Göttinger Formreproduktions-Test
DELACATO, CARL H.: Überprüfung der Augenfolgebewegungen und des bevorzugten Auges. In: Ein neuer Start für Kinder mit Lesestörungen.
Diagnostischer Rechtschreibtest DRT 2. Leistungstest für 2. Klassen. MÜLLER, R.
Diagnostischer Rechtschreibtest DRT 3. Leistungstest für 3. Klassen. MÜLLER, R.
Diagnostischer Rechtschreibtest DRT 4. Leistungstest für 4. Klassen. MÜLLER, R.
Diagnostischer Rechtschreibtest DRT 5. Leistungstest für 5. Klassen. MÜLLER, R.
Dichotischer Kindertest. UTTENWEILER, V. siehe LEHNHARDT, E.
BT 1-2 Bildertest 1-2. Neubearbeitung durch KÜHN, R. / HECK-MÖHLING, R.
BT 2-3 Bildertest 2-3. INGENKAMP, K.
BREUER; H: WEUFFEN; M: Gut vorbereitet auf das Lesen-und Schreibenlernen? Möglichkeiten zur Früherkennung und Frühförderung sprachlicher Grundlagen. Berlin 1990
Lernschwierigkeiten am Schulanfang Weinheim 1997
CFT 1 Grundintelligenztest Skala 1 für Kinder von 3;5 bis 9;5 Jahren
CFT 20 Grundintelligenztest Skala 2 mit Wortschatztest (WS) und Zahlenfolgetest (ZF) für Kinder und Jugendliche von 8;7 bis 18 Jahren,
Freiburger Sprachtest. DIN 45-6-21
FTM Frostig Test der motorischen Entwicklung. FROSTIG, M.
FEW Frostig Entwicklungstest der visuellen Wahrnehmung. FROSTIG, M., deutsche Bearbeitung LOCKOWANDT, O. Weinheim 2000
HAWIK-III Hamburg Wechsler Intelligenztest für Kinder
HSET Heidelberger Sprachentwicklungstest Braunschweig. Westermann 1978
K-ABC Kaufmann-Assessment-Battery for Children. Frankfurt/M. 1991
KTK Körper-Koordinationstest für Kinder. KIPHART, E. J./ SCHILLING, F.
PSB Prüfsystem für Schul- und Bildungsberatung. HORN, W.
PET Psycholinguistischer Entwicklungstest. ANGERMEIER, M.
RST 1 Rechtschreibtest. RATHENOW, P. / RAATZ, U.
RT Rechtschreibungstests Deutsche Gesellschaft für Personalwesen
SCSIT Southern California Sensory Integration Tests. AYRES, A. J.
S.O.N.-R. Snijders-Oomen
Sprachprüfsystem nach MEIXNER. In: Sprachschwäche im Schulalter
WULFF, H.: Diagnose von Sprach- und Stimmstörungen, UTB München 1983
Zürcher Lesetest LINDER, M. / GRISSEMANN, H., 5. AUFLAGE 1996

MATERIALIEN

Anlauttabelle und dazugehöriges Material: Verlag Hannelore Kjelsög, Orlandostr. 8 80331 München
Audio Video Trainer und ergänzende Materialien: Meditech Electronic GmbH, Auf dem großen Kampe 35, 30900 Wedemark

Bergedorfer Kopiervorlagen, Bergedorfer Klammerkarten, Bergedorfer Förderprogramme, Bergedorfer Lernsoftware: Verlag Sigrid Persen, Horneburg Niederelbe
Bewegen, Wachsen, Lernen BWL: von FROSTIG, M., Dortmund, Crüwell
Diagnostik mit Pfiffigunde: von CARDENAS, B. Dortmund 1998
Funktionstraining für lese- und rechtschreibschwache Schüler: Heft 1, 2, 3, Kowarik-Kraft. Wien, München
Heinevetters Rechtschreibtrainer: Heinevetters Kontrollfix, Verlag Otto Heinevetter, Hamburg
Lautgetreue Rechtschreibförderung: Reuter Liehr Verlag, Dr. Dieter Winkler, Bochum, 1992
Lautgetreue Lesedosen: Sauros Verlag, Köln
Lesen durch Schreiben: Reichen, J. ,Verlag Otto Heinevetter, Hamburg
Lesenlernen mit Hand und Fuß: Verlag Sigrid Persen, Horneburg Niederelb
Materialgeleitetes Lernen: Akademie für Lehrerfortbildung Dilligen, Mainz ,Verlag München 1993
Montessori-Material: Verlag Nienhuis-Montessori, postbus 16, NL-7020 AA Zelhelm
Montessori-Material: Verlag Riedel, Reutlingen
Musik und Bewegungserziehung: von Ernst, H.B. München: Bayerischer Schulbuchverlag
Nikitin Material: Fa. Logo Lernspielverlag Dorsten-Wulfen
Pertra Spielsatz: Fa. Holz Hoerz, Münsingen
Spiele zur ganzheitlichen Lernförderung, Ein Modell zum ganzheitlich-systemischen Spracherwerb, Jochen Klein, Hrsg. Lesen u. Schreiben e.V. 1995
Psycholinguistische Legasthenietherapie: GRISSEMANN, H. Eine Arbeitsmappe zum klinisch-sonderpädagogischen Einsatz, Verlag Hans Huber Bern (erhältlich bei Testzentrale Hogrefe, Göttingen)
Psycholinguistisches Lesetraining mit dem PC für Legastheniker auf der Sekundarstufe, GRISSEMANN H. / SCHINDLER, K. (erhältlich bei Testzentrale Hogrefe, Göttingen)
Psycholinguistischer Sprachunterricht, von Bush, W.J. / Tailor / Giles M.; München,
Psychomotorische Materialien sowie Materialien zu Förderung von Sprechen, Lesen, Schreiben: Fa. Seidl-Jerschabek, 61040 Oberursel
Stundenbilder zur rhythmischen Erziehung: von Glathe, B.; Wolfenbüttel, Kallmeyer
Ravensburger Spiel- und Bilderbogen 1, 2 und 3: Ravensburger Reihe Sehen, Hören, Sprechen, Verlag Maier Ravensburg
Tangram, Figuro, Formogram: Fa. Lekis, Immermannstr. 11, 40210 Düsseldorf
Teufelskreis Lernstörungen, Betz/Breuninger Weinheim 1993
Verhaltenstherapeutisches Trainingsprogramm für fehlhörige Kinder: CRAMER, B. Tübingen Dt. Ges. für Verhaltenstherapie 1990
Visuelle Wahrnehmungsförderung: Übungs- und Beobachtungsfolge für den Elementar- und Primarbereich. Dortmund, Crüwell
Wie tönt Grün?: Hoffmann Muischneek, Liestal: SVHS, 1989
Wir wollen gute Sätze bauen: von EISENBERGER, E. / ELSTNER, W. Wien, Jugend und Volk

Möglichkeiten zur Weiterbildung

Aktionskreis Psychomotorik, Kleiner Schratweg 32, 32657 Lemgo 1, Tel.: 05261-72321

Arbeitskreis für Montessori-Pädagogik, Hochwildpfad 28, 14169 Berlin

Internationale Marianne Frostig Gesellschaft, Berner Str. 10, 97084 Würzburg, Tel.: 0931-661355

Verein Lesen und Schreiben e.V. Dr. Jochen Klein, Große Bergstr. 261, 22767 Hamburg

Verein zur Förderung wahrnehmungsgestörter Kinder e. V., Bengurion Ring 163, 60437 Frankfurt-M.

Index